U0278238

谁动了
我的小鼻子

让孩子和鼻炎打鼾咳痰喘
说拜拜

黄圆媛　吴季龙 ◎ 著

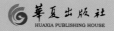
华夏出版社
HUAXIA PUBLISHING HOUSE

儿童是人类的未来，儿童时期是人生发展的关键时期。为儿童提供必要的生存、发展、受保护和参与的机会和条件，最大限度地满足儿童的发育需要和保证其健康，这些将为儿童的一生奠定重要基础，也是每个儿科医生的职责。

1982 年，我从北京第二医学院（现在的首都医科大学）毕业，进入北京儿童医院成为一名儿科医生，到现在已经度过了 37 个年头。在行医的这几十年来，一直有个信念伴随着我，就是能够像对待朋友一样，认真负责地治疗每一位小患者，不仅帮助孩子重获健康，也缓解家长焦虑的精神重担。

我在长久的临床实践中，也越来越体会到对家长和患儿的科普教育之重要。在这里，我要推荐黄圆媛医生在此方面所做的贡献，以及她的新书《谁动了我的小鼻子：让孩子与鼻炎打鼾咳痰喘说拜拜》。

黄医生一直致力于育儿观念教育和呼吸道疾病科普。在如今发达的传媒背景下，她的宣教平台拥有十数万粉丝拥簇，所发表的内容也获得上百万次的传播阅读。黄医生在整理多年资料后，终于有了这本新书的问世，可以说是她经验和心得累积的精华。从专业者的角度看，这本书非常特别之处在于，能够融合中医学与现代医学各方观点，并谨慎引证观点出处，结合其临床经验深入浅出地讲解呼吸道知识，并且创新地提出对于疾病治疗的新观点新思路，这都是非常难能可贵的。而对于家长们来说，《谁动了我的小鼻子》是一本儿童呼吸道健康宝鉴，在轻松阅读中，既能了解疾病的来龙去脉，又能掌握为孩子调理保健的方法，很适合买来放在家中，有空档就翻阅，自己就可以保护孩子远离疾病。

中国儿童健康事业的发展，还需要更多像黄医生这样的同仁加入，一起为健康科普做出贡献。也希望有越来越多优秀的儿科书籍能帮助到患儿们的家长，缓解他们的焦虑，为孩子们疾病的调理提供科学有效的指南，并且让家长们在养育孩子的过程中更加从容、自信。

中华医学会儿科分会荣誉主任委员

国家呼吸病临床研究中心主任

首都医科大学附属北京儿童医院主任医师

申昆玲

2019.4

　　作为一名临床医生，我一直认为中国缺乏有效的科普知识的宣传和普及。目前，我们医生的任务更多是"救治落水的人"，而科普的任务是教人们"如何避免落水"，抑或"落水后如何自救"。两者有机结合才能更好地提高民众健康水平，而我们临床上遇到的许多问题正是因为我们缺乏相关的科普宣传所致。记得很早以前，我曾看过一个综艺节目，国外一个普通的女性售货员非常熟练而成功地用海姆立克急救法救治一个由异物所致喉梗阻的病人，我常想，即使是我们的许多医务工作者尚不能熟练掌握这一基本的急救知识。在临床上经常有家长问："医生，我的孩子怎么感冒一个多月了还不好呢？"当我告诉她："没有一个月的感冒，可能是鼻炎。"她会反问："如果是鼻炎，我吃了消炎药怎么也不好呀？"类似的问题比比皆是。

　　中国不是没有科普宣传，而是缺乏"高质量"的科普。就科普图书而言，我个人认为"高质量"应具备以下一些特点：①权威性，所说的知识点必须可信度高；②易读性，用通俗易懂的语言把"专业术语"翻译成"百姓化的语言"；③实用性，所讲述的、描述的内容，为百姓之痛点、常见点。

　　近日，受朋友所托，为《谁动了我的小鼻子》这本科普书写序。我不认识作者，但读过之后，发现这本书基本具备了"高质量"科普书的特点。我是第一次认真地读科普书，竟然一气呵成把书读完，而且读得还有些津津有味。

　　本书所描述的都是儿童最常见的呼吸道疾病和症状，包括发热、咳嗽、鼻塞、打鼾、感冒、鼻炎、扁桃体和腺样体肥大，等等。这些问题困扰了大多数家长，比如，鼻炎和感冒的区别，甚至许多非专业医生都区分得不明确；再比如，如何正确看待和处理儿童的感冒和发热，内容专业又明了，使我们很快就了解了感冒和发热的"前世和今生"。作者以主人公"小豆豆"为导引，故事情真意切、引人入胜，而专业内容方面的介绍更是深入浅出、娓娓道来，语言风趣，比喻形象生动；同时，本书特别关注细节，所述内容全面翔实，甚至连如何拍背都有详细介绍；更重要的是，本文所述的每一个观点都有科学的依据，都有索引来源，对于科普书而言着实难能可贵。

文中的许多细节给我留下很深的印象。比如，鼻腔和气道的解剖及防御功能的介绍，这是专业医生都很难理解的内容，而作者却介绍得那么风趣幽默；关于口罩的选取，这是目前国内最热门的话题之一，由于市场标准不一，即使问专业医护人员也是回答迥异，而作者非常专业地告诉家长什么情况下选取什么样的口罩；关于鼻腔清洗，目前的吸鼻器在国内市场上种类繁多，价格相差悬殊，有的高达几百元钱，对此，作者给予了详细而中肯的建议。作者是一名中医博士，对西医相关知识的介绍能如此专业，实属不易。

我是一名西医的小儿耳鼻喉科医生，对中医了解得不多，对书中的中医内容我不做过多评论，毕竟祖国医学博大精深。读了其中的中医内容，感觉并不枯燥而且道理浅显易懂。

通过阅读本书，我感受到作者是一位有情怀的医生，同时，我也学到了许多知识。我会把这本书推荐给我的家人和朋友，愿这本书能惠及更多的家庭。

首都儿科研究所附属儿童医院副院长

耳鼻喉科科主任

主任医师

谷庆隆

2019.4

老子说得非常好：人法地，地法天，天法道，道法自然。大道至简，只有回归自然，才能远离疾病！这也是个人行医多年的深刻体悟。凡药三分毒，对于孩童尤其如此。

黄圆媛博士自幼体弱多病，她能充分感受到患病的苦，因以培养出悲天悯人的仁心，也因初衷及多年的坚持，而培育出此绿色疗法仁术。

本书从中医的辨证论治，到西医的免疫学理论，对于儿童呼吸道疾病的论述，深入浅出，加上其公子季龙在清华大学实验室研究的协助，积累多年的临床经验，独创出此绿色疗法，个人深感敬佩，非常适合专家或一般人参考，值得推荐，故乐于为之序。

中国台湾中华国际自然医学学会创会理事长

海峡两岸多家院所院长

中西医结合医学博士

黄川原

2019.4

阅读了黄博士的巨作，我深深感到这是一本融合中医跟西医理论精华之作，毫不艰深难懂，反而文笔轻松活泼，图文并茂，感觉像在读游记。我是一名资深的小儿科专科医生，专长于儿童气喘、过敏性鼻炎、慢性阻塞性肺疾病的治疗。我深深佩服黄博士把呼吸系统疾病从解剖结构到生理病理都讲得这么清楚。我在呼吸系统疾病临床治疗实践中，除常用药物外，再加上自然医学的经验，也鼓励病人加上辅助疗法的洗鼻和蒸气治疗，的确会带来更好的疗效。另外，这些呼吸系统比较弱的病患，也常常合并肠胃疾病，也就是说鼻子过敏、气管过敏、肠胃过敏三者是息息相关的，因此我也鼓励病患多吃益生菌调整体质，正符合老祖宗说的"肺与大肠相表里"，中西医都一致认同肠胃健康呼吸道就健康。这本书中的方法治愈案例无数，我相信黄博士的无抗生素、无激素自然绿色疗法，对于呼吸系统疾病的治疗会有更卓越的贡献，值得我们西医去推广。

美国 UCLA 医学博士
中国台湾儿科专科医生
杏德芙诊所院长
范文清
2019.4

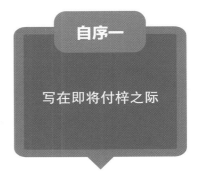

　　儿童呼吸道疾病是目前很多家庭不得不面临的难题，也是儿科门诊的"重灾区"。在儿童呼吸科病区时常见到这样的景象：处处人满为患，挂号、候诊，无一不是长龙蜿蜒，家长带着被病痛折磨得虚弱不堪的孩子眼巴巴地守着信息通告牌，或歪歪斜斜倚靠着，或在角落里就地盘坐，等待漫长的若干小时，或许只能看诊2分钟。疲惫、焦虑、无奈，甚至掺杂着怨愤，我都能够感同身受。不过从另一个角度看这个问题，现在儿科医疗资源极度紧缺，整个中国就只有10万名儿科医师，0~14岁的儿童却有2.6亿，也就是说，平均每1位儿科医生需要服务于2600个孩子。这是多么可怕的数据！

　　身处这样的大环境，做家长的该怎么办？古人说"母不慈不学医"，健康之于孩子，是极其宝贵的财富，宝爸宝妈们平时就应该主动学习和积累育儿知识。你们，才是孩子健康最重要的守护者。在现实中看过太多的案例，孩子生病后，父母便如坐针毡，乱用药的现象屡见不鲜，很多认知的误区、喂养的错误，导致孩子病情反复难愈，甚至恶化。这些问题其实都是可以通过"学习"来避免的。

　　我在行医之余，一直致力于育儿观念与呼吸道疾病知识的科普事业。在时下网络传媒空前鼎盛的时代，我有幸拥有十几万粉丝支持，发表的科普内容也获得数百万次的传播阅读。经多年积累酝酿，我所著《谁动了我的小鼻子》在华夏出版社的协助下付梓成书，并将于今年6月正式发行。本书根据我20多年临床经验总结而成，是为一整套不手术、不打针、避免滥用抗生素和激素的呼吸道慢病绿色疗法，为宝爸宝妈们提供实用有效的意见和指导而避开误区，帮助孩子早日康复。

《谁动了我的小鼻子》虽然只是一本面向大众的儿童健康书籍，但我认为资料严谨求实至关重要，因为这涉及孩子们的生命健康，而每个孩子都是父母们最珍爱的宝贝，所以我力求每一个观点都有依有据，引用参考上百篇医学文献，在全书中都标注了资料来源，这在国内现有的相关图书中也是少见的。我认为，这本书非常适合作为案头书，有空档的时候就翻阅学习；同时也能作为工具书，自己就可以为孩子的基本健康保驾护航。

感谢在写作过程中提供给我帮助的宝妈宝爸们，也感谢北京儿童医院主任医师申昆玲教授、首都儿科研究所附属儿童医院谷庆隆主任医师的指点和推荐。希望大家能够支持这本《谁动了我的小鼻子》，也祝愿每一个宝宝都能健康快乐地长大。

于北京

2019 年 4 月

我自幼患有先天性心脏病、哮喘和过敏性鼻炎。小学时写命题作文，题目叫"我的志愿"。饱受病魔折磨的我，总是咳得喘不过气，望着窗外灰蒙蒙的天空，最大的渴望就是能活过每一个冬天。那时候，我觉得世界上最厉害的人，就是一袭洁白衣装的医生，他们似乎有神奇的魔力，让撕心裂肺的疼痛不再难忍，让捶胸顿足的喘咳不再难受。如果能长大，从病人的位子坐到医生的位子，这就是我的梦想！

为了照顾体弱多病的我，笃信中医的父亲一面使用中药调理我的身体，一面让我转学来到台湾南投乡下，因为在那里，有原始生态的阿里山神木林。呼吸着桧木散发的气息，沐浴在植物芬多精的芳香中，我的哮喘和先天性心脏病奇迹般逐渐痊愈，而过敏性鼻炎也改善了许多。这段经历让一个简单朴素的道理悄悄地根植在我心中——我深信，大自然就是人类最美好的馈赠。

转眼就到了读大学的年纪，在别人艳羡的目光中，我选择了当时最时髦的外文系。后来才发现，那并不是自己想要走的道路。每每看见像自己当初那般饱受呼吸道疾病折磨的孩子，就会深深刺痛我，想起小学时的那个作文命题，还有那份成为中医师悬壶济世的梦想。后来，父亲不幸被检查出得了白血病，这最终让我下定了决心学医——为了能够照顾家人，也是为了完成儿时那个未竟的心愿。当我第一次把这个想法告诉母亲时，漫不经心的母亲突然大笑着对我说："痴人说梦话，不要说医学有多艰难，有病猫子穿起白袍当大夫的吗？"母亲认为我自己都顾不上自己，还想照顾别人，简直是自不量力，叫我认清现实。而父亲却一直默默地支持我。他去广州看中医时，在广州中医药大学买了一整套、十分厚重的中医教材，带回台湾送给我。因为有父亲的支持，我才能够在学医的道路上坚定前行。

这是 19 世纪 80 年代发生在我身上的故事。将近 40 年过去了，我已经成为一名中医学博士，拥有执业医师资格，致力于攻克曾经深深折磨我、带给我苦难童年的病症。我的先天性心脏病、哮喘虽然好了，但过敏性鼻炎依旧会在季节变换和身体劳累的时候反复发作。更糟糕的是，这种过敏性的体质还遗传给了我 2 个亲爱的孩子。

2011 年，我的儿子季龙凭借奥林匹克生物竞赛上海市第一名、全国银牌而保送清华大学化工系，"雾霾之都"北京成为我们居住的城市。严重的空气污染威胁着人们的健康。有足够的科学研究结果表明，大气细颗粒物吸附大量致癌物质和毒性物质，会给人体健康带来不可忽视的负面影响。与此同时，各大医疗机构呼吸科人满为患，肺癌发病率快速增长。

在重污染的生活环境下，孩子和我都无法幸免，鼻炎应激反应像涨潮的海水汹涌袭来，喷嚏一个接一个，鼻涕如漏水的水龙头一般止不住地流。门诊环境中充满着各种病毒细菌，随着我身体免疫力越来越差，终于无可避免地大病了一场。当我高烧卧病在床的时候，迷蒙之中似乎看见了身故的父亲，看见了童年那一片原始森林，闻到了那一股股沁人心脾的森林芳香。我感觉到，那就是自然在呼唤我的灵魂！呼吸道健康的答案，或许就藏在那一片神秘的原始树林中。

待病情好转，我立即着手搜集各类信息，从医学期刊论文中求证我的猜测。大量资料显示，桧木等松柏植物富含的烯萜类物质，能帮助鼻咽纤毛恢复正常运动，促进鼻涕和痰液的排出，而台湾肖楠中含有扁柏醇成分，是非常好的天然、高效、无毒抗菌剂，可以杀死或抑制一般细菌、霉菌和酵母菌的生长，且不产生抗药性，对动物和人体不产生毒性，可广泛应用于医药、化妆品、食品等领域。

　　我根据中医相生相克原理，结合儿子在化工方面的专长，以植物发酵法结合无溶剂残留的萃取技术，将阿里山桧木、肖楠等松柏植物中的有机微量元素及植物抗菌成分释出，通过清华大学实验室的研究平台，于2014年成功研发出温和无刺激的中药雾化配方，完全不含抗生素、抗组织胺、类固醇等西药成分，能够在短时间内快速杀灭99.9%的呼吸道致病菌，防止受损黏膜感染，同时促进鼻咽纤毛正常运动，排出藏匿于呼吸道深处的鼻涕与伏痰。经过反复的临床试验，我不仅治好了自己，更使许多呼吸道疾病患儿摆脱了反复感染和炎症的困扰。

　　时至今日，我的梦想从未改变。每当看到那些受病魔摧残的孩子们，我就会想起自己儿时的经历。我知道，未来还是会有很多孩子在滥用抗生素及激素之后，陷入呼吸系统疾病的深渊，而这将拖垮千千万万美满的家庭。我希望，可以避免不幸，防患于未然；我愿意，帮助家长们树立正确的儿童呼吸道健康观念，远离疾病的阴影；我相信，大自然是人类最好的馈赠，并坚持倡导用天然的方式保卫孩子们的呼吸道健康。

　　我长期致力于帮助儿童恢复呼吸道健康。这一路走来，我治愈的小患者和他们的家长一直无私地给予我最大的帮助与支持：我成为世界中医药学会浊毒委员会儿童呼吸道绿色疗法工作委员会的秘书长兼副会长，并成立东方自然医学研究院，倡导并推广天然环保无毒的绿色疗法理念。在治愈上万例小患者后，宝爸宝妈们自愿成为我的学生及推广人，去帮助更多的患儿运用绿色疗法恢复呼吸道健康。就是这么一群心中有爱的人，让我有前行的不绝动力，也令这本书得以诞生。

　　这本书使用"豆豆"这个角色，讲述我在临床中所碰到的小宝贝们的呼吸道问题，阐述难懂的医学原理，深入浅出地让读者了解如何运用"儿童呼吸道慢性疾病绿色疗法"（本书后文中简称"绿色疗法"）正确地与病魔斗争。那些年轻的父母懊悔因他们的无知而令自己的小宝贝深受其苦之时，我陪伴他们一起走过，分担了他们诸多的辛酸与苦楚。有感于他们从最初的无助到最终战胜病魔走向健康之坎坷，我希望通过这本书，向更多为人父母者分享正确的育儿保健知识，使世间少一些受病魔折磨的小宝贝。

所有的辛勤付出，为的是兑现自己救世济人的誓言，也为了回报父亲曾经陪我走过的那段艰辛岁月。虽然他已往生二十余年，他对我的爱永驻我心间，我亦用他的精神去照亮我的患者。虽然他在芸芸众生中默默无闻，但我以此生有这样的父亲为傲。

苦难是一笔财富，只有从苦难中汲取的智慧，才能浴火重生。用心坚持，让"绿色疗法"能够守护更多孩子的健康。唯有坚持，梦想方得实现。

于北京

2018 年 3 月

在 20 年临床生涯中，我不断摸索与创新，通过分析疾病发生机理，并结合儿童的生理特性反复进行临床实践，总结出针对儿童呼吸道慢性疾病的组合绿色疗法，能够在不开刀、不用抗生素、不用激素、不用减充血剂的情况下，使过敏性鼻炎、支气管哮喘、变应性咳嗽等疾病在治疗开始 1 个月内控制缓解过敏症状；治疗 6 个月后，对于曾会造成严重过敏反应的过敏原不再敏感，接触后症状明显减轻；治疗 12 个月左右，达到基本与健康人无明显差异的状态。对于扁桃体肿大、腺样体肥大等免疫腺体增生气道阻塞的疾病，治疗 3 个月内恢复到堵塞 50% 以下，在遵循医嘱坚持完成治疗的案例中，达到治愈标准的比例超过 90%。

·三大治疗理念·

避免滥用抗生素 & 激素　"小儿形气未充"，儿童使用抗生素会破坏身体免疫力、导致肝肾受损，以及破坏肠道菌群环境，并由此引发更多的负面影响。而激素的滥用，会扰乱儿童正常激素分泌。除非出现急症需要快速缓解症状（如严重的感染或哮喘发作等情况），在治疗过程中尽可能减少抗生素与激素的使用。

不手术不打针，保留儿童免疫腺体　扁桃体和腺样体是身体的免疫防御器官。与成人相比，儿童的免疫系统还没有发育完全，所以在儿童成长发育阶段，扁桃体和腺样体起到了非常重要的作用。可以说在 8 岁以前，咽淋巴环的淋巴器官对儿童的免疫防御是必不可少的。扁桃体肿大与腺样体肥大好发于 2 ~ 6 岁儿童，在此期间，应尽可能采取保守治疗以保留免疫腺体。

全方位体质调理，从根本避免疾病复发　如果治疗止步于缓解症状，那就流于"头痛医头，脚痛医脚"，体质没有调整改善，病因的土壤就还在，疾病复发只不过是早晚的问题。绿色疗法采用无痕刮痧、儿童推拿、红外线照射、药膳食疗方等多种方式，全方位改善儿童体质，增强其免疫力。

· 三大治疗思路 ·

1. 肺肠同治补脾胃

传统医学所说的"脏腑"都是功能集合体的概念，并非解剖学意义上的器官。其中，"肺"对应了现代医学中的呼吸系统及其功能，"大肠"包括结肠、直肠，还有部分小肠及其功能，而"脾胃"包括消化吸收和养分运输及相关功能。"肺肠同治补脾胃"的呼吸道疾病治疗理念，即强调治疗呼吸系统疾病时，需要同时调理消化系统的功能。

《黄帝内经》揭示了脏腑表里关系的重要基础理论"肺与大肠相表里"[1]，肺与大肠通过经络的相互络属发生生理和病理上的联系：在经络学里，肺与大肠两条经脉的分布区域相比邻，从功能来看，肺主肃降，行气于腑则腑气通畅，大肠则能正常传化糟粕；大肠以通为用，肺气以降为和，二者通降相因，互为因果。而脾胃也是影响肺脏疾病的常见因素："脾为生痰之源，肺

---

1. 秦汉时期《黄帝内经》中"脏腑相合"的提出，是脏腑表里相关理论的萌芽。隋唐时期《诸病源候论》中"大肠为腑主表，肺为脏主里"的提出是这种认识的进一步发展。唐代医家孙思邈，第一次明确提出了"肺与大肠相表里"的说法。莫芳芳，马师雷，李鸿涛，等 . 基于中医古籍研究的"肺与大肠相表里"理论源流及其内涵探讨 [J]. 环球中医药，2015，8（2）：165–168.

为贮痰之器"，脾失运化，津液输布失常，就会产生有形、无形之痰，而脾胃痰热，胃中气阻塞，胃脘痛腹胀满，谷浊之气不得下行而上逆导致嗳腐吐酸，也会导致呼吸道炎症而咳嗽。

随着现代医学研究技术的进步，研究者也逐渐发现越来越多的证据支持呼吸系统与消化系统之间的这种紧密联系：

（1）组织胚胎学研究表明[1]，消化系统及呼吸系统的大多数器官均由前肠分化发育而来，并且这些器官的黏膜上皮、腺上皮和肺泡上皮均来自内胚层。这奠定了"肺与大肠相表里"发生的基础。

（2）呼吸系统与消化系统的黏膜都是公共黏膜免疫系统的一部分，且同受迷走神经的调节。2018年美国《科学》杂志发表的一篇研究指出[2]，在气道中含量丰富并参与 Th2 型免疫反应（引起过敏和哮喘的免疫反应类型）的淋巴细胞 ILCs 竟然是源自肠道。所以，当一处黏膜发生病变时，会通过神经—内分泌—黏膜免疫系统影响到另一处[3]。

（3）"肺与大肠相表里"所涉及的呼吸道和肠道微生态环境中存在大量菌群，这些菌群始终参与人体生理病理过程。在微生态平衡状态下，正常菌群起到生物拮抗、营养作用、免疫作用、抗衰老及抗肿瘤作用；在微生态失调状态下，菌群则由生理组合转变为病理组合，成为致病因素。研究发现[4]，呼吸道感染可导致肠道菌群微环境变化，即"肺病及肠"，肠道菌群微环境紊乱亦可导致呼吸道感染反复发生，即"肠病及肺"。

1. 周吕. 胃肠生理学 [M]. 北京. 科学技术出版社，1991：726-727.

2. J Mjösberg, A Rao, Lung inflammation originating in the gut[J]. Science, 2018 , 359 (6371) :36.

3. 严兴科，张广全，王宇，等. 肺与大肠相表里新解 [J]. 上海中医药大学学报，2003，17(1)：6-9.

4. 刘天浩，程羽，戴晨，等. 基于"肺肠同治"探讨中医药调节肺－肠微生态防治呼吸道感染的生物学基础 [J]. 时珍国医国药 . 2017，28(6): 1402-1404.

（4）胃食管反流性咳嗽（GERC）是造成慢性咳嗽的常见原因[1]。当儿童发生积食的时候，食物滞留在胃部，一旦平躺下来，食物混合着胃酸就会沿着食道逆行发生胃食管反流。人体的胃会分泌黏液保护胃壁不受胃酸的侵蚀，但食道上段以及咽喉的位置并没有抵挡胃酸侵蚀的构造，所以当胃酸上逆到这些部位，就会刺激食道和咽喉而引发咳嗽。

因此，本书所提出呼吸道绿色组合疗法中，会特别重视在治疗呼吸道疾病的同时调理消化道功能的重要性。那么应该怎么调理呢？主要包含两个方面：其一是补脾健胃、避免积食，保证正常排便；其二则是调节肠道微生物环境平衡。

2. "论肝治肺"调过敏

在儿童呼吸道慢性疾病中，过敏问题（I 型变态反应）在临床案例中的比例居高不下，但目前针对过敏性呼吸道疾病的治疗手段其实很有限：抗组胺药物、皮质激素、肥大细胞稳定剂和抗白三烯受体等都只能起到控制症状、缓解不适的作用，必须长期或在发作期持续使用，一旦停药症状就可能再次出现。而世界卫生组织（WHO）推荐的脱敏治疗虽然是能改变免疫机制的对因治疗方法，但存在变应原制剂种类少、准确找到过敏原困难、脱敏治疗疗程长、患儿依从性低，合并有其他疾病时单纯脱敏治疗效果不及预期等问题，导致能够坚持治疗并且成功治愈的案例相对于整个变应性疾病患儿群体而言少之又少。

组合绿色疗法，采用中医学的方式调理患儿的过敏体质，收到较好的疗效，其中的关键治疗思路之一便是"论肝治肺"。

中医学虽然没有"过敏"或"变应性疾病"这样的概念，但与呼吸道过敏疾病症状特征相关的描述在许多中医典籍中都有出现：支气管哮喘属于"哮病"的范畴，《金匮要略》中将之称为"上气"，《诸病源候论》中称

---

1. 中华医学会呼吸病学分会哮喘学组. 咳嗽的诊断与治疗指南 (2015)[J]. 中华结核和呼吸杂志. 2016，39(5)：323–354.

为"呷嗽"，至《丹溪心法》始称为"哮喘"，从明代虞抟《医学正传》开始将"哮""喘"分开，称"哮以声响言，喘以气息言"；过敏性鼻炎在传统医学中属"鼻鼽"范畴，《黄帝内经》中就有"岁金不及，民病鼽嚏"的记载，刘完素对"鼽嚏"进一步注解，认为"鼽者，鼻出清涕也"，"嚏者，鼻中因痒而气喷作于声也"。

中医学从症状出发辨证治疗，过敏性呼吸道疾病以"咳嗽""喘息""流涕"作为主要特征，通常从两个角度来辨证：一个是外来的邪气侵袭肺系导致发病，肺气不足，卫外功能不固，外来之邪侵袭人体，人体正气与之抗争，故而喷嚏连连，阳气不足，寒水不能温化，以致流清水涕；另一个是全身脏腑功能失调，引起肺气宣降失常而致咳嗽。

根据我多年的临床经验结合文献资料综合分析，除了外感风寒等邪气侵袭肺气导致发病外，在论治呼吸道过敏性疾病时认识"肝脏"在发病过程中所起到的作用非常关键！过敏性疾病发作具有许多特点，譬如发病迅速，一接触过敏原就会出现鼻子眼睛痒、打喷嚏、流鼻涕等症状，呈现阵发性且反复发作，这些都与中医里面"风"的特性类似："风为百病之长，善行而数变"，"其性轻扬，风盛则挛急"……这个"风"在中医里面有外风和内风之分。肝气对应于春天，一旦郁结或阳亢就会化火生风，所以内风生于肝气。小儿肝常有余，无论是外来邪气还是内生脏腑病变，都很容易引发肝气上逆，外风引动内邪，导致机体气机失调而发病。

《灵枢·师传》曰："肝者主为将，使之候外。"肝木不仅在生化气血、协调脏腑经络方面起着重要的作用，亦担负着捍卫机体、抗御病邪的职责，这与过敏性疾病中由过敏原激惹身体免疫系统的过程在概念上十分类似。咳嗽变异性哮喘气道高反应，可认为是肝气侵犯肺金，阳气被遏制，导致邪热不能外达至肺，宣肃失常。肺主气，司呼吸，调节全身之气；肝藏血，主疏泄，调节全身的血量。这样，气血相互配合，一起调节人体气机的升降，肝主升而肺主降，二者一升一降形成气的枢纽。肺属金，肝属木，在正常状态下，肺金克制肝木，气机运转顺畅，但在肺气与肝气的阴阳消长中，若肝气过旺或肺气太虚，肺金的肃降抑制不住上升的肝火，木火刑金，肺脏受到肝气的扰动，就会引发咳喘导致发病。另外，肝为刚脏，其在志为怒，咳嗽变异性哮喘患儿往往情绪易激动，还会任性耍脾气，夜晚翻来覆去睡不安稳，一哭闹就容易引起咳嗽，且多在夜间和清晨发作，这些症状与功能异常都与肝脏关系密切。

3. 排痰抗炎修复黏膜

患儿三天两头感冒发热，情况严重的，气管炎肺炎每个月复发，就像"大姨妈"一样准时，大人精疲力竭，患儿自己也痛苦不堪。问题根结除了患儿本身体质差、免疫力低下之外，呼吸道纤毛受损、纤毛运动异常、痰液排不出去则是反复感染的关键所在。

在我们鼻腔内面，衬着一层完整黏膜，黏膜下方是交错密布的毛细血管网，黏膜里面则是成千上万具有分泌功能的杯状细胞和分泌腺体，每天产生大约 500 ~ 1000 毫升的黏液，差不多 2 ~ 3 听可乐的容量。这些黏液除了一小部分蒸发掉干结成了鼻屎，大部分并不是从鼻孔排出的，而是"逆流成河"朝着鼻孔深处，跨过咽喉，最终通过食管进入了胃。这个过程就借助于呼吸道黏膜上细细的"纤毛"们，它们一刻不停地以每秒 16 次的速度一齐摆动，就像划龙舟一样，推着黏液以每分钟 6 毫米的速度往鼻腔深处移动。借助纤毛的运动，鼻涕黏液会形成一条"黏液毯"，不知不觉经过咽喉再被我们吃进胃里。这个过程就是"黏液纤毛清除运动"，也就是人们常说的"鼻涕倒流"。"黏液纤毛清除运动"是呼吸道自净的重要方式，能够把各种分泌物与脏污带出体外。我把这种机制形象地比喻为"垃圾传送带"：鼻涕黏液毯是上方的"皮带"，而纤毛就是下方的"转轴"，"转轴"不断运动带动传送带将呼吸道里的脏东西及时排出。

在正常情况下，"垃圾传送带"能高效运转，可是在一些有害因素作用下，譬如病毒细菌感染或者持续炎症状态的时候，传送带的转轴就要出现故障了！反复的呼吸道感染或过敏反应产生的非特异性炎性物质会破坏纤毛上皮细胞，使得纤毛摆动频率变慢[1]，形态结构也出现异常，一个显著的特点就是纤毛间会相互黏集，有些黏集成束，有些黏集成团，所指方向也变得凌乱，尽管纤毛仍然能节律性运动，但已经无法在排除鼻腔异物的过程中起协同作用[2]。这就好比传送带的转轴虽然还在转，但不仅转速减慢了，每个转轴转的方向也不统一，有的向前有的向后，这样运输效率大打折扣，各种分泌物和致病物运不出去积存在呼吸道里面产生"痰"，致使感染和炎症反复出现，分泌物变得更多，而这又进一步加重纤毛结构与功能的异常，形成了恶性循环[3]。研究表明，纤毛结构异常所致的黏液使纤毛对分泌物及致病因素的清除率下降，正是导致呼吸道反复感染的重要原因[4]！

"垃圾传送带"的"转轴"坏了，怎么修？那就来看看黄医生的压箱宝！要排出痰液修复黏膜恢复纤毛正常运动，一方面要抗炎抗感染，减少炎性分泌物的释放；另一方面，要清除堆积在呼吸道中的分泌物，刺激纤毛摆动，加快运送"垃圾"的传输能力。

怎么做到呢？这里就要介绍一项我与清华大学技术服务合作的国家发明专利技术[5]，使用从中药植物中萃取的水油双相液体，进行呼吸道雾化治疗。这项专利制剂原材料包括台湾肖楠、台湾桧木、黑松、桉树、金银花、鱼

1. 李童斐. 慢性炎症影响气道上皮细胞纤毛摆动频率的机制研究 [D]. 华中科技大学. 2013.1.

2. 杨平常. 变应性鼻炎鼻黏膜纤毛形态与功能 [J]. 山西医学院学报. 1994，25：9-11.

3. BIgGart E, Pritchard K, Wilson R, et al. Primary ciliary dyskinesia syndrome associated with abnormal ciliary orientation in infants[J]. Eur Respir J, 2001, 17: 444-448.

4. 马渝燕，刘玺诚，江沁波，等. 儿童反复呼吸道感染与纤毛结构异常相关性研究 [J]. 中国实用儿科杂志，2001，16(7): 405-407.

5. 黄圆媛，吴季龙. 一种用于治疗呼吸道疾病的抗菌精华液及其制备方法：中国. ZL201410719771.6[P]. 2014.12.2.

腥草、天然冰片等中药和植物，主要有效成分为扁柏醇、槲皮素、2- 莰醇、绿原酸、桉叶油素、柠檬烯、2- 蒎烯及多种烯萜类，不含抗生素、类固醇激素、麻黄素血管收缩剂等成分，能够在 30 秒内快速杀灭 99.9% 的呼吸道常见致病菌，降低感染的发生率；同时在上、下呼吸道迅速发挥降低黏液黏性、促进黏液分泌的作用，并产生 β - 受体兴奋剂效应刺激黏膜纤毛运动，增强黏膜纤毛清除功能，使黏液移动速度显著增加，以助痰液排出。此外，还有加速微血管血液流动、消除黏膜水肿的作用。

因为这种中药雾化制剂是直接作用于呼吸道黏膜，其效果相当于静脉注射，所以它的安全性亦受到极其严格地把控与监督。本中药植物萃取的专利制剂 pH 值在 6 ~ 6.5 之间，符合鼻腔黏膜 pH 值生理范围，渗透压也与人体血液基本等渗，并且通过动物肺纤维母细胞毒性安全测试，临床上万例患者至今尚未发现副作用，各项指标均符合要求，成人、儿童都可以使用。唯一存在的风险在于制剂中含有冰片成分，因其具有行气活血的作用，对于怀孕 2 ~ 3 个月的孕妇或有滑胎之虞，而对于蚕豆病患者或可引发溶血症状。

这种中药雾化专利制剂对于过敏性鼻炎、慢性鼻炎 - 鼻窦炎、上气道咳嗽综合征、扁桃体和腺样体发炎肥大、慢性支气管肺炎等慢性呼吸道炎性疾病具有比较好的疗效，能够缓解黏膜水肿造成的鼻塞不适，使患者摆脱对激素类和血管收缩剂类通鼻药物的依赖，恢复自体机能，避免呼吸道反复感染。它也是我所提出的呼吸道绿色组合疗法中非常重要的组成部分，我对在医院接诊的患者，都会建议他们使用中药雾化以恢复呼吸道纤毛正常摆动，帮助修复呼吸道黏膜。

请扫描二维码
查看精选案例

目录
CONTENTS

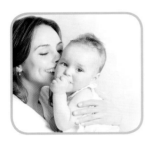

第 1 章

豆宝宝的呼吸道奇幻之旅

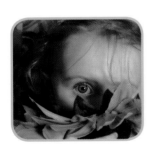

第 2 章

关于感冒那些事儿

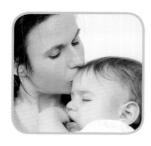

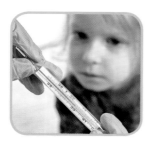

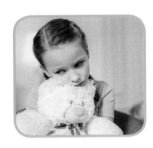

第 **5** 章
咳咳咳，宝宝咳嗽好苦恼

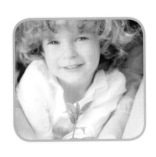

第 **6** 章
止咳化痰大法请收好

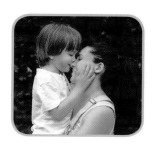

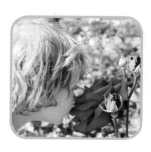

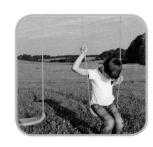

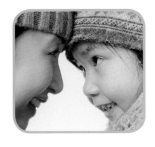

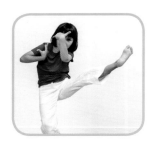

第**11**章
腺样体与扁桃体肥大：宝爸宝妈们，请"刀下留人"

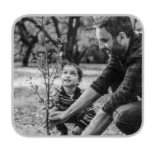

第**12**章
黄医生的压箱宝：扁桃体、腺样体肥大的绿色疗法

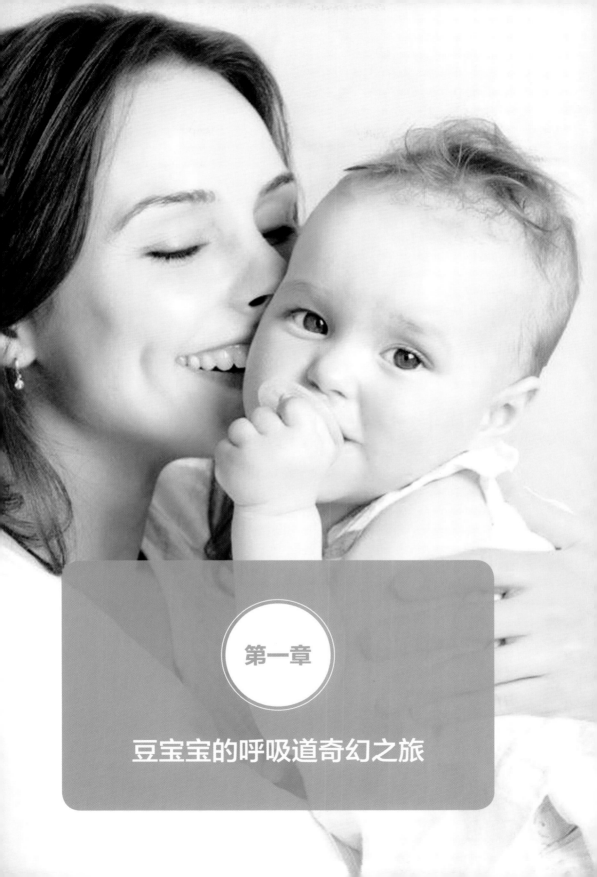

第一章

豆宝宝的呼吸道奇幻之旅

一、呼吸道探索专列发车啦

你们都学过中学生物，但我知道，你们的体育老师一定没有好好地给你们教生物课，并且你们上学的时候不是开小差想着放学后去哪里溜达，就是和隔壁同桌玩得不亦乐乎，或许还干着其他什么事呢我也猜不着，但可以肯定的是，关于"呼吸道"的那些知识你们早就已经忘得一干二净了，要不是有了孩子，孩子又生了病，估计这辈子也不会再有机会和那些艰深晦涩的专有名词打交道。在你的脑瓜里，也许还剩下一星半点的概念，知道呼吸系统里面有"鼻子"、有"气管"、有"肺"，了解有叫"病毒"和"细菌"的东西，可是要读这本书，光这点知识可不行，你还得知道这些器官的位置在哪里、作用有哪些，而导致人体生病的这些"坏家伙们"，又是怎样侵犯我们的身体的。

赶紧上车吧，"老司机"黄医生要带着你"飙车"了，一起去认识你身体里那既陌生又亲近的呼吸道！

人的新陈代谢需要大量的氧气参与，在经过一系列生物化学反应后，氧气生成二氧化碳排出体外，这"一呼一吸"就是呼吸系统最主要的职责。呼吸道作为气体进出的通道，每天要通过一万到两万升的空气，而空气中有那么多的颗粒物、微生物以及污染物，时刻威胁着身体的健康。面对重重危机，呼吸道是怎样保护我们的安全呢？让我们乘坐"PM2.5 号[1]"呼吸道全线直达专列，进入其中去一探究竟。

话不多说，买了票的同学们，系好安全带后我们就要准备出发啦！这是一个灰蒙蒙的雾霾天，能见度很低，非常适合出行。这时候列车上的广播也

---

1. PM 是英文 Particular Matters 的缩写，中文称作细颗粒物，是悬浮在空气中各种固态和液态颗粒状物质的总称。大家都知道雾霾，细颗粒物含量超标就是造成雾霾的原因。通常，把粒径在 10 微米以下的颗粒物称为可吸入颗粒物（PM10），可吸入颗粒物会被人体吸入，沉积在呼吸道、肺泡等部位，从而引发疾病。颗粒物的直径越小，进入呼吸道的部位越深。10 微米直径的颗粒物通常沉积在上呼吸道，5 微米直径的颗粒物可进入呼吸道的深部，2 微米以下则会深入到细支气管和肺泡，而 PM2.5 就是粒径小于2.5 微米、能够抵达肺泡，对人体健康造成严重威胁的细颗粒。

响了起来："尊敬的旅客，您好！欢迎您乘坐'PM2.5号'呼吸道全线直达列车，本次列车从鼻部出发，途径上呼吸道（鼻、咽、喉，共同组成上呼吸道），再进入下呼吸道（气管、支气管和细支气管共同组成下呼吸道），最终到达终点站肺泡（见图 1-1）。本次列车为单程列车，不提供花生瓜子方便面，列车上没有防护装置，途中很可能会被甩出车外，并且极容易翻车而被沿线呼吸道免疫系统拦截。祝您旅途愉快，希望在终点站还能见到您……"看来这个服务不是太让人满意，不安全就算了，竟然没有啤酒饮料矿泉水，差评！

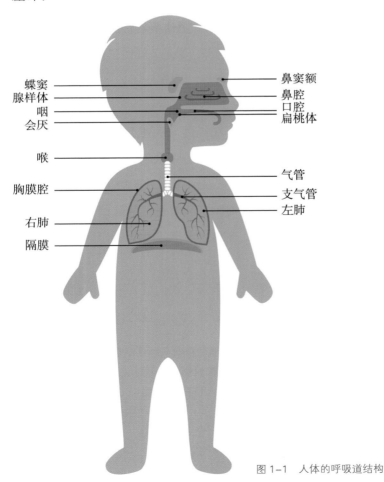

图 1-1　人体的呼吸道结构

二、感染呼吸道的病毒与细菌

转身看看与我们乘坐同一班列车的其他乘客，确认过眼神，遇见的可不是什么善茬：

"你瞅啥？再瞅，削你！"戴着大"铆钉"的流感病毒[1]恶狠狠地瞪了我们一眼。

"来来来，别和那刺儿头一般见识！"鼻病毒"打着赤膊"[2]站出来掺和。"流感病毒可不是好惹的主儿，每隔一段时间就换身衣裳去犯事儿[3]。你可知道1918年发生的西班牙大流感吗？整整夺去了将近5000万条人命，够它吹一辈子了。"

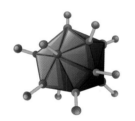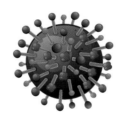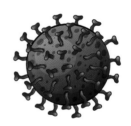

图 1-2　导致人们生病的病毒（从左至右分别是腺病毒、流感病毒和轮状病毒）

我们被拉到一旁后，"刺儿头"流感病毒并没有跟过来，我们算是松了口气。"嘿，老铁！我是鼻病毒，你可以叫我病毒先生。站在那里的还有我的哥们儿……"顺着病毒先生指的方向望去，有看起来像车轮子一样，四处

---

1. 流感病毒有病毒包膜，包膜表面有表层蛋白，这些凸起来的表层蛋白看起来就像衣服上的"铆钉"一样。

2. "鼻病毒"并不专指某一种病毒，而是一个统称，包括了100多种能引起急性呼吸道感染的病毒。"鼻病毒"没有病毒包膜，所以这里说鼻病毒"打着赤膊"。

3. 流感病毒的表层蛋白，也就是刚刚说的"铆钉"，是人体免疫系统识别的位点，也叫作抗原。流感病毒每隔一段时间表层蛋白就会发生变化，就好像换了身衣服，让免疫系统识别不出来，以为是新的病毒，导致原先的抗体失去特异性。这就是我们一生中会反复得流感的原因。

招摇的轮状病毒[1]，以及其他一些奇形怪状的家伙（见图 1-2）。

病毒，是一种没有细胞形态的生物，只有遗传物质与保护遗传物质的蛋白质衣壳和包膜。这些家伙从来不事生产，而是四处游荡寻找目标细胞，一旦侵入细胞之后，病毒就会把被感染的细胞当成"加工厂"，疯狂复制生产更多的病毒，然后再去感染更多的细胞。每种病毒都只会选择性地感染某种特定的细胞，而细胞被感染后就会失去原先的功能，进而产生疾病症状，譬如病毒侵袭支气管黏膜壁细胞就会出现咳嗽，侵袭鼻黏膜上皮细胞就会刺激分泌鼻涕。

"你知道吗，有个小宝宝现在免疫力下降了，兄弟们都迫不及待准备大干一票呢！"一众病毒起哄着发出不怀好意的笑声。是啊，这些病毒可都是呼吸道的敌人！它们不仅仅看上去凶神恶煞的，内心更加险恶无比。要知道，90% 的呼吸道感染都是由病毒引起的。如果说到急性呼吸道疾病，那就更加确定了，99% 的急性呼吸道疾病都是病毒感染的，包括我们所熟知的感冒。这就是为什么说，感冒吃抗生素一点用处也没有。

咦？提到抗生素，这我们又想到了细菌。细菌干什么去了？

虽然"PM2.5 号"列车上也有不少杆状、球状等各式各样的细菌，可是现在还轮不到他们登场，但也不意味着细菌是什么善男信女。在呼吸道感染里面，细菌往往是进攻的第二梯队，它们只是悄悄地潜伏着，寻找一个机会大展身手！

很多人知道，在健康的肠道里有大量细菌与人类共生，而在上呼吸道中其实也存在一些细菌过着寄人篱下的生活[2]。在呼吸道局部免疫系统里，有"护城河""拦截网""机关陷阱""防守部队"等层层防御来抵抗微生物的侵入（在本章第四小节"呼吸道的免疫功能"中会详细介绍），但严防之下还是会存在那么一些漏洞死角，能够容纳在呼吸道定植的细菌安身立命。这些

---

1. 因为轮状病毒的颗粒看起来很像轮子，因此得名。

2. 呼吸道微生物主要分布在上呼吸道，正常人上呼吸道寄居着大约 21 个种属 200 种以上的需氧菌、厌氧菌和微需氧菌，下呼吸道基本没有定植的细菌。李兰娟. 医学微生态学 [D]. 北京：人民卫生出版，2014：51.

位置固定、数量有限的立锥之地，熙熙攘攘地挤满了各种细菌，包括甲型链球菌、奈瑟氏球菌、嗜血杆菌、口腔念球菌、葡萄球菌等。

在身体免疫力正常的情况下，这些寄居客们与我们也算相安无事，并且一定程度上还能起到抵挡致病菌的作用[1]，就像早高峰的地铁车厢，本来就已经挤得像沙丁鱼罐头一样，还有致病菌想再挤上来定植抢地盘？丫的门儿都没有！这种定植抵抗力让通过呼吸运动进来的细菌病毒连呼吸道的墙壁都摸不着（见图1-3）。可是，当人体免疫力下降了，寄人篱下的细菌中就开始出现不安分的墙头草。这些见风使舵的机会主义者们就是"条件致病菌"，它们会趁着人体免疫力下降的时候大量繁殖，造成局部微生物菌群失调，甚至穿过黏膜引发感染，这就导致了疾病的发生。

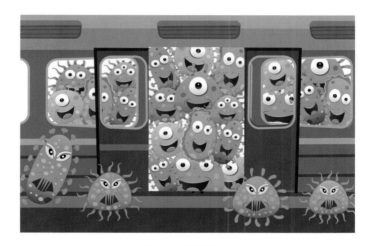

图 1-3　定植抵抗力

什么是"定植抵抗力"？在呼吸道黏膜上存在少量的位置能够给细菌定植，在这些立锥之地上已经挤满了各种细菌。这些细菌在正常情况下不会导致生病，并且还能阻挡有害菌定植在呼吸道上。这就像早高峰的地铁，已经没有多余的空间能够让致病细菌进入然后作怪捣乱，这就是"定植抵抗力"。

---

1. 人类呼吸道从鼻孔到肺泡，每个特定位置上都定植有细菌群落。呼吸道菌群扮演着抵抗病原体定植的看门人角色，也可能参与呼吸道生理学和免疫功能成熟与稳态维持。Man W H, Wa D S P, Bogaert D. The microbiota of the respiratory tract: gatekeeper to respiratory health[J]. Nature Reviews Microbiology, 2017, 15(5):259.

关于"病毒"和"细菌"我们就介绍这么多。请大家握紧扶手，现在有个小宝宝要吸气了，"PM2.5 号"专列要通过鼻孔驶入幽暗的呼吸道啦！

三、儿童的鼻腔结构

呼吸道第一站是鼻腔。鼻腔的前端部分称为鼻前庭，首先映入眼帘的是一片鼻毛"黑森林"。平时打着手电看起来密密麻麻的鼻毛，从"PM2.5 号"专列的视角来看却是稀稀疏疏，在鼻毛间穿梭就和我们在天安门广场上散步一样轻松自在。既然如此，干脆把鼻毛拔了？免得有时候还会窜出鼻孔演一出"红杏出墙"让人觉得特别尴尬。但鼻毛真的一无是处吗？可不是哦，鼻毛是呼吸道的第一道防线，对于大一些的沙粒或者小虫子能起到很好的阻挡效果；另外，鼻毛避免了干冷空气直闯入肺，也有保护作用。所以，如果鼻毛太长了影响到美观，修短可以，但可千万别连根拔起。

向中间望去，可以看到将鼻子分隔成两腔的鼻中隔（见图 1-4）。鼻中隔是由骨、软骨和黏膜共同构成，里面有丰富的血管，将近 90% 的鼻出血都会发生在这里。大部分人的鼻中隔其实都会微微偏向鼻腔的某一侧，这并不会导致功能障碍，但如果鼻中隔"拗造型"太过放飞自我，扭成了"C"形或者"S"形时，问题就严重了，会造成经常流鼻血、鼻塞不通气等难受的病症。

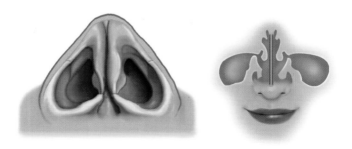

图 1-4　鼻中隔

随着我们逐渐驶入鼻腔深处，空气开始变得暖和、潮湿起来，向下望去有缓缓流淌的"小河"，以及数也数不清的"水草"随波摆动。真是一幅壮阔美丽的景象！

原来在别有洞天的鼻腔内面，衬着一层完整黏膜，黏膜下方是交错密布的毛细血管网，黏膜里面则是成千上万具有分泌功能的杯状细胞和分泌腺体。在这里，黏液（也可以说是鼻涕）被一点一点地分泌出来，每天的分泌量大约有 500 ~ 1000 毫升，差不多 2 ~ 3 听可乐的容量。有朋友会说，怎么可能？我从来没有感觉自己有那么多鼻涕呀！除了一小部分蒸发掉干结成了鼻屎，其他的鼻涕（黏液）哪里去了？其实，大部分鼻腔的分泌物并不是从鼻孔排出的，而是"逆流成河"朝着鼻孔深处，跨过咽喉，最终通过食管进入了胃。咦！感觉有点恶心，鼻涕怎么流到肚子里去呢？那是因为在鼻黏膜上除了有鼻毛，还长满了细细的"纤毛"，它们一刻不停地以每秒 16 次的速度一齐摆动，就像划龙舟一样，推着黏液以每分钟 6 毫米的速度往鼻腔深处移动。借助纤毛的运动，鼻涕黏液会形成一条"黏液毯"，不知不觉地经过咽喉再被我们吃进胃里，这个过程就是黏液纤毛清除运动，也就是人们常说的"鼻涕倒流"（见图 1–5）。

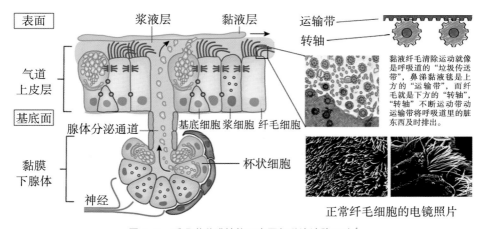

图 1–5 呼吸道黏膜结构示意图与黏液清除运动[1]

1. 图片来自文献，有修改。Whitsett J A, Alenghat T. Respiratory epithelial cells orchestrate pulmonary innate immunity[J]. Nature Immunology, 2015, 16(1):27–35. 杨海斌，郭永清，邬晓力. 慢性鼻 – 鼻窦炎纤毛上皮的扫描电镜观察 [J]. 山东大学耳鼻喉眼学报，2011，25(4):65–66.

　　沿着"黏液毯"河流的两侧，则是弯弯曲曲的鼻甲"大峡谷"，将鼻腔分成了上、中、下3个鼻道。在上鼻道和中鼻道里，还有通往鼻窦"大洞穴"的开口。这鼻窦呀，就是鼻腔周围颅骨和面骨内的空腔，所以也称为"鼻旁窦"，两侧总共有4对，其内面的黏膜与鼻腔黏膜是连续相接的（见图1-6）。

　　你有没有想过，我们生活的气候环境变化如此剧烈，北方的冬天气温低至摄氏零下几十度，相对湿度只有20% ~ 30%，但鼻腔却能在短短1、2秒内把吸入的空气升温、加湿并过滤以适合人体呼吸，这是多么神奇！鼻子是怎么做到的呢？正是这"大峡谷"与"大洞穴"的构造起到了关键作用！蜿蜒曲折的鼻甲加上4对鼻窦，大大增加了空气和鼻黏膜接触的面积，在鼻子这块弹丸之地上硬是"挤"出150平方厘米——相当于一块手绢大小，为进入呼吸道空气的快速"加工"提供了足够的空间。

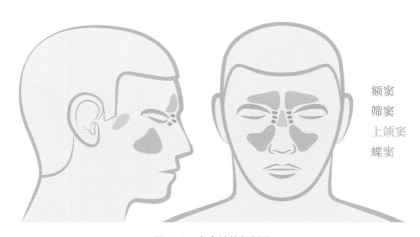

额窦
筛窦
上颌窦
蝶窦

图 1-6　鼻窦结构解剖图

　　然而令人悲伤的是，人体鼻腔功能虽然强大，但在我们出生的时候却只有个"阉割版"的"原装配置"。成人有上、中、下3条鼻道，而4岁以前的儿童只有上、中2道，鼻窦也没有发育完全，再加上儿童气道天生狭窄，黏膜的"使用面积"就显得捉襟见肘；另外，与成人比起来，儿童的呼吸道黏膜很薄，血管多，分泌黏液的腺体却很少，无论"物理防御"还是"化学防御"，都脆弱得让人好生着急。这种种原因共同使得儿童对于空气的物理、化学性质敏感，对空气的加工能力低下。所以，年龄越小，儿童越容易感冒生病，与他们的特殊生理构造有很大关系。

四、呼吸道的免疫功能

"哎哟，叫你们不要贪图空间大坐'PM10 号'列车，现在好了吧……"

随着病毒先生一声惊叫，我们从优美的鼻腔风景中回过神来。原来，和我们一起进入呼吸道的"PM10 号"列车被摆动的呼吸道上皮纤毛"拍"了下来了，坠毁在了黏液毯上，里面的病毒和细菌都淹没在黏液中拼命地挣扎着，个个都是一副痛苦的表情。"别看这里一派宁静祥和，其实处处藏着危险杀机哩！"听着自己的同伴们阵阵惨叫，病毒先生心里可不是滋味了。

呼吸道每天要处理一两万升空气，而空气中又充满着颗粒物、污染物和致病物。十面埋伏，呼吸道是怎么保护我们的健康不受侵犯的呢？首先发挥作用的是呼吸道黏膜的免疫机制，其防守战术和古代城堡防御是极其相似的（见图 1-7）：

护城河 在呼吸道黏膜表面有一条"护城河"——鼻涕黏液毯，阻挡敌军的直接进犯，让病毒细菌没办法定植在黏膜表面搞破坏。

拦截网 在护城河上，还有密密麻麻的"拦截网"——上皮纤毛，能把吸入空气中的颗粒拦截下来，但拦截颗粒的尺寸也有限度：PM50 以上的颗粒会被阻挡在鼻毛外，PM10 经过层层纤毛封锁，到咽喉部就无法再下行了，但是 PM2.5 却能凭借自己的"小身板"左躲右闪钻过空隙进入肺部，这也是"PM2.5 号"会被我称为"呼吸道全线直达列车"的原因。被拦截下来的颗粒物，就会被黏附在鼻涕黏液毯上，随着黏液清除机制排出体外。

机关陷阱 鼻涕黏液毯里可是机关密布、十面埋伏，藏着各种各样非特异性免疫的生化防御武器[1]，用来消灭落入黏液毯中的病毒细菌，中和它们释放出来的毒素。

守备部队　在呼吸道黏膜内有各种各样的免疫细胞。有专门与细菌或被感染细胞短兵相接的吞噬细胞，有负责制造"生化防御武器"的淋巴细胞和粒细胞等，层层守卫，共同构成了牢固的呼吸道免疫战队。

战场清理　被消灭的这些细胞病毒"尸体"，以及被拦截下来的颗粒物怎么处理呢？这时，黏液毯和纤毛又化身成"皮带"和"转轴"，像垃圾传送带一样，载着鼻腔中的脏污和代谢废物转运到咽喉，形成痰液，通过咳嗽吐出或者吞进肚子里，由胃酸解决，这个过程便是"黏液清除运动"，也就是通常所说的"鼻涕倒流"，是呼吸道非常重要的自我保护清洁机制[2]。

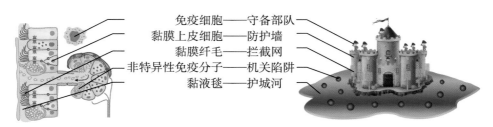

免疫细胞——守备部队
黏膜上皮细胞——防护墙
黏膜纤毛——拦截网
非特异性免疫分子——机关陷阱
黏液毯——护城河

图 1-7　呼吸道免疫与城堡防卫的类比（漫画）

五、鼻咽部的咽鼓管

穿过鼻甲，踏过鼻道，沐浴在温和湿润的暖风中，"PM2.5 号"列车缓缓地驶入了鼻咽部。在解剖学上，很难准确地去划分鼻腔和咽部的界限，这两个器官发挥的功能彼此紧密地结合在一起，许多细菌病毒能够同时引起鼻

---

1. "非特异性免疫"是身体对于未知敌人的一种防御方式，不管谁来，"待遇"都一样，开门就是三板斧。而与其相对应的"特异性免疫"，就和之前在介绍流感病毒时提到的"抗原抗体"有关，这种免疫方式就是"一把钥匙开一把锁"，有针对性地对付已知的敌人。

2. Jorissen M, Bessems A. Normal ciliary beat frequency after ciliogenesis in nasal epithelial cells cultured sequentially as monolayer and in suspension.[J]. Acta Otolaryngol, 2001, 115: 66 – 70 .

部和咽部发炎，以及接下来我们要提到的这个部位。

病毒先生悄悄凑过来，指了指前面下方两个不起眼的小黑点："看到那两个小洞吗？这可是只有我才知道的密道！想要去中耳鼓室，只有这华山一条路。我偷偷告诉你，你可别告诉别人……"病毒先生得意扬扬地炫耀着自己灵通的消息。

这两个小黑点，便是咽鼓管在咽部一侧的开口。人的七窍相通，两耳各有一根管道与鼻咽部相连，称为咽鼓管。咽鼓管虽不起眼，但作用可不小，是中耳气体进出的唯一通道，能够让鼻咽部与中耳鼓室的空气相互流通（见图 1-8）。

来，大家张大嘴巴，打一个哈欠，有没有感觉听声音变得更清楚了？

在我们耳朵里，有一块有弹性的半透明薄膜，叫作鼓膜，鼓膜两侧分别是外耳道和中耳鼓室。这个鼓膜可是一个声波信号的接收器，能够跟随空气中的声波振动，再把振动传递给听小骨，从而产生神经冲动让我们听到声音。当鼓膜两侧的气压不同时，鼓膜就会凸向气压较低的一侧，这小小的变形就能干扰鼓膜的正常工作。坐过飞机的朋友们都有这样的经历，在飞机起飞的时候，耳朵就像是被"闷"住了听不清楚，这就是因为飞机快速上升过程中，耳内压高于耳外压，使得鼓膜变形了！怎么办？我们可以做张口、吞咽等动作，这时咽鼓管会微微地打开一下，让空气进入或流出鼓室，重新调整鼓膜两侧的压力恢复平衡，于是我们便感觉又听得清楚了。

"黄医生，这明明是介绍呼吸道的书，你跑去说耳朵，是不是念错台词了？"别着急嘛！虽然耳朵不属于呼吸道，但上呼吸道疾病可是会大大地影响耳朵哟！

当上呼吸道发生炎症的时候，譬如鼻炎、鼻窦炎或者腺样体炎、腺样体肥大，咽鼓管在鼻咽侧的开口就会阻塞，造成我们上面说的鼓膜内、外侧气压不平衡影响听力。耳背已经够惨了哦，但更惨的是听不清之后还可能会发炎！当咽鼓管阻塞，中耳鼓室压力长期低于外界，即出现负压的时候，中耳

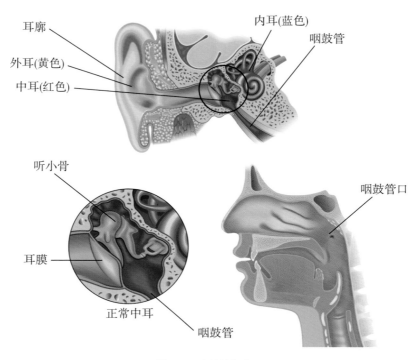

图 1-8　咽鼓管与中耳

腔毛细血管里面的液体就会渗出到中耳腔鼓室形成积液，造成分泌性中耳炎。如果情况进一步恶化，中耳积液越来越黏稠，就会把听小骨"封"起来影响听骨链的传导，导致听力越变越差。如果此时再跑来一两个"吃瓜"细菌发生合并感染，那就是史诗级灾难片现场了。

六、咽淋巴环的扁桃体和腺样体

过了咽鼓管再往前行一段，就是口咽部了。这里可是"交通大枢纽"，上有鼻腔，下有食管、气道，往外就是口腔，四面八方的通道腔室转运来的分泌物都汇聚于此，鱼龙混杂，安全问题特别突出。聪明的人体经过上万年的进化也不是省油的灯，知道这里隐患多多、威胁重重，所以在口咽部设置一道呼吸道免疫防御门户——咽淋巴环。

"免疫防御门户？哈！别开国际玩笑了，这可是我们狂欢的好场所，蹦迪的好去处，免疫防御个蛋蛋……"病毒先生满脸写着不屑。

说句公道话，病毒先生确实有狂傲的资本。流行病学研究表明[1]，每5个孩子中就有1个有扁桃体或腺样体肥大，也就是慢性炎症反复刺激引发的淋巴腺体增生。腺样体为何会堵住呼吸道？扁桃体红肿肥大为何总是好不了？孩子夜晚睡觉为什么会发出猪叫般的鼾声？学习越来越差、面容越长越残的背后又隐藏着什么？是细菌病毒的凶狠毒辣，还是人体免疫的沦丧缺失？要回答这些疑惑，让我们首先介绍扁桃体和腺样体这两位出场嘉宾。

腺样体又称为咽扁桃体，是附着在鼻咽顶壁和后壁交界处的淋巴组织，含有各个发育阶段的淋巴细胞。腺样体处在鼻腔、耳道、咽喉的交叉路口，是上呼吸道进入下呼吸道的免疫屏障。而扁桃体，则是一对扁卵圆形的淋巴器官，位于口咽外侧壁在腭咽弓和腭舌弓之间的三角形凹陷内，与腺样体、咽鼓管扁桃体和舌扁桃体一起，共同构成了"咽淋巴环"（见图1–9），就像警卫岗哨矗立在上呼吸道四通八达的交汇处，是免疫防御的重要门户。与成人相比，孩子的免疫系统还没有发育完全，扁桃体和腺样体起到了非常重要的作用。在8岁以前，咽淋巴环的淋巴器官对孩子呼吸道疾病的免疫防御是必不可少的。

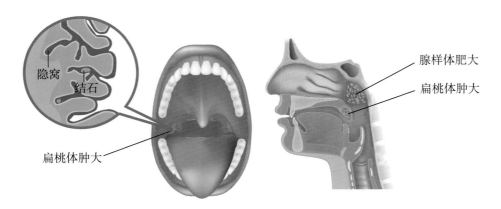

隐窝
结石
扁桃体肿大
腺样体肥大
扁桃体肿大

图1–9　咽淋巴环结构及腺体病变概况

1. 黄选兆，汪吉宝，孔维佳．实用耳鼻咽喉头颈外科学[M]．2版．北京：人民卫生出版社，2008：295–296.

　　既然说扁桃体、腺样体是如此重要的免疫器官，为什么又会让孩子如此痛苦？

　　简单来说，是因为炎性物质刺激腺体不断增生阻塞了气道，影响正常呼吸。而造成这样的结果，与扁桃体和腺样体的结构密切相关：在扁桃体和腺样体表面，有内陷的盲管和隐窝，这些"死胡同"进去容易出来难，给细菌病毒提供了天然的庇护所。脱落的上皮以及角蛋白碎屑会积存在盲管隐窝中，使细菌病毒三餐管饱吃喝不愁，无忧无虑地过上幸福快乐的生活，大肆繁殖引发感染，导致扁桃体和腺样体炎症反复不愈。而炎性分泌物的长期刺激，又让扁桃体和腺样体免疫淋巴系统以为"人手"不够而拼命扩编，于是腺体增生肥大以致阻塞呼吸道，影响正常呼吸，进而引发睡觉打鼾、学习不佳、颜值崩塌等一系列问题。

　　扁桃体、腺样体肥大是儿童呼吸道的常见疾病，乘坐"PM2.5 号"专列游览呼吸道时只能走马观花地介绍。在第十一章和十二章，我们会用这两个章节的篇幅来详细谈谈这些问题。

七、喉与下呼吸道

　　咽的下方就是喉，孩子的喉部由薄肌肉、柔软的韧带和几块活动的软骨组成，其中就包括了在吃饭的时候，防止食物进入气管的会厌软骨。会厌软骨的外观似一片树叶，附着在结喉的内壁上，起着类似铁轨上转辙器的作用，控制着气管、食道分岔（见图 1-10）：当我们吸气时，会厌软骨静止不动让空气进入气管；当我们吞咽时，会厌软骨向下覆盖气管口，令食物进入食道。有时候我们一边吃东西一边说话，就令会厌软骨很为难，静止不动会使食物跑到气管中，但向下覆盖气管口又阻断了气流不能发声讲话。所以为了安全，一定要让孩子养成吃东西时不说话的好习惯。

　　喉部不仅仅是一个呼吸器官，更是一个发声器官。在管腔，喉最狭窄的地方是声门，声带即系于此处。有些小婴儿喉间会发出"呼哧呼哧"的响声，在排除了痰液或感染等因素后，就要考虑是不是喉软骨发育不全导致的喉鸣。

　　喉部延伸到气管，下呼吸道由此开始。气管是管状器官，由 C 型软骨和软骨间的肌肉膜组成。在气管表面有着和鼻腔一样的黏膜结构，上皮细胞和纤毛、杯状细胞与黏液腺，起着升温、加湿并过滤空气的作用，并将分泌物和异物脏污排出到咽喉。在这里，买半程票的"PM10 号"列车就会被黏膜纤毛全部拦截下来，而我们买全程票的"PM2.5 号"还能继续沿着气管前进。

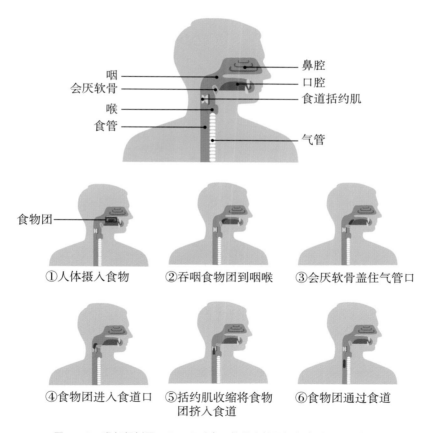

图 1–10　喉部解剖图，及吞咽时会厌软骨和软骨控制食道分叉示意图

　　整个下呼吸道的模样，就像是一棵倒立的大树。气管是大树的主干，经过颈部进入胸廓后就分叉为两支，短粗的左支气管和细长的右支气管，分别通向左肺与右肺（见图 1-11）。在这个过程中，气管会不断地分叉，数量越来越多，管径也越来越细，直到最小的支气管——终末细支气管将空气运往肺泡，就是呼吸道大树"树叶"的位置，在这里进行着气体交换，让空气中的氧气分子与血氧蛋白结合并运往全身各处；而二氧化碳从血液释放出来，随着呼气运动被带到空气中。如果把一个人肺泡全部摊开来，总面积相当于皮肤总面积的 80 倍!

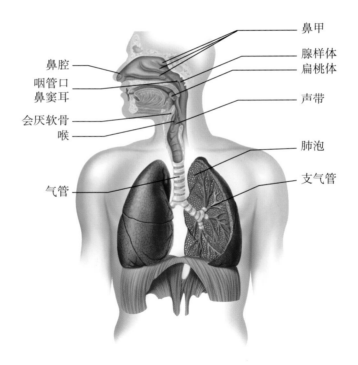

鼻甲
腺样体
扁桃体
鼻腔
咽管口
鼻窦耳
声带
会厌软骨
喉
肺泡
气管
支气管

图 1-11　呼吸道与肺

儿童机体一个非常重要的生理特点就是新陈代谢极其活跃，对氧气的需求也要比成人多得多。为了满足这样的需求，人体就会增加呼吸频率，年龄越小，呼吸频率就会越快。医学中，把呼吸频率增加称为"气短"，经过上面的解释我们就会知道，儿童生理性的气短其实是正常而自然的现象了。

"PM2.5 号"专列抵达肺泡后，我们就到了呼吸道的终点站，对呼吸道的探索就此告一段落。通过这样一段人体内部的奇幻之旅，各位对呼吸道结构有没有更深一层的认识呢？虽然面对着晦涩难懂的解剖名词、化学物质、病毒细菌名称，如坠五里雾中，但相信通过上面的学习，你一定已经收获满满，不复迷茫。

我们的旅程虽然结束，但就 PM2.5 颗粒而言，它的危害才刚刚开始！这些颗粒物将进入血液中，使血液变得浓稠，造成慢性阻塞性肺疾病以及其他一系列疾病。尽管我们身体的免疫部队——吞噬细胞，想要像对待其他侵入物一样将它吞进细胞里消灭掉，反而会因为"消化不良"导致自己"阵亡"，又把 PM2.5 释放出来，并由此造成更多伤害。

八、呼吸道旅程回顾

呼吸道各部位功能及好发疾病

表 1-1

部位	功能	疾病
鼻腔与鼻窦	过滤吸入的空气，阻挡、黏附空气中的悬浮颗粒，增加吸入空气的温度和湿度，降低干冷空气对下呼吸道的刺激	鼻黏膜肿胀：鼻塞 鼻黏膜分泌过多黏液：鼻涕 鼻黏膜反应过度：过敏性鼻炎 鼻窦发炎：鼻窦炎
咽部	有咽淋巴环淋巴组织，主要是扁桃体和腺样体，负责呼吸道的"警卫"，过滤清除外来的细菌、病毒等病原	外来病原没有被清除会引起上呼吸道急性感染，泛称"感冒"；慢性扁桃体炎，扁桃体、腺样体肥大，咳嗽变异性哮喘，变应性咳嗽
喉部	负责呼吸道的打开与关闭，以及利用声带的松紧调节发音 吞咽反射使会厌软骨盖住呼吸道，避免食物及饮水进入气管	吞咽反射失常，会有异物侵入气管的危险，引起吸入性肺炎，或异物阻塞造成窒息

续表

部位	功能	疾病
气管、支气管	内壁有腺体能分泌黏液，可以进一步清除鼻腔没有过滤掉的悬浮颗粒，下呼吸道纤毛会将黏液毯往咽喉方向推动，形成痰液咳出，或者吞入胃里	气管、支气管炎 细支气管炎 支气管哮喘
肺	进行气体交换，肺泡微血管里的红细胞可以通过被动扩散，与肺泡里的空气进行气体交换	肺炎

九、呼吸道慢性疾病与儿童情绪障碍

呼吸道健康是如此重要，人体每时每刻都需要的氧气正是通过呼吸运动源源不断地供应。当呼吸系统出现问题时，不仅会引发身体疾病，还会触发一系列心理、情绪问题，而这一方面却鲜有提及。

我在临床中发现一个有趣的现象，**凡是有呼吸道反复感染与慢性炎症，特别是有上呼吸道问题如鼻炎、鼻窦炎，或者扁桃体、腺样体肥大的孩子，情绪控制和应激能力相较于正常的孩子而言都要差一些**，这通常会表现为两种极端：一种情况是易急躁，动不动就耍脾气，看到想要的玩具或者爱吃的食物就一定要得到，如果不顺心意就躺在地上耍赖皮不肯走，甚至还要用小拳头打父母；另一种情况则是完全相反，孩子表现为木讷内向，有时候做错事了你批评他，他静静地也不哭就任你说，平时和其他小朋友也玩不太起来，看上去总是闷闷不乐的样子。

为什么会这样呢？

一方面，呼吸道长期处于炎症状态造成气道黏膜水肿以及环咽淋巴腺体肿大，导致气道堵塞呼吸不畅，血氧含量不足，总是处于缺氧发晕的状态，生理的变化会影响到精神状态和情绪控制。另一方面，也是在这一节中想要重点探讨的，就是从人体结构的角度解释呼吸道炎症与孩子情绪问题之间的关系，这中间的桥梁便是我们的嗅觉。

　　嗅觉，是生物进化史上最古老的感官功能，这种功能不但对觅食、个体间交流非常重要，更是潜移默化地影响着我们情绪的起伏。有研究发现[1,2,3]，正性的嗅觉刺激诱发积极的情绪，负性的嗅觉刺激则诱发消极的情绪。譬如，一群在牙医候诊室的病人，如果处于芬芳的橘子气味环境中，焦虑水平就比一般情况下要低，情绪也更为放松[4]；在睡觉的时候，闻到不同的气味也会显著影响梦的内容和情绪，如果闻到的是花香，梦境情绪就比较积极，而闻到臭鸡蛋味（硫化氢 H_2S），梦境情绪就会变得消极[5]。

　　很神奇对不对？其实，**嗅觉和情绪之间的这种紧密的关联是大脑结构所决定的。**嗅觉和情绪系统在解剖位置上高度重叠，参与嗅觉加工的中枢结构主要包括杏仁核、海马、眶额皮层和脑岛[6]，而它们也是加工情绪的主要结构[7]（见图 1-12）。正是因为嗅觉与情绪记忆功能"共用"一套"设备"，所以可

1. Collet, C., Vernet–Maury, E., Delhomme, G., & Dittmar, A.(1997). Autonomic nervous system response patterns specificity to basic emotions. Journal of Autonomic Nervous System, 62, 45–57.

2. Gottfried, J. A., Deichmann, R., Winston, J. S., & Dolan, R.J. (2002). Functional heterogeneity in human olfactory cortex: An event–related functional magnetic resonance imaging study. Journal of Neuroscience, 22, 10819–10828.

3. Robin, O., Alaoui–Ismaïli, O., Dittmar, A., & Vernet–Maury,E. (1999). Basic emotions evoked by eugenol odor differ according to the dental experience. A neurovegetative analysis. Chemical Senses, 24, 327–335.

4. Lehrner, J., Eckersberger, C., Walla, P., Pötsch, G., & Deecke,L. (2000). Ambient odor of orange in a dental office reduces anxiety and improves mood in female patients. Physiology & Behavior, 71, 83–86.

5. Schredl, M., Atansoval, D. A., Hörmann, K., Maurer, J., Hummel, T., & Stuck, B. A. (2009). Information processing during sleep: The effect of olfactory stimuli on dream content and dream emotions. Journal of Sleep Reseach, 18, 285–290.

6. Neville, K. R., & Haberly, L. B. (Eds.). (2004). Olfactory cortex. The synaptic organization of the brain. New York: Oxford University Press.

7. Dolan, R. J. (2002). Emotion, cognition, and behavior. Science, 298, 1191–1194.

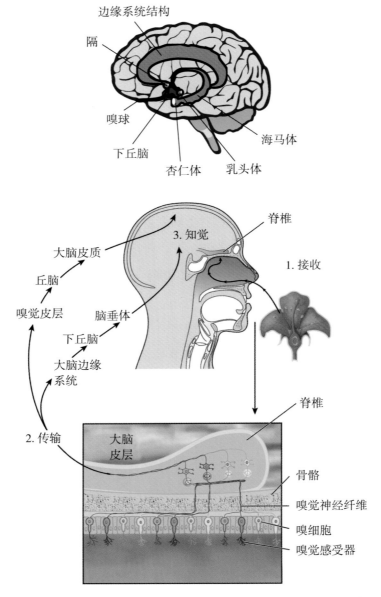

图 1-12　大脑解剖图，负责记忆与嗅觉的杏仁核、海马、眶额皮层和脑岛

以说，嗅觉感官是人体感官中最富有"记忆"和"情感"的：小区修剪绿化后青草芬芳，会让你想起童年时愉快郊游的日子；擦肩而过的陌生人身上散发出的洗发水味，会让你想起高中时偷偷暗恋的同桌；从餐馆飘出来的菜肴香气，会让你想起儿时母亲做饭一家人其乐融融的情景……

嗅觉能够显著地影响着我们的情绪，可是呼吸道感染和炎症却偏偏会破坏我们的嗅觉功能！ 在我们的鼻腔深处，有一种叫作嗅上皮的组织，它属于鼻腔黏膜的一部分。在嗅上皮中，约有 500 万个可被嗅质激活的神经细胞（神经元），它们是灵敏的化学感受器，能够探测到空气中微量的气味分子。当发生上呼吸道感染的时候，由于鼻腔阻塞空气流通不畅，气体分子到达不了鼻子的灵敏区，嗅觉功能就会发生暂时性减退，直到鼻腔阻塞解除后才会恢复。这种短暂的功能障碍并不会有长远的影响，但是，如果反复感染使呼吸道长期处于炎症状态，嗅上皮就会严重损伤，致使嗅觉感受器形成不可逆的改变[1]。研究显示[2]，嗅觉障碍是过敏性鼻炎主要症状之一，患者群中发病率为 10%~88%，嗅觉障碍患者中 45.6% 患有慢性鼻窦炎、鼻息肉，而慢性鼻窦炎患者中 66.0% 存在嗅觉障碍[3]。

一旦发生嗅觉功能减退，就会发生本节开篇所提到的孩子情绪控制和应激能力的下降，情绪感知出现异常。研究证实[4]，严重的过敏性鼻炎患者，特别是持续鼻塞完全失嗅时，会出现休息不好、烦躁，甚至头昏、精神不能集

1. Kern RC, Quinn B, Rosseau G, et al. Post– traumatic olfactorty dysfunction[J].Laryngoscope, 2000, 110(12) : 2106– 2109.

2. Stuck B A, Hummel T. Olfaction in allergic rhinitis: a systematic review [J]. J Allergy Clin Immunol, 2015, 136 (6): 1460–1470. DOI: 10.1016/j.jaci.2015.08.003.

3. Damm M, Quante G, Junnehuelsing M, et al. Impact of functional endo–scopic sinus surgery on symptoms and quality of life in chronic rhinosinusitis[J]. Laryngoscope, 2006, 112(2) : 310– 315.

4. 薛金梅, 赵长青, 常丽萍 . 变应性鼻炎患者的心理因素分析 [J] 中国药物与临床 . 2010 10(8):866–867.

中的现象，产生不安、忧虑、焦虑、抑郁等一系列心理障碍，从而使人产生悲观、烦闷，更有甚者会产生恐怖感。

　　如果你发现孩子特别喜爱吃咸香厚味的重口味饮食，那请注意了，孩子的嗅觉功能可能正在钝化！人们称赞佳肴美食常说"色香味"俱全，其实，对于美食的感受超过80%是由嗅觉提供的[1]，当嗅觉感官能力减退的时候，就需要更强烈的刺激来满足感官的需求。长期重口味、辛辣的刺激，人体感官阈值上升，灵敏程度下降，就会陷入一种恶性循环。中医倡导清淡饮食，一来少油少盐少辛辣，能够减少身体的代谢负荷，二来也有保持感官灵敏以获得觉知觉醒的意味在其中。看古往今来高僧大德未有放纵自己大鱼大肉的，从这个角度看，修身养性、淡泊情绪与清淡饮食、感官能力又能联系到一起。

　　呼吸道疾病潜移默化地影响着人的情绪变化，而情绪的起伏也同样影响呼吸道的健康。《严氏济生方》中提道："若七情内郁，六淫外伤，饮食劳役，致鼻气不得宣挑，清道壅塞其为病也，为衄、为痈、为息肉、为疮疡、为清涕、为窒塞不通、为浊脓，或不闻香臭。"这段话指出，导致鼻病的诸多因素除了感受外邪、饮食不节、过劳过逸外，七情内郁也是致病原因之一，会导致鼻功能失常，出现鼻塞、流涕、嗅觉减退等各种症状。

　　从中医学的观点看，情志影响了人体的气机，过度刺激会阻滞经络，影响经络沟通表里、通行气血的功能，从而损伤经络而为病，在这个过程中"肝脏"起着关键的作用。肝属木，主情绪，主疏泄，喜条达，就像树木一样向上、向外舒展，让气机能够顺畅疏泄，与肺金宣发肃降相互配合，一升一降共同形成人体气的枢纽，维持脏腑经络之气运行通畅无阻，血和津液正常输布代谢。但是，当情志出现障碍的时候，肝气郁结而化火，"木火刑金"

---

1. 中央电视台科教频道曾经转播过一档叫作"德国科技之光"的节目，一个科学家和现场嘉宾做实验，让两位嘉宾分别在夹住鼻子和不夹住鼻子的情况下，品尝不同的食物，再说出品尝的是什么食物。测试内容包括土豆泥、蘑菇汤等深加工食物，通过深加工处理后就无法通过舌头的触感来判断食物的种类了。结果是，人在没有夹住鼻子时可以分辨绝大多数的食物，而夹住鼻子使嗅觉无法发生作用时，很难分辨食物。

导致肺气上逆引发咳嗽。现代医学研究认为，情绪对呼吸道疾病的作用机制很复杂，不单单影响人体的内分泌系统，也常常影响机体的神经系统、免疫系统，是多个系统相互作用的结果。曾有科学家发现[1]，当人体处于负面情绪时，会刺激机体分泌肾上腺皮质激素，降低 Th1 细胞因子的表达，同时调控免疫应答从 Th1 转化为 Th2，而 Th2 系统控制哮喘患儿气道的炎性细胞，所以情绪激动常引起哮喘发作（关于过敏性呼吸道疾病，将会在本书的第九、十章详细论述）。

健康的情绪才是孩子生病时最佳的良药，而积极的情绪状态，有赖于和谐稳定充满爱的家庭环境。父母吵架不和，长期紧张焦虑不安，家人彼此抱怨、互相指责、充满负能量的沟通方式，这都是影响孩子身心健康的负面因素。孩子就是父母的一面镜子，孩子的心理健康需要妥善地引导和教育，而通过本章内容我们又学到，不仅心理健康，还有生理健康，特别是呼吸道健康，也与父母所营造的家庭氛围密切相关。

在本章即将结束时，我有一首小诗想与各位宝爸宝妈分享，祝福每一个宝宝都能幸福、健康、快乐地成长：

在批评中长大的孩子，他就学会了责难；

在敌视中长大的孩子，他就学会了攻击；

在嘲笑中长大的孩子，他就学会了畏缩；

在宽容中长大的孩子，他就学会了忍耐；

在赞美中长大的孩子，他就学会了欣赏；

在公正中长大的孩子，他就学会了正义；

在安全中长大的孩子，他就学会了信任；

在鼓励中长大的孩子，他就学会了自信。

---

1. 陈学彬，王文，刘琦，等 . 心理干预在哮喘儿童治疗中的作用 [J]. 中国妇幼保健，2011，26(22):3423–3426.

十、本章小结

在这一章中，我们一起乘坐"PM2.5号"专列游览了整条呼吸道，学习了其各个部分的结构和功能：

（1）呼吸道由上呼吸道（鼻、咽、喉）和下呼吸道（气管、支气管、细支气管和肺泡）组成。

（2）细菌和病毒会造成呼吸道感染，90%的呼吸道感染是由病毒引起的，而急性呼吸道疾病中将近99%是病毒引发的。有部分细菌定植在人体上呼吸道，平时相安无事，但当人体免疫力下降的时候，就会导致疾病，这些细菌就是"条件致病菌"。

（3）鼻毛是呼吸道的第一道防线。鼻中隔偏曲是流鼻血和鼻塞的常见原因。呼吸道有一种称作"黏液纤毛清除运动"的自我清洁机制，通过纤毛的运动带动黏液流动，带走呼吸道内的脏污和分泌物。

（4）鼻甲和鼻窦在加工吸入的空气中起到重要作用。4岁以前的儿童没有下鼻甲，鼻窦没有发育完全，并且黏膜薄、腺体少，因此对空气处理能力弱，对空气物理、化学性质敏感。

（5）呼吸道免疫功能类似古代城堡防御，拥有"护城河""拦截网""机关陷阱"和"守备部队"等层层防御。

（6）中耳与鼻咽部通过咽鼓管相通，上呼吸道反复感染或慢性炎症可能影响听觉功能。

（7）咽部有咽淋巴环，包括扁桃体和腺样体。儿童8岁以前，它们是十分重要的免疫器官，但慢性炎症会导致扁桃体与腺样体肥大，从而阻塞气道。

（8）在喉部有会厌软骨和声带。会厌软骨是气管与食管分叉处的"转辙器"，而声带则是发声器官。

（9）下呼吸道就像一棵倒立的大树，气管是主干，分叉为左、右支气管，然后进一步分叉数量越来越多、管径越来越细，直至终端支气管将空气运往肺泡，进行气体交换。

（10）呼吸道反复感染与慢性炎症，会影响嗅觉功能，造成儿童的情绪障碍。

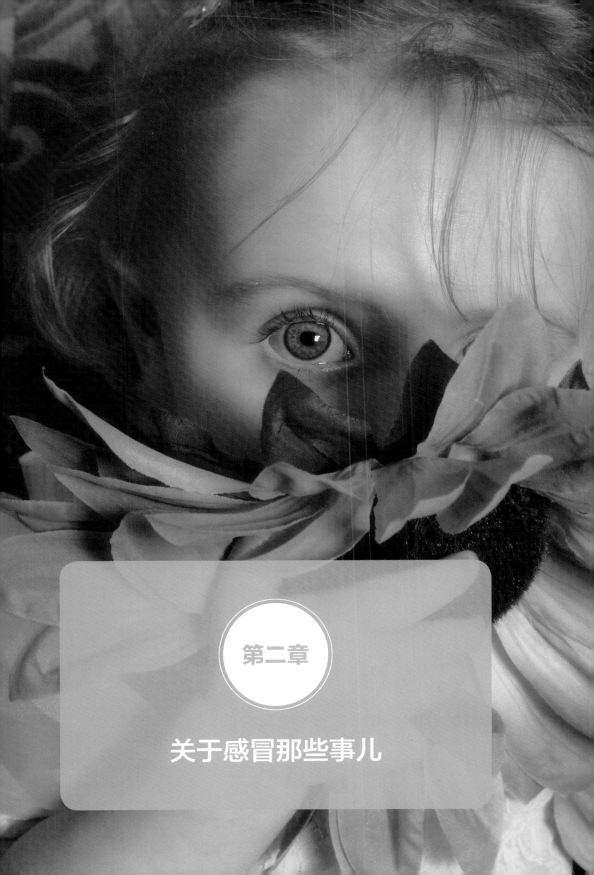

第二章

关于感冒那些事儿

一、孩子感冒了

天空中落着小雨。到了放学的时间，豆豆爸才想起要去幼儿园接豆豆，匆匆忙忙地出门了。豆豆爸可是个马大哈，下雨天竟然也能忘记带伞，好在家与幼儿园间的距离并不远，走走很快就到了，豆豆爸就这样牵着豆豆漫步在蒙蒙细雨中。调皮的豆豆遇见下雨天而且还不用撑伞，心里那叫一个兴奋，欢快得就像是脱缰的小野马，在水洼中蹦来跳去，鞋子里渗进了好多水，一双小脚丫被凉凉的积水浸透，身上的衣服也被雨水打湿。

刚刚踏进家门，"阿嚏——阿嚏——"两声喷嚏就跟着来了。前一刻还活蹦乱跳的豆豆，现在看起来可不太好：小鼻子堵着不通气了，清鼻涕水三五不时地流出来，说话"嗡嗡嗡"地带着鼻音。心大的豆豆爸这才惊觉大事不妙，被豆豆妈知道了，今晚就得跪着搓衣板过了，赶紧找救兵！

心急如焚的豆豆爸立马拨通电话：

"黄医生，怎么办啊，我要跪搓衣板了——我家豆豆要感冒了……"

对于豆豆爸这种情况，戴一双护膝可以很好地避免膝关节软组织损伤，而关于豆豆的感冒，里面的学问可得花点时间介绍呢！

感冒对家长们而言，可以说是既熟悉又陌生。熟悉的是，哪个孩子没感冒过呢？自己也是这么长大过来的，即使到了现在还时不时中感冒的招；陌生的是，虽然经历了这么多次感冒，自己生病也好照顾孩子也罢，但对于感冒还是一知半解的，吃点感冒药好像能舒服一会儿，但没多久又喷嚏鼻塞难受不已，药是吃还是不吃呢？有时候两三天感冒自己就好了，可有时候十天半个月就是"阴魂不散"，这又是什么原因？甚至有时候，本以为孩子只是感冒，结果带去医院检查竟然是肺炎。怎么预防这些情况发生？

关于感冒，你得听黄医生说说"关于感冒那些事儿"。

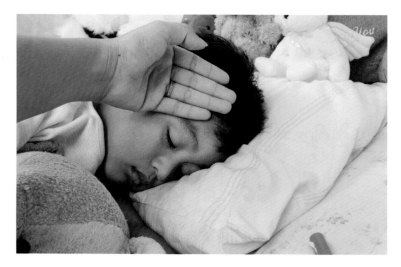

图 2-1 孩子感冒了

二、关于感冒那些事儿

在英文中感冒被称为"Common Cold"，中文里也把感冒称为"伤风"，在我们的经验里，与感冒的结缘似乎都始于一场与"寒冷"的邂逅：可能是冰天雪地里的寒风，可能是打湿衣服的大雨，可能是大汗淋漓后进入的空调房，可能是一口凉彻心扉的冰水，可能是赤足踩在大理石地板上的寒气……或者像小豆豆那样，在雨天漫步淋湿了衣服、湿透了鞋子。

然而事实的真相却是：寒冷并不会导致感冒，病毒才是真正的主角[1]。**感冒，即急性上呼吸道感染，其实是一组疾病的统称**，包括病毒性鼻炎、咽炎、喉炎、疱疹性咽峡炎、咽结膜热、细菌性咽-扁桃体炎等。90% 的呼吸道感染都是由病毒引起的，而像感冒这样的急性呼吸道疾病，那就更加确定了，99% 的急性呼吸道疾病都是病毒的"杰作"。

---

1. 能引起感冒的，至少有 200 种不同的病毒，可分为 5 大类：微小核糖核酸病毒（包括鼻病毒）、腺病毒、冠状病毒、副流感病毒以及流感病毒。其中鼻病毒是最常见的感冒病毒，约半数以上的感冒都是由它们引起的。Andrews，C.H. Adventures Among Virus. III. The Puzzle of the Common Cold. Reviews of Infectious Disease. 2:1022–1028，1989.

所以说，**即使冻成狗、冷到抖，如果病毒缺席了，感冒就不会来！**

只需要很少量的病毒——少至单单一个病毒颗粒——就足以让我们的呼吸道感染，发生感冒的症状。病毒可是一个机会主义者，会抓住各种机会偷偷进入鼻腔，譬如"乘坐"PM2.5，抑或是趁着一根肮脏的手指挖鼻孔或揉眼睛的机会抢滩登陆[1]。在进入人体呼吸道后，病毒颗粒们就要突破层层阻拦，千方百计地与呼吸道细胞"搭讪"，而这个过程中尔虞我诈的程度，丝毫不亚于八点档谍战片（见图2-2）：高冷的细胞可不会轻易搭理陌生人，但聪明的病毒早已摸透了门道，发展出能和细胞表面受体完美切合的凹槽小沟，这就像是复制了一张门禁卡，像接头时提前知晓了敌人的暗号：

"天王盖地虎？""小鸡炖蘑菇！"

"是你？""是我！"

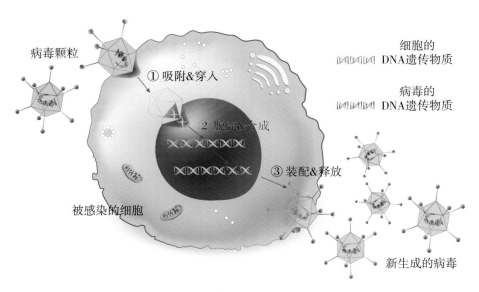

图 2-2　病毒入侵造成感冒的过程

---

1. 对大多数感冒病毒而言，鼻子和眼睛是首要的入侵门户。

病毒的乔装很成功，天真的体细胞欣然接纳了一脸人畜无害的病毒。如果身体曾经遇到过这个病毒株，并且产生出针对它的抗体，就能阻止这种病毒与体细胞结合了，可惜一切为时已晚。"蹭蹭不进去"从来就不是病毒的风格，得手的病毒会马上释放出它的小段遗传物质，劫持细胞为它制造数以百计的病毒复本，直至细胞崩溃死亡；而新鲜的病毒颗粒又会从破裂的细胞释放出去感染周围细胞，由此循环往复。

那为什么在我们印象里，觉得在寒冷的环境下发生感冒的情况要更多一些呢？

在天气冷的时候，大家多集中在室内，通风条件差，方便病毒传播；而且造成感冒的病毒也偏爱低温的环境，因为低温能让它们变得更活跃、繁殖更快[1]。近年来又有新的研究发现[2]，虽然**寒冷不是感冒的直接原因，但可能会为感冒的发生创造条件**：当体表温度降低，导致鼻黏膜中毛细血管收缩，随后血管供应血量减少，免疫细胞数量也会下降，进入鼻腔的病毒会有更大的概率感染细胞。

让我们回顾一下上一章共同经历的"呼吸道探索之旅"：在呼吸道表面，衬着一层完整的黏膜，黏膜下方是交错密布的毛细血管网，黏膜里面则是成千上万具有分泌功能的杯状细胞和分泌腺体。黏液物质的生成要仰仗血管体液的供应，当血管收缩的时候，分泌到黏膜表面的黏液以及其中的免疫物质的含量就会受到影响，此外，缺少血液的营养补给，纤毛上皮摆动活性也会减弱。还记得呼吸道免疫防卫"城堡"里的"护城河""拦截网""机关陷阱"和"守备部队"吗（如果现在你想不起来，你就应该翻回到第一章补课了）？现在护城河流量变小了，拦截网行动不利索了，机关陷阱效果变差了。用一句话总结就是：**受凉后，我们呼吸道免疫力下降了！**

---

1. 这也是为什么感染一般发生在上呼吸道。温度相对较高的下呼吸道会让病毒觉得"不自在"，但并不意味病毒不会感染下呼吸道，只是相对于上呼吸道来说少一些。

2. R Eccles. Acute cooling of the body surface and the common cold[J]. rhinology. 2002，40(3):109–114.

免疫力一下降，病毒就高兴！对于它们来说，这可是一个千载难逢的好机会，"Everybody 一起 high high high ！"不得不让人佩服的是，病毒这个磨人的小妖精干坏事的业务水平那是相当高：距离第一个病毒颗粒偷偷潜入你的鼻子不过 1 天的时间，受感染的细胞就已经被迫制造出上百万个新病毒颗粒，然后这些新病毒会继续感染其他健康细胞。打喷嚏、流鼻涕、喉咙发痒这些苦头往往是在感染的 12 小时内开始发作，然后在 48 ~ 72 小时前后症状表现达到最高峰。

病毒入侵造成了感冒，但免疫系统也不是跪着唱《征服》的怂货，一旦发现入侵的敌人，立马吹响防御的号角。你们可能会说："好耶！千万别惯坏了那帮病毒。老虎不发威，还真当是 hello kitty 了！"然而知道真相的你，眼泪可要落下来了，正是在身体对抗病毒细菌过程中释放的免疫物质，才让我们产生鼻塞、流鼻涕、打喷嚏、发热、喉咙痛这些令人难受的感冒症状！

感冒的这些难受症状，可是我们免疫系统自身造成的：在感冒期间，血浆渗透量增加近百倍，使得鼻黏膜肿胀起来堵塞气道造成鼻塞；此外，大量的血浆还会携带着含有多种致炎性化合物的混合体，刺激鼻子内部和周围的痛觉神经纤维，使得喉咙处的血管肿胀，压迫喉咙内的神经末梢，使得喉咙又疼痛又沙哑；刺激气管的神经产生隐隐作痒，让它们误以为有东西在那儿需要驱逐而打喷嚏；通知你的下丘脑要提高体温对抗感染的病毒细菌，于是有了发热……

这就是感冒，虽然它带来了各种难受不适，但也别想得太坏，感冒激发了免疫力，而且头昏脑涨、四肢乏力也给了我们一个请假的好理由。什么？不能请假？！那至少，感冒能让我们避开下面要介绍的这个狡猾又可怕的杀手——流感的侵害[1]。

---

1. 鼻病毒也许能通过一种叫"病毒干扰"的现象来阻止流感的传播。一旦遭受鼻病毒感染，受感染的细胞就会开始生产细胞干扰素或其他细胞因子，成分跟得了流感后成分的类似，这种免疫应答使细胞进入一种抗病毒状态。R.M. Greer et al. Do rhinoviruses reduce the probability of viral co-detection during acute respiratory tract infection[J]. J Clin Virol. 2009，45(1):10-15.

三、流感是重感冒吗

流感可不是重感冒，它的全称叫流行性感冒。虽然流感和感冒都是病毒感染造成的上呼吸道疾病，但却是由不同的病毒引起的。还记得带着大"铆钉"的刺头吗？对对！流行性感冒就是那个恶狠狠瞪了我们一眼的流感病毒搞的鬼。

流感病毒属于囊膜病毒，这个名称就说明它的结构中有许多其他病毒没有的结构——膜，而膜上就有病毒的表层蛋白，也就是我们介绍流感病毒时一直说的"铆钉"。这些"铆钉"可是免疫系统识别流感病毒的关键特征，然而流感病毒可是阴险狡诈的大坏蛋，具有高度的变异性[1]，每次出现都换了一身马甲套着不一样的"铆钉"[2]，能够欺骗我们身体免疫系统，让它误以为是从没遇见过的病毒，导致抗体失去特异性（见图 2-3）。

什么叫特异性？打个比方吧，犯罪分子被逮捕后，警察会建立档案，将来这个犯人再做坏事，根据嫌疑人特征和之前留下的信息记录，一比对就能很快地确定身份，然后抓捕归案。我们的免疫系统也有这样的运作机制，每当有病毒细菌侵入，都会有专门的细胞记录它们的结构特征，将来有同类的病毒细菌再来犯事，免疫系统确认过眼神发现是遇到过的病毒，马上就会大量生产出对应的抗体，将感染扼杀在萌芽中。这种机制保护了我们不会在同一个"坑"里重复栽跟头，譬如水痘和疱疹，一生就只感染一次就是这个道理。但是，流感病毒因为高度变异性，让针对它原来结构的抗体失效了，所以我们一生中会反复遭遇流感侵袭。聪明的你可能会想问，普通感冒病毒没

---

1. 根据流感病毒的变异能力，将流感病毒分成三型：甲型、乙型和丙型。甲型变异能力最强，爆发的大规模疫情都是由这一型病毒引发的，丙型流感病毒最稳定，乙型变化程度适中。乙型和丙型流感病毒感染殃及的几乎都是儿童，在成人身上很少发生。

2. 流感病毒每隔一段时间就会改变表层蛋白的结构发生"抗原漂移"，甚至在不同流感病毒之间交换蛋白，变异成新的流感病毒，发生"抗原转变"。无论是"抗原漂移"还是"抗原转变"，都会让免疫系统的抗体失去特异性。

有流感病毒那么强的变异性，为什么我们也会反复感冒呢？那是因为能造成普通感冒的病毒有 200 多种，虽然在经历了几场感冒后你能对几种病毒免疫，但这 200 款病毒，还是总有 1 款能适合你。

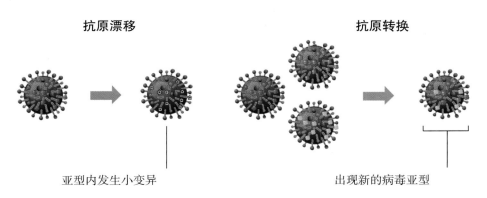

抗原漂移   抗原转换

亚型内发生小变异   出现新的病毒亚型

图 2-3　流感病毒变异

　　流行性感冒与普通感冒除了感染病毒的种类不一样，在症状特点上也有区别：普通感冒局部症状重，全身症状轻，而流行性感冒恰好相反，局部症状轻，全身症状重，并且常常导致严重的并发症，因此会有较高的死亡率[1]。虽然流感有预防的疫苗，但只能防止特定某种流行性感冒，并不能预防所有的感冒。打流感疫苗对特定性病毒的保护率约 70% ~ 90%，尤其是老人、儿童、慢性病患者；但是对于蛋白质比较敏感的过敏性体质人群、免疫力低下的人群、患有心脏肝脏肾脏病及结核病的人群还有孕妇以及 6 个月以下的婴儿，不适合打流感疫苗。

　　千言万语不如一张表格（见表 2-1）来得直观。关于普通感冒和流行性感冒的差异，各位家长们可要拿好咯。

---

1. 人类历史上有多次流感大流行，都造成大量人口染病和死亡，其中最著名的就是西班牙大流感（甲型 H1N1）。据不完全统计，在 1918 ~ 1919 年流感爆发期间，西班牙流感总共夺去了 4000 ~ 5000 万人的生命。而在 1957 ~ 1958 年首发于贵州省西部的亚洲流感（甲型 H2N2），在 8 个多月内有 100 多万人死于该病。

普通感冒与流行性感冒对比   表 2-1

症状	普通感冒	流行性感冒
流行性	不会大规模流行	会在短时间内，在一个区域内集中出现多人同时发病
发作期	无季节性	秋冬季节，大约在每年的 10 月至次年 3 月
发热	有时出现，发热较轻	常有，发热温度较高（38℃或更高，特别是幼儿），且感染初期就会发热，持续 3～4 天
全身症状	少有全身症状，即使有也很轻微	持续倦怠，全身酸痛，胸口不舒服，严重咳嗽，头痛明显
呼吸道局部症状	常有打喷嚏，鼻塞，流涕，咽痛等症状	少有局部症状，即使有也很轻微
病程	7～12 天	可持续 1～2 周
并发症	相对很少	常有支气管炎和肺炎等并发症，致死率高
疫苗	无	有

四、感冒的发生与哪些因素有关

是否容易感冒，在人群中有巨大差异。有的孩子似乎"天生丽质"百病不侵，而有的孩子却像"病秧子"成为医院门诊的常客，是哪些原因导致我家的孩子容易感冒呢？

1. "感冒体质"

是否存在"感冒体质"，在 20 世纪受到科学家们的热议。随着生物科技的进步，研究者们发现体质因素有可能会使孩子的感冒易感性更强[1]。那些童年时期经常得感冒的孩子，上学后得感冒的次数，是那些小时候偶尔才得感冒孩子的 2 倍，而易感性较高的孩子的细胞在应对刺激物（如感冒病毒）时，产生的抗病毒化合物浓度更低。从中医角度来看，"正气存内，邪不可

---

1. T. Ball et al.,Is there a common cold constitution ？ [J]. Ambulatory Pediatrics. 2002，2(4):261–267.

干，邪之所凑，其气必虚"，体虚的人正气不足，难以抵御外邪，就容易罹患感冒了。

2. 空气污染

空气中细颗粒物 PM2.5 和可吸入颗粒物 PM10，与儿童呼吸系统患病率呈线性正相关关系[1]，也就是雾霾天，孩子的呼吸道感染的概率会大大增加。正如我们第一章中的呼吸道历险，病毒与细菌是能"乘坐"着颗粒物进入我们的呼吸道引发感染的。

3. 幼儿园与公共场所

跟在家里比，孩子去幼儿园是不是更容易生病呢？答案是肯定的，一群处于卡他期[2]的孩子聚集在一起，简直就是细菌病毒的火药库，但从另一方面讲，却是利大于弊。去幼儿园的孩子到了上小学的时候，就会有足够的天然免疫力；而早年待在家中的孩子因为接触感染的机会少，所以免疫力相对没有那么强，等他们上学的时候就会容易被感染。所以说，不管早晚，孩子的免疫系统都需要经过感染的锻炼。

4. 母乳喂养

新生儿会从母亲那里获得一剂免疫力，暂时帮助他们抵御感染。母乳中不仅含有母亲在抵御自身感染时产生的抗体，还富含糖类、蛋白质和其他营养元素，这些物质会在哺乳的过程中给予孩子，保护他们的呼吸道。在生命最初的 4 个月中，母乳喂养的孩子呼吸道感染的发病概率要比喝配方奶粉的孩子低。

---

1. 魏复盛，胡伟，滕恩江，等.空气污染与儿童呼吸道系统患病率的相关分析 [J]. 中国环境科学 .2000,20(3):220-224.

2. 所谓"儿童期卡他状态"，是孩子生长发育过程中一种非特异性现象，是可自行缓解的良性阶段。表现为免疫系统中的消化系统和呼吸系统免疫力较低，经常生病，三天两头咳嗽、发热，要不就是拉肚子，皮肤起疖肿，甚至还患中耳炎等疾病。而且一旦生病，治疗效果也不太理想。

5. 睡眠品质

每晚睡眠时间少于 7 小时的人，比每晚睡 8 小时以上的人感冒的可能性大 3 倍，而对于那些睡眠质量不好的人，这一比值甚至要高达 5 倍[1]。

6. 慢性压力

别以为现在孩子生活无忧无虑，在目前教育体制环境下，父母们都不想孩子输在起跑线，带着孩子参加各种补习辅导班，经常听闻小学生作业写到 11、12 点的报道，人小压力可不小，而压力正是影响感冒易感性的关键因子之一。压力较大的人比压力较小的人更容易感染，并且压力越大，感冒症状就越严重[2]。

7. 哮喘与过敏性体质

有哮喘与过敏性鼻炎的孩子，更容易发生呼吸道感染，并且症状也要比常人严重得多[3]。

8. 积食

反复发生呼吸道感染的易感儿，往往有脾胃积食的问题，遇到外邪侵扰就非常容易发病[4]。这类感冒，如果积滞的问题不除去，单纯解表处理呼吸道症状是没办法治愈的，并且往往会迁延日久，反反复复，更伤正气。

---

1. 这背后的原因可能与致炎性细胞因子和其他症状相关介质的调控相关。S Cohen et al., Sleep habits and susceptibility to the common cold[J]. Arch Intern Med. 2009 169(1):62–67.

2. 长期处于压力状态下，身体会分泌更多的皮质醇激素，这种激素能够增加身体的应激性，加快心率升高血压，让我们随时准备战斗或逃跑，但同时也会抑制我们的免疫力，使关闭致炎性细胞因子的机制发生短路，而致炎性细胞因子越多，感冒症状就会越严重。S Cohen et al.,Negative life events, perceived stress, negative affect ,and susceptibility to the common cold[J]. J Pers and Soc Psych. 1993 64(1):131–140.

3. S.D. Message et al. Rhinovirus–induced lower respiratory illness is increased in asthma and related to virus load and TH1/2 cytokine and I1–10 production[J]. Proc Natl Acad Sci. 2008 105(36):13562–13567.

4. 商金榜 . 食积与小儿反复呼吸道感染病因学相关性研究 [D]. 北京中医药大学 .2012.

五、感冒会不会发展成支气管肺炎

肺炎是一种相当常见的儿童呼吸道疾病，它总是和支气管炎或其他呼吸道疾病交织在一起，在反复感冒不愈的情况下，确实可能导致肺炎的发生。

大部分肺炎继发于病毒性上呼吸道感染，当某个病毒成功侵蚀进入胸腔引起炎症后，病毒逐渐削弱孩子的免疫能力，然后细菌又来接力，在原来的基础上出现二次感染。

急性呼吸道疾病是病毒感染的开端，病毒在呼吸道黏膜中繁殖，局部和整体免疫系统与病毒进行激烈的斗争。与此同时，呼吸道黏膜里早已聚集着大量定植的细菌。虽然大部分寄居客都是和平爱好者，但也有见风使舵的"条件致病菌"[1]，时刻准备着趁火打劫。在病毒感染发生以前，所有在呼吸道的细菌都处在局部免疫的控制之下，没有大量繁殖的机会，但病毒出现后，机会可就来了！免疫系统全面动员，后备力量也被积极调动起来，但是免疫系统被迫要两头作战：在抵御病毒"进攻"的同时，还要控制细菌不发生"暴动"。在大多数情况下，免疫系统能够在两个战场都取得胜利，但也并不总是如此：当免疫力下降、病毒很强大或者病毒数量很多的时候，免疫系统应接不暇，细菌就会摆脱控制变得活跃起来，导致并发细菌性感染。当然，也存在细菌直接感染的途径，譬如通过呼吸或者脏手指搓揉鼻子眼睛的时候悄悄潜入，但通常新来的细菌在呼吸道找不到定居的位置，（还记得我们那个"早高峰地铁"的比喻吗？）很容易就被局部免疫系统所消灭。

但无论细菌并发感染的途径为何，最有可能出现的部位，还是病毒繁殖最活跃的区域。这很容易理解，因为细菌集中的地方就是局部免疫系统负担最重的区域，相应地，也是局部免疫力下降最明显的区域。

---

1. 常见的呼吸道条件致病菌有：肺炎链球菌、肺炎杆菌、溶血性链球菌、葡萄球菌、绿脓杆菌、流感嗜血杆菌和卡他莫拉菌属等。

六、积食与呼吸道感染

经常有家长带着孩子来就诊时说，孩子感冒反反复复好不了。我一摸孩子的肚子，鼓鼓胀胀，一问排便情况，便秘拉不出，好不容易挤出来也是一粒粒的"羊屎蛋"。不用多说，这铁定是肠胃积热型反复呼吸道感染（RRTI）[1]，而这类呼吸道问题的源头便是"积食"。

什么是"积食"？"积食"是一个中医概念，指的是脾胃虚弱、消化不良，食积化热为有形之邪，停留于胃肠，致气机郁滞。当食积化生为热，就会出现唇红、头额热、腹热、手足心热、心烦、口臭、大便秘结、舌红、苔黄腻等积热症状。简单地说，积食就是吃进去的食物停滞在孩子的胃肠道中，不消化也排不出，小肚子成了一个食物残渣的发酵罐，不断的蒸腾、腐熟和发酵，处于一种"积常有"的亚健康状态。临床上反复发生呼吸道感染的复感儿，往往有脾胃积食的问题，一旦遇到外邪侵扰就非常容易发病。这类感冒，如果积滞的问题不除去，单纯解表处理呼吸道症状是没办法治愈的，并且往往会迁延日久，反反复复，更伤正气。正如《内经》所云："客拒不除，则真元难复。"

别小看"积食"的破坏力，那可是孩子呼吸道健康的"定时炸弹"！我们的消化道就是一条加工流水线：食物从口腔进入，经过牙齿咀嚼，混合唾液，然后吞咽进胃部，胃把食物研磨成乳糜，并分泌胃酸和消化酶，把营养物质分解成小分子，再进入小肠把食物里的养分吸收进入人体，接着由大肠回收水分，最后形成粪便排出体外。当家长们喂养不当，让孩子摄入的食物过多，超出了身体工作负荷，食物残渣就会堆积在肠胃里出现积食症状。

消化道是分解食物的场所，发生着各种生物化学反应，释放出食物中储藏的能量，这个过程中会产生大量的热。健康人体的肠胃动力充足，蠕动规

---

1. 2010 年，国家中医药管理局制定的《小儿反复呼吸道感染治疗方案》就已经提出"肺胃积热型的反复呼吸道感染"（RRTI）。

律，食物释放出的热量在消化道里"雨露均沾"，但积食的孩子由于气机郁滞，热量就"独宠一处"，在消化道前段胃与十二指肠附近的位置，接收食物腐熟过程中的大部分热量，产生灼热感导致反胃呕吐，食物混着胃酸逆食管而上，就会灼伤喉咙和扁桃体。此外，热量充足、营养丰富的食积点对于胃肠道菌群来说，就是它们的阳光沙滩，食物残渣在微生物作用下发酵，胀气也就随之而来。很多人以为胀气是通过放屁从肛门排出的，事实上这只占了一小部分，大部分气体是通过肺和呼吸系统排出的。当食积产生的腐臭嗳气不断上冲，即使原本健康的呼吸道想要独善其身，也是心有余而力不足，更何况在呼吸道感染的情况下。这就是许多孩子反复感冒、呼吸道感染迁延不愈的原因。所以在呼吸道疾病治疗中，我会特别强调"肺肠同治补脾胃"的治疗理念。

七、"肺肠同治补脾胃"的呼吸道疾病治疗理念

中医学所说的脏腑都是功能集合体的概念，并非解剖学意义上的器官，其中的"肺"包括了现代医学中的呼吸系统及其功能，"大肠"包括结肠、直肠、部分小肠及其功能，而"脾胃"包括消化吸收和养分运输及相关功能。"肺肠同治补脾胃"的呼吸道疾病治疗理念，即强调呼吸系统疾病治疗时，需要同时调理消化系统的功能。

《黄帝内经》揭示了脏腑表里关系的重要基础理论"肺与大肠相表里"[1]，肺与大肠通过经络的相互络属发生生理和病理上的联系。在经络学里，肺与大肠两条经脉的分布区域相比邻。从功能来看，肺主肃降，行气于腑则腑气通畅，大肠则能正常传化糟粕；大肠以通为用，肺气以降为和，二者通降相

<hr />

1. 秦汉时期《黄帝内经》中"脏腑相合"的提出，是脏腑表里相关理论的萌芽。隋唐时期《诸病源候论》中"大肠为腑主表，肺为脏主里"的提出是这种认识的进一步发展。唐代医家孙思邈，第一次明确提出了"肺与大肠相表里"的说法。莫芳芳，马师雷，李鸿涛，等.基于中医古籍研究的"肺与大肠相表里"理论源流及其内涵探讨[J].环球中医药，2015，8（2）：165-168.

因，互为因果。而脾胃也是影响肺脏疾病的常见因素，"脾为生痰之源，肺为贮痰之器"，脾失运化，津液输布失常，就会产生有形、无形之痰，而脾胃痰热，胃气中阻，脘痛腹胀，谷浊之气不得下行而上逆，导致嗳腐吐酸，也会导致呼吸道炎症，比如咳嗽。

随着现代医学研究技术的进步，越来越多的证据支持着呼吸系统与消化系统之间的这种紧密联系：

（1）组织胚胎学研究表明[1]，消化系统及呼吸系统的大多数器官均由前肠分化发育而来，并且这些器官的黏膜上皮、腺上皮和肺泡上皮均来自内胚层，这奠定了"肺与大肠相表里"发生的基础。

（2）两者的黏膜都是公共黏膜免疫系统的一部分，且同受迷走神经的调节。2018年，美国《科学》杂志发表的一篇研究指出[2]，在气道中含量丰富并参与 Th2 型免疫反应（引起过敏和哮喘的免疫反应类型）的淋巴细胞 ILCs 竟然是源自肠道。所以，当一处黏膜发生病变时，会通过神经—内分泌—黏膜免疫系统影响到另一处[3]。

（3）"肺与大肠相表里"所涉及的呼吸道和肠道微生态环境中存在大量菌群，这些菌群始终参与人体生理病理过程。在微生态平衡状态下，正常菌群起到生物拮抗、营养作用、免疫作用、抗衰老及抗肿瘤作用；在微生态失调状态下，菌群则由生理组合转变为病理组合，成为致病因素。研究发现[4]，呼吸道感染可导致肠道菌群微环境变化，即"肺病及肠"，肠道菌群微环境

1. 周吕. 胃肠生理学 [M]. 北京 . 科学技术出版社，1991：726–727.

2. J Mjösberg, A Rao, Lung inflammation originating in the gut[J]. Science,2018,359(6371): 36.

3. 严兴科，张广全，王宇，等 . 肺与大肠相表里新解 [J]. 上海中医药大学学报，2003，17(1): 6–9.

4. 刘天浩，程羽，戴晨，等 . 基于"肺肠同治"探讨中医药调节肺 – 肠微生态防治呼吸道感染的生物学基础 [J]. 时珍国医国药 . 2017，28(6): 1402–1404.

紊乱亦可导致呼吸道感染反复发生，即"肠病及肺"。

（4）胃食管反流性咳嗽（GERC）是造成慢性咳嗽的常见原因[1]。当孩子发生积食的时候，食物滞留在胃部，一平躺下来，食物混合着胃酸就会沿着食道逆行，发生胃食管反流。人体的胃都会分泌黏液保护胃壁不受胃酸的侵蚀，但食道上段以及咽喉的位置并没有抵挡胃酸侵蚀的构造，所以当胃酸上逆到这些部位，就会刺激食道和咽喉引发咳嗽。

因此，本书所提呼吸道绿色组合疗法，特别重视在治疗呼吸道疾病的同时调理消化道功能。那么应该怎么调理呢？主要包含两个方面：其一是补脾健胃，避免积食，保证正常排便，其二就是调节肠道微生物环境平衡。关于肠道微生物环境平衡，将在第十章中详细说明，本节重点介绍避免孩子积食的补脾健胃促排方法。

八、积食的辨别和调理

积食都有些什么症状？以下 14 项中只要符合 2 ~ 3 项，宝爸宝妈们就该提高警惕了（见图 2-4）：

◆ **察体温**　每天孩子睡觉后，要摸摸他的胸口和腹部是不是比其他地方热。如果是，就要小心了，因为食积发热和感冒发热不同，一般都是胸口先热起来，这时候量量体温，通常是 36.8℃，或者 37℃。估计再有 2 天就要发热了。再者就是胸口、手心、脚心温度比较高，这在中医里叫"五心烦热"，也是内积化热的症状。

◆ **看大便**　如果孩子大便特别费力，大便粗、颜色黄，或者大便特别干、硬、颜色发黑，这都是有热的表现。如果大便特别臭，非常难闻，这个已经是有积食了，要马上处理。

◆ **看肛门**　正常情况下，孩子肛门是粉红色的。如果孩子说肛门痒、

---

1. 中华医学会呼吸病学分会哮喘学组 . 咳嗽的诊断与治疗指南 (2015)[J]. 中华结核和呼吸杂志 . 2016，39(5): 323–354.

疼，观察／发现肛门特别红，这个也是有热的表现。

◆**看舌苔** 舌诊是非常好用的中医辨证方法。每天观察舌苔，如果舌苔忽然变厚，或者一块红一块白，还有黄苔，是脾胃出问题的征兆。

◆**看鼻梁** 看孩子的鼻梁上是不是有青筋。如果平时没有，忽然出现，那离积食也很近了。

◆**看眼睛** 如果孩子平时睡觉醒来，眼睛都是干干净净的，突然眼屎增多，也是有热了。在处理积食的同时还要清肝。

◆**看食欲** 原来每天吃东西很香，忽然食欲变得不太好，或者不吃，或者挑食。

◆**看睡眠** 如果孩子一般睡眠都很好，这两天忽然夜里翻来翻去或者磨牙，那也要注意，中医有句话叫"胃不和而卧不宁"。

◆**看脾气** 如果孩子平常脾气都还可以，突然脾气特别大，动不动大哭大闹，这时就要结合前面的症状一起看。通常内热重的孩子脾气也会变大。

◆**呕吐症状** 孩子吃点东西就吐，这已经严重了。脾主升清，胃主通降，以降为和，现在不降反升。

◆**咳嗽症状** 脾为生痰之源，肺为贮痰之器。积食过久，脾胃虚弱，日久就容易生痰，导致咳嗽不止。

◆**口臭** 孩子这两天忽然口气很重，那也是积食了。

◆**腹胀** 没吃什么东西，孩子小肚子却鼓鼓胀胀，那也是积食了。

◆**反复呼吸道感染、扁桃体发炎** 积食的时候容易"化火"，而火的特性是向上的，所以就会上攻到扁桃体。孩子就容易反复扁桃体发炎，呼吸道感染。

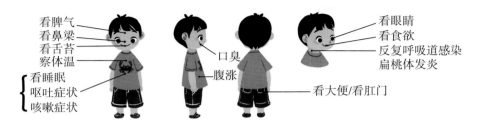

看脾气
看鼻梁
看舌苔
察体温
看睡眠
呕吐症状
咳嗽症状

口臭
腹涨

看眼睛
看食欲
反复呼吸道感染
扁桃体发炎

看大便/看肛门

图 2-4　积食的症状

通用健胃消食方

【组成】炒麦芽，炒山楂，炒神曲，炒鸡内金，各 9 克。

【用法】饭后 1 小时服用，早晚各 1 次。服用 7 天。

【煎药方法】先用武火煮开，然后转文火煮大约 20、30 分钟。先以 3 碗水煎取 1 碗，再重复以 3 碗水煎取 1 碗，约 8 分满。2 次煎取的药汁混合后，分 2 次服。

【补充说明】如果有腹泻及白厚舌苔，一定要用积食方加行气化湿药，也就是外加藿香正气胶囊 2 粒。患儿太小，无法吃胶囊，就用贴肚脐方式。把胶囊打开，取膏状内容物放纱布里，再贴在患儿肚脐上，也能达到行气化湿效果。

【建议】日常饮食注意，多吃蔬菜，不要太精细，多一些粗纤维。同时也可以补充益生菌，并辅以小儿无痕刮痧或小儿推拿，加快患儿康复。

【饮食禁忌】首先要控制饮食种类，禁食甜食、烧烤、茶、咖啡、火锅等甘腻及辛辣刺激性的食物。其次，应适度进餐，只能够吃"七分饱"，且餐后不能立即平卧或俯卧入睡，睡前 3 小时不能大量饮水，更不能够进食。

积食的孩子也会营养不良

孩子积食可以用健胃消食方，但碰到他们不肯吃中药怎么办？特别是鸡内金这味药材有一股腥臭味，孩子大都不爱吃。在临床上我就会在"通用健胃消食方"的基础上加减用药，包括 14 味消积食中药材，另外还有益生菌、消化酶，以及营养包。通过复方配伍不仅能改善消食方的口感，还能同时调理胃肠道微生物菌群、协助食物残渣消化，并补充微量元素、维生素等营养物质。

可能有些人会疑惑，孩子积食是吃多了肠胃不消化，感觉应该是营养过剩，怎么还会需要营养包呢？有研究发现[1]，孩子积食常伴随着营养不良状态，会严重影响孩子的身体成长和智力发育，甚至生活质量。所以，不要以为吃得多营养就充足，摄入食物结构不均衡、不消化、不吸收，照样会出现营养不良的情况。

儿推 & 无痕刮痧手法

孩子积食的时候除了可以使用健胃消食方，小儿推拿或小儿无痕刮痧也是非常有效的调理方式。很多宝爸宝妈可能对无痕刮痧不甚了解，没关系，我们会在本书第三章第五节细细来说。

适用积食的儿童推拿与无痕刮痧手法：补脾经（C12），清大肠（C22），捏脊（E5），摩腹（D6），揉按足三里（F7），运内八卦（C9），退六腑（C6）拿肚角（D11）。

日常饮食控制

"三分治七分养"，想要避免孩子出现积食，日常饮食控制是根本手段：

（1）控制进食量，选择易消化食物　饮食中要注意荤素搭配，大鱼大肉不可取。虽然孩子长身体需要保证营养，但不能让他们只吃肉，还要多提供他们吃些蔬菜水果和粗纤维较多的食物，像地瓜，能够帮助排便，一般积食的孩子都容易便秘。另外，也可以将粗粮与大米按一定比例混合，煮杂粮饭给孩子吃。

（2）进食时间要固定，尤其是晚饭时间　晚上孩子的肠胃蠕动比较慢，如果晚上吃太多的话，容易给肠胃造成负担，很容易引起积食，所以要让孩

---

1. 李玉霞 . 300 例消化不良住院患儿的营养风险评估研究 [J]. 中国医药指南，2016，14(28):178–179.

子养成习惯，在七点以前吃完晚饭，之后就不能再进食了。

（3）**注意运动量，帮助孩子消化**　在孩子吃完饭后不要让他坐着不动，要带孩子散步，帮助消化；还有就是每天带孩子跑下步，踢球，运动量要有保证，这样才能避免积食变严重。

（4）**戒除吃饭时候的不良习惯**　比如边吃饭边说话，凉气会跟着饭菜一同进入胃里。边吃饭边喝水，会使胃酸稀释，消化能力就会下降。

（5）**少吃冰饮和零食**　冰饮会刺激胃液的正常分泌，零食会打乱摄食规律。偶尔解馋可以，但千万不能让孩子养成习惯。

九、喂养的迷思

对于孩子的喂养观念，在宝爸宝妈中出现了两种极端：有一批在老一辈观念的影响下，觉得能吃是福，白白胖胖才算养得好，给孩子喂食毫无节制，导致积食发生；而另一批"新新"宝爸宝妈们，热衷学习各类育儿知识，但懂得多了反而变得畏首畏尾，这个不准吃、那个不让喝，家里人为孩子吃饭问题没少争吵过。

豆豆妈曾经这样和我描述喂养孩子的纠结：

孩子不长个儿，又不敢多给他吃，和家里人天天为这事没少说。可是给吃点肉吧又容易咳嗽，很矛盾。孩子的情绪也变得没有小时候开朗，一有委屈容易掉眼泪小声哭泣，天天一起床就往厨房跑等吃，快到饭点时间就在那边催着喊饿，出去玩也是一会儿就走不动喊累，看见别人吃东西就迈不开脚了。吃起来狼吞虎咽，好像饿了几天没吃似的，天天如此，顿顿如此，每天都在考验我们做家长的耐心。真的好崩溃……

饮食不节制是错，但把孩子饿到天天去厨房蹲点敲锅打碗那也不对呀！

给吃？还是不给吃？是横在父母面前绕不过的问题。我给大家的建议是：凡事讲究有度，过之、不及，都不可取。

譬如，有俗谚道："鱼生火，肉生痰，萝卜白菜保平安"，照这么说，所有呼吸道生病的孩子就完全不能吃肉，天天嚼青菜萝卜吗？非也！孩子生长发育需要充足的营养，饮食结构应该符合科学的营养配比，蛋白质、脂肪和碳水化合物都是不可或缺的，无论对健康孩子还是呼吸道疾病患儿来说，肉制品都是优质的蛋白质来源，只要喂养适当、排便正常，通常并不会发生积食。那如果真出现豆豆妈所描述的，孩子一吃肉就容易咳嗽、积食，怎么办？问题产生的原因可能有以下 3 个方面：

（1）**烹调方式**　选择合适的烹调方式对食物的吸收难易程度影响会很大，举个最简单的例子：同样是土豆，蒸土豆泥、炸土豆条和红烧土豆块，闭着眼睛都能知道哪个更适合孩子。健康的烹饪方式是一种意识，少油少盐不爆炒不油炸，食物切碎剁细小口吃。这个世界很公平，现在嫌口味不好嫌麻烦，将来就吃药打针上医院。

（2）**食物搭配**　在我接触的病患案例中，"饺子""粽子""包子""卷饼""汤圆"这类食物，都是常见的"积食制造犯"，因为这些食物材料的构成中，又是面饼面皮又是肉馅，而且往往还不止一种肉，是"三鲜"混杂，这对孩子脆弱的肠胃系统是巨大的挑战。打个比方，转动脖子会不会？健康人都能做到；骑自行车容不容易？大多数人都会骑；写字难不难？经过小学教育，基本都能写出自己的名字。好了，现在让你把这三个动作一块儿做试试！做不来？那就对了，正常人都做不了，如果做得了，那是天赋异禀骨骼惊奇。所以，给孩子的食物里，肉类应尽量避免和面饼、糯米等混杂在一起，以免引起消化不良与积食。

（3）**食物不耐受或者过敏**　很多孩子对麦麸、蛋白、河海鲜等食物不耐受，宝爸宝妈们在喂养孩子过程中需要细心观察，特别是断了母乳后开始喂养辅食的阶段，孩子在吃了哪些食物后会出现消化不良的症状，这种食物就得上黑名单不能再出现在宝宝的食谱中。

十、本章小结

本章中，我们一起了解关于感冒的"那些事儿"：

（1）感冒是由病毒引起的。寒冷不是感冒的直接原因，但可能会为感冒的发生创造条件。

（2）感冒时的难受症状，是身体免疫系统造成的。

（3）流感不是重感冒，与普通感冒相比具有明显的全身症状。

（4）是否容易感冒与许多因素相关，包括"感冒体质"、空气污染、场所环境、喂养方式、睡眠、压力、过敏等。

（5）反复感冒不愈可能导致支气管炎和肺炎。

（6）积食的孩子容易发生呼吸道感染，并迁延不愈。

（7）呼吸功能与消化功能具有千丝万缕的联系，因此我特别强调"肺肠同治补脾胃"的呼吸道疾病治疗理念。

（8）孩子是否积食可以通过14种症状指标来判断。积食了也不用担心，可用药膳、无痕刮痧和儿童推拿调理；三分治七分养，日常饮食控制是避免积食的根本手段。

（9）喂养不能太过，也不能不及，还是得保证孩子生长发育的营养需求，家长应注意食物搭配、烹调方式，以及孩子食物耐受情况或过敏反应。

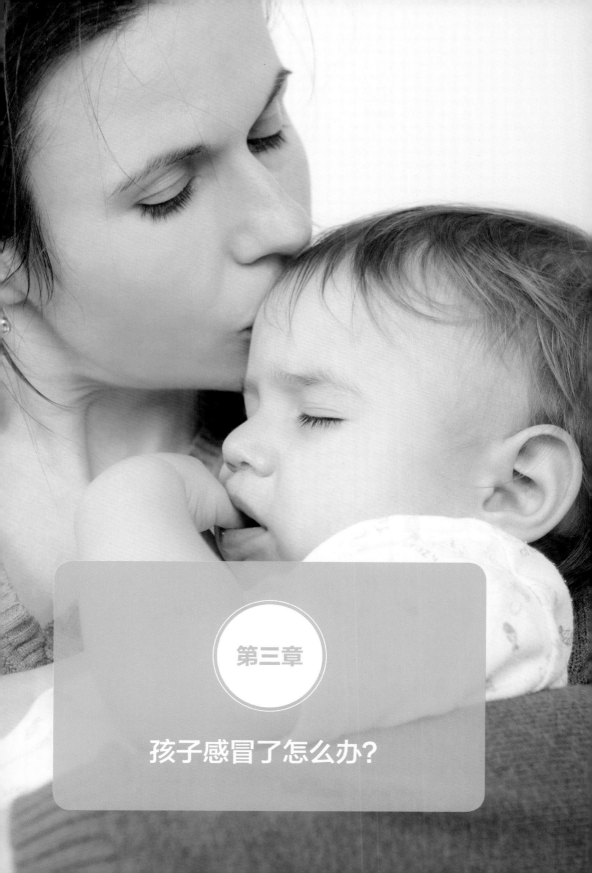

第三章

孩子感冒了怎么办？

一、必须带孩子去医院的 9 种情形

◆ 2 个月以下婴儿出现发热症状

◆体温迅速上升或出现 38.5℃以上的高烧，使用退热药后 60 分钟仍不退热

◆面色苍白，嘴唇发紫，出现呼吸困难的情况

◆抽搐惊厥或失去意识

◆头痛、晕眩、不正常的嗜睡或兴奋，耳朵痛或者身体某一部位剧烈疼痛

◆出现感冒症状的第 4 天病情还没有出现好转迹象。所谓"好转迹象"并不意味着康复，可能还在发热，但温度应该要低于前 2 天

◆出现感冒症状的 7 天后，体温依然高于正常温度

◆感冒病情稳定或好转后，又出现恶化。可能是前一次感冒没有好，结果又染上了新病毒，或者产生细菌性并发症

◆咳嗽持续 3 周以上迁延未愈

二、孩子感冒了，家长能做什么

"好啦! 好啦! 黄医生，我知道感冒是怎么一回事儿了。我们现在要听解决方案! 有什么办法，能马上把我家豆豆的感冒治好呢?"

很遗憾地告诉大家，从现代医学的角度，感冒治不好，也不需要治疗!

能引发感冒的病毒有 200 多种，除了少数几种流感病毒有疫苗，目前没有针对感冒病毒的特效药。无继发感染，无并发症，那么普通感冒一个星期就会自愈了[1]。咦? 那孩子咳嗽难受，鼻子堵着呼吸不畅怎么办? 平时在药房不是有看到很多感冒药，这些药又是干什么的?

1.感冒有自限性，所谓自限性就是疾病发展到一定程度能自动停止并逐渐痊愈，不需要特殊治疗，只需对症治疗或不治疗。感冒的病程通常在 7 ~ 12 天左右。

感冒药只能缓解症状不适，但不能缩短感冒的病程。并且**对于儿童来说，除了超过 38.5℃的高烧可以使用对乙酰氨基酚和布洛芬这两种退热药，其他的感冒药统统不能用！**美国 FDA 禁止 2 岁及以下幼儿使用儿童类感冒药，也不建议 12 岁以下儿童使用，包括止咳、化痰、鼻塞和流鼻涕等常见感冒药成分，因为可能会有威胁生命安全的潜在副作用，如荨麻疹、嗜睡、呼吸困难，甚至死亡[1]。所以西医对于感冒的态度很"佛系"，一旦得了感冒就只能束手就擒，能做的无非是多喝水多睡觉，祈祷恼人的感冒症状赶紧离开。

那就一切随缘，任凭鼻塞喉咙痛？佛系心态是好，但如果能让孩子好受一些，何乐不为？对于像儿童感冒这种既常见又没有好对策的小毛病，采取中医的方式治疗往往能收到意想不到的效果，这在临床研究中也是得到反复验证的。

人们常常说"急症看西医，慢症看中医"，以为中医治疗速度很慢，其实这是一种误解。以感冒这种急性上呼吸道感染来说，中医的治疗起效其实并不慢。刚开始出现感冒症状就干预介入并配合饮食与充分休息，可以很快减轻不适，防止症状加重，让感冒像超薄姨妈巾一样令孩子"几乎感受不到它的存在"。

三、中医治感冒，自己 DIY

接下来，我们得从中医学的视角来重新审视一遍感冒。

中医将感冒称作"伤风"，认为感冒是外感风邪导致肺卫失调的一种疾病[2]。什么是"外感风邪"？古时候的人啊，看到风一吹人就要生病，认为这是"妖风"作怪，就称作"风邪"。好像很迷信，不过这也不能怪古人呐，

---

1. https://www.fda.gov/ForConsumers/ConsumerUpdates/ucm422465.htm（访问日期：2018.6.14）。

2.《素问·骨空论篇》：风从外入，令人振寒，汗出头痛，身重恶寒。

那时候可没有显微镜看到空气中有那么多细菌病毒，就只能描述"风邪善行""风性主动"，都是在说细菌病毒感染呼吸道会在身体里扩散、转移和变化。

中医里将感冒分为风寒感冒、风热感冒和暑湿感冒三种证型（见表3-1），其中暑湿感冒为夏季"特供"，具有明显的季节性。在临床治疗中，还是以风寒与风热感冒这两种证型最为多见。

对中医学不甚了解的人常会顾名思义，认为风寒风热仅是寒证与热证的区别，其实，中医八纲辨证讲究阴阳、虚实、寒热、表里，寒与热不过是其中的一个维度。很多人都有过这样的体验：感冒时流着清鼻涕不出汗，但喉咙却很痛，同时发热口渴，看了中医书还是搞不清楚自己到底属于风寒感冒还是风热感冒。对于广大的"吃瓜"父母们，有没有一种能够快速鉴别感冒寒热类型的方法呢？虽然黄医生没办法在短短的篇幅中教会大家八纲辨证，但是分辨风寒风热，还是有个捷径窍门，那就是**看咽喉红不红、痛不痛，红又痛就以风热感冒治，不红不痛那就按风寒感冒治啦**。

由于孩子的生理病理与成人不同，所以，若他们感冒还会有以下4个特点：

（1）热证多 小儿是纯阳之体，生长发育迅速，阴不足而阳旺盛，所以感染外邪后，容易从阳化热，临床发热较重热证明显，一旦感冒就很容易发展为炎症产生发热症状，这与孩子抵抗力较差有关。对于发热的原因和治疗缓解方法，我们将在第四章中介绍。

（2）易夹痰 外邪袭肺，肺失宣肃，水津敷布失常，停滞于肺，聚而成痰。所以孩子感冒后，常常会出现咳嗽咳痰、有痰音的情况。关于咳嗽有痰的原因和治疗缓解方法，我们将在第五、第六章中介绍。

（3）易夹食 小儿脾常不足，在受到外邪侵袭后，导致脾胃纳运失调、水谷停滞，出现脘腹胀满、不思饮食、脾胃功能失调等"积食"的症状。关于积食的原因和治疗缓解方法，可参照第二章"积食与呼吸道感染"相关小节。

（4）**易夹惊**　小儿心肝有余，受到外邪侵袭后邪气化热化火，就会变得敏感易惊，出现夜间抽筋、惊厥昏迷的情况，并且年龄越小发生概率越大，这与低龄孩子的神经系统发育不完全有关。对于"热性惊厥"的介绍，会在第四章第四节中说明。

感冒的中医分型论治　　表 3-1

主证	风寒感冒	风热感冒	暑湿感冒
临床症状	恶寒怕冷 **咽喉痒** 鼻塞，流清涕 鼻痒打喷嚏 咳嗽痰多清稀 无汗头痛 全身关节酸痛 口不渴或口渴但喜欢热饮	发热，微恶风寒 **咽喉红肿疼痛** 鼻塞，流黄鼻涕 咳嗽痰黄黏稠 出汗头胀痛 眼睛酸涩灼热 面色发红 口干舌燥	身热，微恶风 **肢体酸重或疼痛** 头昏重胀痛，咳嗽痰黏，鼻流浊涕，心烦口渴 口中黏腻 渴不多饮 胸闷脘痞 大便或溏 小便短赤
治疗原则	辛温解表，宣肺散寒	辛凉解表，宣肺清热	清暑祛湿解表
常用药材	荆芥、防风、桂枝、姜、葱白、大蒜、葱白、豆豉、大枣	金银花、连翘、菊花、桑叶、薄荷、薏苡仁、冬瓜、鱼腥草	金银花、连翘、鲜荷叶、鲜芦根、香薷、厚朴、扁豆等
治则方剂	①葱白姜枣粥 ②中药足浴，配方：紫苏3克，荆芥3克，桂枝5克，老姜5克 ③玉屏风散 ④温经散寒足太阳膀胱经	①银翘冬瓜薏仁粥 ②双花荷蜜饮 ③风热感冒者还可以用按摩油来刮痧泄热	藿香正气散

风寒感冒是怎么一步步发展成肺炎的

感冒发生，大都以"风寒感冒"作为开端。从名字我们就可以知道，"风寒感冒"是以寒证为主的感冒，"风寒上受，肺气不宣"，导致了鼻塞、流清涕、咽痒、咳嗽等局部症状，"风寒外邪外束肌表，卫阳被郁"，所以会有怕冷、全身酸痛、不出汗、低热的全身症状。

将中医学中的感冒分型与现代病理学结合起来看不难发现，风寒感冒与上呼吸道病毒感染非常类似：这时候呼吸道黏膜中的杯状细胞和分泌腺体在病毒的刺激下大量分泌黏液，形成清澈稀薄的鼻涕，喉咙也会感觉痒痒的，因为在喉咙这个位置有呼吸道的"防卫机关"扁桃体，风寒感冒发生时病毒入侵引发了扁桃体轻微水肿，产生喉咙发痒紧束感，但在风寒感冒阶段，还没有明显的炎症发生。

就在人体免疫与病毒交战的同时，定植在呼吸道的细菌们也开始蠢蠢欲动，只要时机成熟，细菌就会乘虚而入造成继发性感染，而一旦有了细菌介入，战局立马变得复杂起来：自然杀伤细胞要处理被感染的细胞，浆细胞要分泌抗体抑制病毒的破坏，吞噬细胞要与细菌激烈地搏杀……多线作战的免疫部队积极对抗入侵者，炎性物质释放，"热证"开始显现：血管通透性大增，喉咙变得又肿又痛，体温逐渐上升，细胞残骸混杂着各种分泌物形成黄色、绿色的鼻涕和痰液排出体外，这个过程，即是"寒化热"的转变。

"寒化热"的转变是"寒证转热证"和"由表逐渐入里"的过程，会同时出现怕冷、流涕的风寒感冒症状和黄痰、咽痛的风热感冒症状，是病毒感染后继发细菌二度感染的阶段。小儿为纯阳之体，呈现阴相对不足而阳相对旺盛，感邪之后很容易从阳化热，病情发展会非常迅速，很多时候家长以为孩子打个喷嚏流点鼻涕不是什么大事，结果没过多久孩子就出现喉咙肿痛，接着体温快速上升就开始发热了。

所以，任何疾病的征兆都不能轻易忽视，在"风寒感冒"的阶段，寒邪在表，感染仅限于上呼吸道，也就是咽喉以上的部分，这时候病情是最容易控制的，采取"辛温解表，宣肺散寒"的治疗思路，泡泡脚、发发汗、多休息，感冒症状就变得不怎么明显，身体也会恢复得非常快。但如果从"表寒"发展为"寒化热"，孩子通常就不会好受了，喉咙痛呀发热呀这些症状接踵而来，在这一阶段，密切关注孩子病情的发展，采取"辛凉解表，宣肺清热"的治疗思路控制住感染蔓延，避免邪气入里造成更严重的后果。

心大父母年年有，每年都觉特别多，如果在风寒感冒的"表寒"阶段和

"寒化热"阶段病情都没有得到控制，那细菌病毒感染就可能势如破竹地一路突破人体层层防御，从上呼吸道蔓延到下呼吸道的支气管和肺部，发展为"表里俱热"。怕冷、流涕等寒证已经完全消失了，剩下都是热证，往往会高烧超过38℃，痰液呈非常浓稠的黄色或者绿色，咳嗽急促而剧烈，可以明显听到痰声是来自胸腔的。这个时候千万不能自己处理，赶紧把孩子送医院照胸片检查感染程度，该用抗生素就得用！绿色疗法救缓不救急，当生命可能受到威胁时，脾胃损伤、菌群失调等副作用都不重要了，先将生命体征把控好才是第一要务（见图3-1）。

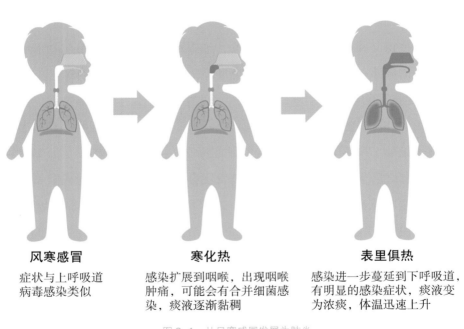

风寒感冒
症状与上呼吸道病毒感染类似

寒化热
感染扩展到咽喉，出现咽喉肿痛，可能会有合并细菌感染，痰液逐渐黏稠

表里俱热
感染进一步蔓延到下呼吸道，有明显的感染症状，痰液变为浓痰，体温迅速上升

图3-1 从风寒感冒发展为肺炎

四、风寒感冒怎么办

风寒感冒是因吹风受凉而引起的感冒，秋冬发生较多，治疗思路为"辛温解表，宣肺散寒"，有食疗、足浴、温针灸等多种调理方式，使用性味辛

温的药配合发汗，怕冷、鼻塞、全身酸痛等症状立马就能消除。

1. 喝一碗热热的葱白姜枣粥或葱白姜糖茶

为什么要喝热稀粥（见图3-2）呢？一方面是借着谷气来补充津液，这点很重要，因为发汗过程会大量流失水分，因此补充津液是非常必要的；另一方面也是借着热粥的热量鼓舞胃的阳气，帮助发汗。

【组成】（大葱）葱白30克，桂枝6克，豆豉6克，生姜5片，红枣10颗，白米60克。

【做法】

（1）将葱白洗净，切成大约3厘米长备用。生姜、红枣洗净备用。

（2）将白米淘洗干净，用冷水浸泡半小时后，沥干水分。

（3）在锅里加入1升水，将白米放入，先用大火煮滚后，加入葱白、豆豉、桂枝、生姜、红枣，转成小火熬煮成粥，就可以食用了。

【功效】发汗解表，温胃散寒。

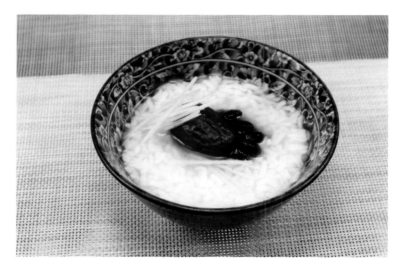

图 3-2　葱白姜枣粥

如果不方便或不喜欢喝粥，煮葱白姜糖茶（见图3-3）也是不错的选择。

【组成】（大葱）葱白30克，生姜5片，红糖适量。

【做法】

（1）将葱白洗净切段，姜片洗净备用。

（2）把姜片与葱段放入水中小火煮开。

（3）待水沸腾后，加入适量红糖（可除辛辣味，以个人口感为宜）。

（4）盖上锅盖等待水再次沸腾，转小火焖5分钟后即可。

【功效】生姜具有疏散风寒、温肺化饮的作用，大葱宣通肺气、解表散寒，红糖甘甜，具有补益气血、辅助正气的作用。

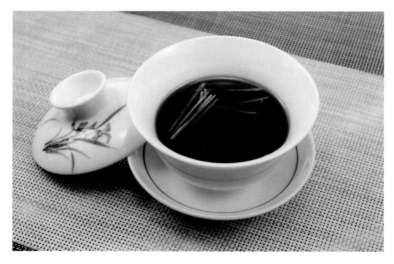

图3-3　葱白姜糖茶

2. 泡一泡舒服的中药足浴

喝完一碗热稀粥后，身体和手脚都已经暖和起来，这时候再泡中药足浴，就可以帮助发汗了。与泡浴相比，足浴时能穿着衣服，身体不容易再受寒。另外，足浴只有足部浸在热水里，最多是微微出汗，不会大汗淋漓导致虚脱。

足浴时，要关紧门窗，给孩子换上透气吸汗的衣服。如果有取暖器或浴霸要打开，泡脚的水温不需要太高，在43℃～45℃就可以了。

曾看过一篇某平台的育儿"爆款文"，里面绘声绘色地描述一位妈妈因为孩子手脚冰冷天天给孩子泡脚，结果造成孩子扁平足的故事，还煞有介事的解释原理"频繁泡脚或烫脚，会导致孩子的足底韧带变松弛，不利于足弓的形成和维持，容易造成扁平足"。这种说法其实并没有依据。

事实上，婴幼儿时期，孩子的足弓还没有形成，站立时脚底平是正常的生长发育现象，这种"平"会持续到3岁左右。相关数据显示，刚出生的婴儿百分之百是扁平足，2岁之前90%是扁平足，之后才逐年下降。当然，也有部分扁平足是后天因素造成的，但原因也并不是泡脚所引起，运动过量、走路太早、过度走路、站立过久，甚至类风湿性关节炎等才是导致扁平足的常见原因。

中药足浴配方

【组成】紫苏3克，荆芥3克，桂枝5克，老姜5克。

【做法】

（1）将上述材料装进纱布袋，用棉绳封口。

（2）将药包放入锅中，加入1升水，大火滚开后再用小火煎煮15分钟。

（3）将煮好的药水倒入足浴桶中，水的温度要适当高一点，略烫脚的感觉，大概43℃～45℃即可，以个人适应为度（见图3-4）。温水，对泡脚而言完全不起作用，当然也不要是滚开的水，以免烫伤。手放入水中，感觉到水是温热的但不烫，差不多就是40℃，感觉烫是45℃左右，50℃就感觉很烫了，60℃就很难忍受了。

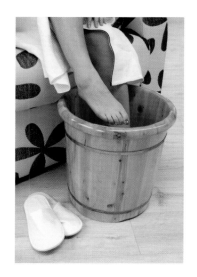

图3-4　中药足浴

（4）将双脚及小腿洗干净后浸入足浴桶内，水面高度要没过小腿肚。

（5）泡脚时间 15～20 分钟，期间可以不断加入热水，维持 43℃ 左右的水温，泡到微微出汗即可。

【注意事项】

（1）腿脚有伤口或皮肤病（皮肤过敏、皮炎等）不适合足浴。

（2）有心血管疾病以及糖尿病患者，不适合足浴。

（3）足浴时，出现头晕、心悸、耳鸣等各种不适症状，要立即停止。

3. 温灸足太阳膀胱经

在足浴时，家长们可以同时给孩子进行温灸。

用艾灸或远红外线灯照射背部足太阳膀胱经（位置不需要过于精确，直接照射整个背部也是可以的）约 20 分钟，让孩子能微微发汗逼出寒气。

如果家里温灸不方便的话，还可以巧用吹风机，起到类似中医灸法的作用。用吹风机"温灸"时，沿着经络的穴位定点吹，不可以像平时吹头发那样左右晃动，温度以孩子能接受不感觉烫为宜，在一个穴点至少吹 1～2 分钟，否则热度只达肤表，起不到温经活血的作用。

除了温灸外，可以再配合按压几个重要穴位：风池（B2）、合谷（C27）、大椎（B3）和肩井穴（B4），每一个穴位揉按 3～5 分钟。穴位位置和按摩方法请见"附录"。

4. 玉屏风散封闭毛孔

在疏通经络和发汗的过程中毛孔张开，所以要避免凉风灌入体内，期间门窗紧闭不能有风吹入，而冷气和电风扇更是绝对禁止，否则不但病情不会改善，反而引邪入里。

汗出后首先要换下湿的衣物，用毛巾擦干身体避免水湿上身，再服用具有益气固表止汗的玉屏风散，其组成是黄芪 20 克、防风 10 克、白术 10 克煮水，在药店也可以找到中成药。服用后仍需留在室内，静待汗出完全停止才可以打开门窗离开房间，切记要添加保暖透气的衣物避免再次受寒。

5.风寒感冒后续膳食调理

姜丝萝卜汤

【组成】生姜 25 克，萝卜 50 克。

【制法】生姜切丝，萝卜切片，两者共放锅中加水适量，煎煮 10 ~ 15 分钟，再加入红糖适量，稍煮 1 ~ 2 分钟即可（见图 3-5）。

【用法】每日 1 次，热服。

【功效】祛风散寒解表。

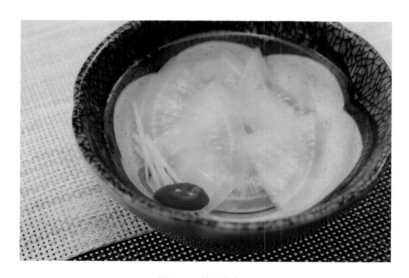

图 3-5　姜丝萝卜汤

葱豉汤

【组成】葱白 2 根，豆豉 10 克，大米（小米亦可）50 克。

【制法】用水 500 毫升，放入豆豉煮沸 2 ~ 3 分钟，之后加入葱白、调料出锅。用米（大米、小米均可）50 克放锅内，加水适量，煮粥即可（见图 3-6）。每次服 150 ~ 200 毫升，每日 2 次，热服发汗（勿着凉）。

【用法】趁热服用，服后盖被取汗。

【功效】解表散寒。

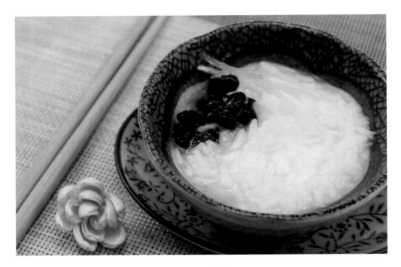

图 3-6　葱豉汤

五、风热感冒怎么办

风热感冒和风寒感冒最大的不同就是在于咽喉会痛。风热感冒的临床症状有：发热，微微怕冷，咽喉红肿疼痛，鼻塞流黄鼻涕，咳嗽，痰黄黏稠，出汗，头胀痛，眼睛酸涩，灼热，面色发红，口干舌燥。

风热感冒的起因与便秘也有关，很多时候属于阳明经证，往往是便秘多日之后喉咙开始肿痛，接着便出现感冒症状。治疗上使用清热解表药物再配合促排通便，通常很快就能见效。

1. 使用清热解毒药物

当感染热邪逐渐入里，会感到咽喉很痛甚至扁桃体发炎，这该怎么办呢？这时的治疗思路就是要"辛凉解表，宣肺清热"，可以用中成药板蓝根，加银翘散，连续服用3天，每天3～4次，需注意，儿童服药应适当减量（见表3-2）。

儿童服用中成药剂量　　　　　　　　　表 3-2

年龄	剂量（与成人相比）
周岁以内	1/4
1～3 岁	1/3
4～6 岁	1/2
7～9	2/3
10 岁以上	可用成人剂量

2. 风热感冒可以用刮痧的方式泄热

刮痧就是在刮痧板的物理作用下，使毛细血管被动破裂、血液漏出血管，发生皮下出血而成"痧"。中医学认为，外感发热多数因为外邪侵袭人体，肺气闭塞、阳气不得宣通而发热，刮痧通过刺激皮肤、络脉而产生"痧"像，具有刺激人体体表经络腧穴的功能，使人体气血沟通内外，刺激脏腑调节，使阻滞经络的邪气从表而解，从而使全身的高热退去，达到退热的目的。

有学者认为[1]，通过刮痧对局部进行一定程度的刺激，使表皮细胞释放相应递质传导至中枢神经系统，中枢神经系统再释放相关信号使局部的微血管和毛细血管扩张，令局部血容量加大、血循环加快，从而使局部散热加快，达到退热和治愈疾病的目的。

刮痧的注意事项：

（1）刮痧时应避风和注意保暖。室温较低时应尽量减少暴露部位，夏季高温时不可在电扇处或有对流风处刮痧。因刮痧时皮肤汗孔开泄，如遇风寒之邪，邪气可通过开泄的毛孔直接入里，不但影响刮痧的疗效，还会因感受风寒引发新的疾病。

（2）背部刮痧后饮热水一杯。刮痧过程中会使汗水排泄、邪气外排，会消耗部分体内的津液，刮痧后饮热水一杯，不但可以补充消耗部分，还能促进新陈代谢，加速代谢产物的排出。

---

1. 林玲 . 刮痧疗法治疗小儿高热的效果观察 [J]. 医学信息 , 2013(9):207-208.

（3）刮痧后不能立即洗浴。刮痧治疗后，为避免风寒之邪侵袭，须待皮肤毛孔闭合恢复原状后方可洗浴，一般约3小时左右。但在洗浴过程中、水渍未干时，可以刮痧。因洗浴时毛孔微微开泄，此时刮痧用时少、效果显著，但应注意保暖。

（4）不宜在局部一个部位反复连续刮痧。前一次刮痧部位的痧斑未退之前，不宜在原处进行再次刮拭出痧。再次刮痧时间需间隔3～6天，以皮肤上痧退为标准，平时可以补刮，以加强退痧的作用。

有哪些人不适合刮痧：

◆有出血倾向的人，譬如血小板过低，凝血功能不全的

◆孕妇或身体过瘦的人

◆糖尿病患者伤口不容易愈合、或有严重心血管疾病、肝肾功能不全者（刮痧会造成皮下充血加速血液循环，会增加心肺肝肾的负担）

◆体表有囊肿、溃疡、斑疹的地方禁止刮痧，否则会导致病灶处的感染和扩散

相较于刮痧而言，小儿推拿及无痕刮痧疗法更适用于孩子。

孩子处于不断生长发育阶段，经络位置是飘移的，穴位功能也和成人的略有不同，按照成人推拿的方式进行治疗，效果往往不理想，所以需要采用适合孩子的推拿手法（小儿推拿），或者在经络穴位所处的大致位置进行刮痧刺激。

很多人对刮痧有种误解，以为出痧越多越有效，其实并不是这样。刮痧中的"出痧"，是指刮痧后皮肤表面会出现红、紫、黑斑或黑疱的现象，通过刮蹭，使皮肤下毛细血管破裂，瘀血渗透到皮肤中形成瘀青。如果刮不出痧，并不是刮的力道不够大，因为出痧的多少会受到很多因素影响：在一般的情况下，血瘀之证出痧多，实证、热证出痧多，而虚证、寒证则出痧少；服药过多的人，特别是服用激素类药物者不容易出痧；肥胖的人与肌肉健硕的人也不易出痧；室温较低时出痧也不明显。

一味追求出痧而使用重手法或延长刮痧时间，只会伤害身体，特别是对儿童来说。《温病条辨·解儿难》中提到小儿生理"稚阴稚阳"的特点："稚"指幼小而不成熟，即是说儿童阴气不足，阳气未充，与成人相比，脏腑未壮、精气未充、经脉未盛、气血不足、神气怯弱，无论是推拿还是刮痧，手法都不得过重，否则反而泄了精气，伤了身体。所以，刮痧力度应由轻到重，不能引起皮肤刺痛感，更要避免刮伤皮肤，刮到皮肤潮红充血或刮出发红的小出血点即可。

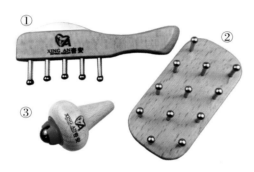

图 3-7　无痕刮痧梳

根据我长期在儿科临床的经验，采用一套由刮痧梳、刮痧板和磁珠 3 种工具组成的无痕刮痧套组（见图 3-7），更适合儿童刮痧使用。传统刮痧板大多是平面或略呈弧形，刮痧过程中容易造成微血管破损，导致皮肤红肿，让人望而却步不敢尝试，而无痕刮痧梳的圆柱设计不伤害皮肤血管，能够深入经络达到舒经活络的效果。还可依照僵硬或沾黏位置不同，做皮、肉、筋骨不同层面的刮痧按揉[1]。再配合专门针对孩子寒热体质配制的刮痧按摩油，能够更好地疏通孩子的经络，达到平衡脏腑气血阴阳，调理孩子稚嫩的体质。

无痕刮痧常用到以下的穴位及部位：

刮膀胱经（X1）、刮肩颈（从肩膀的肩井穴，刮到肩头，一侧刮完之

---

1. 陈涂墙 . 神奇的无痕刮痧 [M]. 江西科学技术出版社 .2013.

后再换另一侧，这就是足少阳胆经的路线）、风池（B2）、肺俞（E3）、合谷（C27）、大椎（B3）、耳后高骨（A3）、风池（B2）、天柱骨（B1）、桥弓（B5）。

3. 风热感冒食疗方

银翘冬瓜薏仁粥

【组成】金银花、连翘各 6 克，鱼腥草 10 克，薏苡仁 15 克，盐少量。

【做法】

（1）将金银花、连翘洗干净，鱼腥草洗干净切成一小段，装入药包里。

（2）薏苡仁淘洗干净，用冷水浸泡半小时后沥干水分。

（3）锅中加入 1 升水，将药包放入，大火煮开后转成小火，煎煮 15 分钟后，将药包取出，放入薏苡仁，熬煮至薏苡仁软烂。

（4）最后放入少量盐调味即可（见图 3-8）。

【功效】辛凉解表，宣肺清热。

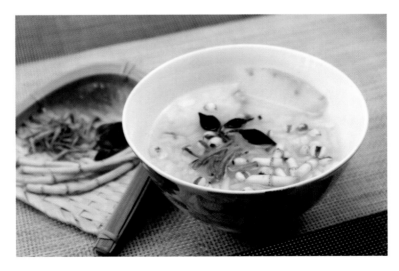

图 3-8 银翘冬瓜薏仁粥

双花荷蜜饮

【组成】金银花、野菊花各 10 克，生山楂 6 克，薄荷 5 克，蜂蜜 10 克。

【做法】

（1）将所有材料清洗干净后，装入药包里用清水浸泡半小时。

（2）将药包连同水一齐入砂锅，大火煮沸后，小火再煮 3 分钟。

（3）取药液加入蜂蜜 10 克调匀（见图 3-9）。当饮料饮用，每次 15 ～ 50 毫升，一日 6 次以上。

【功效】疏风清热，解毒解表。适宜风热感冒，证见发热汗出、口渴、咽喉红肿疼痛等。方中金银花、野菊花、薄荷，不仅有较强的抑菌抗菌作用，还能抗病毒。加上山楂助消化、健脾胃，配蜂蜜扶助正气，增强免疫力，很适合孩子的生理病理特点。病情轻者单用此方也常可痊愈。

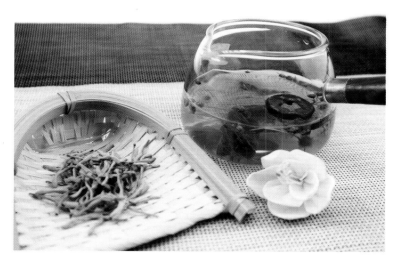

图 3-9　双花荷蜜饮

六、暑湿感冒怎么办

　　豆豆妈暑假期间带小豆豆回南方娘家看望父母。外公外婆欢喜，对小豆豆疼爱有加。南方天气炎热，豆妈满身大汗背着小豆豆回到娘家，老人家怕小豆豆热坏了，赶紧开足空调，又拿片小西瓜给豆豆吃。没曾想，到了晚上豆豆就开始不舒服，出现发热怕冷、腹泻、哭闹、呕吐、不肯吃东西。小豆豆鼻塞流涕，阵咳有痰，口渴，恶心食少，一量体温，天啊！体温39℃，老人家说会不会是天气太热，中暑了？豆妈心急如焚，老人家催着赶紧送医院，就诊某二甲综合医院，行血常规、X线胸片检查，未见异常。考虑诊断：上呼吸道感染，予抗感染、抗病毒及退热治疗，但病情反复好几天，都没好。于是，豆妈来咨询我。我一听小豆豆的症状，告诉豆妈，小豆豆是暑湿感冒啦。豆妈很惊讶："我家里人还觉得应该是中暑呢。"那么中暑跟暑湿感冒怎么区别？

　　暑湿感冒是夏季的"特供品"，具有明显的季节性。往往因为夏天气候闷热湿气又重，家长带着孩子贪凉开空调吹电扇，使体内的暑湿为风寒所遏，疏泄受阻而发病，临床表现为畏寒、发热、口淡无味、头痛、头胀、腹痛、腹泻等症状。

　　中暑和暑湿感冒都是夏季常患疾病，两种疾病在症状上有许多相似之处，人们往往分辨不清，容易用药不当，延误治疗。那么父母们如何能准确区分是中暑，还是暑湿感冒呢？中暑与暑湿感冒在症状上有颇多相似，但二者最主要的区别就是（见表3-3）：

　　（1）暑湿感冒属感冒范畴，它有明显的感冒症状，如发热、微恶寒、鼻塞、流涕（或咳嗽）等，小豆豆会怕冷，有鼻塞、流鼻涕，所以是感冒；而中暑虽有发热（比感冒发热重），但没有恶寒、鼻塞、流涕之类的感冒症状，这是与感冒的根本区别。

（2）判断中暑时环境诱因明显，即多在高温环境下劳作时发生，而暑湿感冒和感受风寒、暑湿有关，外界诱因并不明显。

（3）暑湿感冒病程缠绵，大多需数日治疗才可得痊愈，中暑虽发病急，但恢复也快，一般1～2天，甚至几小时内症状即可消除。中暑伴有头痛、头晕、恶心、呕吐、体温升高，有的则可出现口渴、胸闷、面色苍白、冷汗淋漓、脘腹胀痛、腹泻、脉跳细弱或缓慢，重者会高热昏迷[1]。

（4）暑湿感冒会有明显的肢体酸重或疼痛的表现，从中医学的角度来看代表有湿气。中医说"湿性重浊"，这个"重"即沉重、重着，指湿邪致病出现以沉重感为特征的临床表现，如头身困重、四肢酸楚沉重等。湿为阴邪，易损伤阳气，阻遏气机；湿为重浊之邪，与水同类，故有重着感。脾主运化水液，性喜燥而恶湿，故外感湿邪，常易困脾，致脾阳不振，运化无权，从而使水湿内生、停聚，发为泄泻、水肿、尿少等症。

暑湿感冒与中暑的区别 表3-3

鉴别	暑湿感冒	中暑
发病原因	风寒或暑湿	长时间高温暴晒
症状	身热微恶风寒、鼻塞流涕、头昏重而胀痛、少汗咳嗽痰黏、口中黏腻、恶心呕吐、肢体酸重疼痛、胸脘痞闷、口不渴或渴饮不多、心烦、大便不爽、小便赤	头痛、头晕、恶心、体温升高、呕吐，或口渴、脘腹胀痛、腹泻、胸闷、面色苍白、冷汗淋漓、脉细弱或缓慢等症状，重者则会高热、昏迷 鉴别要点：没有感冒等发热、鼻塞、流涕等症状
发病时间	夏季多发	高温环境或夏季多发
发病时间	病程长，缠绵几天	病程短，1～2天或几小时
治法	祛暑解表	祛暑清热
方药选择	保济丸	藿香正气水（丸、软胶囊等）、十滴水（胶囊）、六一散

1.蒲昭和.是中暑还是暑湿感冒[N].卫生与生活报.2007-8-6（014）.

很多人容易把暑湿感冒错当成中暑。其实二者是有区别的，暑湿感冒多与感受风寒和暑湿有关，而中暑多在高温环境下劳作的时候发生。除全身乏力、头胀如裹以外，暑湿感冒还会伴有发热，且持续不退，或者吃退热药下去了，不吃体温又上去了。而中暑虽有发热，但没有恶寒（即怕冷、畏寒）、鼻塞等症状。暑湿感冒大多需要治疗数日才可痊愈。相反，中暑虽发病急，但恢复得快，1、2天甚至几小时内就可复原。

保济丸（中成药）

【用法】口服。一次 1.85 ~ 3.7 克，一日 3 次。

【注意】外感燥热者不宜服用。

三花汤

【组成】白菊花 15 克，金银花 20 克，白扁豆花 15 克。

【做法】上药放容器内加水煮开，放入适量冰糖，代茶饮用（见图 3-10）。

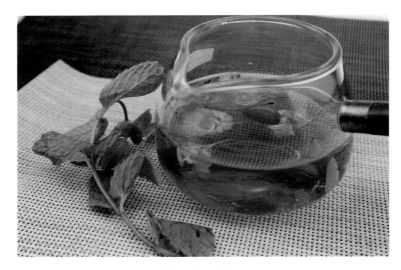

图 3-10 三花汤

清暑祛湿茶

【组成】鲜扁豆花、鲜荷叶、鲜玫瑰花各 20 克。

【做法】先将荷叶切成丝。与扁豆花、玫瑰花放入容器内,加水 500 毫升煎成浓汁,放入适量冰糖,代茶饮用。

七、复感儿怎么办

反复发生呼吸道感染的孩子,医学上被称为"复感儿"。在他人眼里,这类孩子身体特别差,弱不禁风,稍有个风吹草动,他们就会病一场。这样的孩子,难道只能一直病恹恹的吗?别担心,中医有办法。按照中医辨证理论,复感儿临床可分为 2 大类(见表 3-4):

复感儿临床证型分类   表 3-4

	复感证	
	营卫不和	肺阴不足
临床症状	平素汗多,汗出不温,面色㿠白,肌肉松弛,肢凉畏寒面色欠华,常自汗出,恶风怕冷,鼻塞流涕,发热轻,反复感冒	面色潮红,形体消瘦,潮热盗汗,口渴咽干,手足心热
治疗原则	调和营卫益气固表	滋阴养肺
常用药材	黄芪、防风、白术、紫苏叶、桂枝、白芍、炙甘草、生姜、大枣	百合、麦冬、生地黄、玄参

1. 营卫不和证

营卫不和,其症状主要表现为头痛、发热、汗出、恶风等一系列症状。营卫就好像一对好兄弟,一奶同胞,都是属于水谷精气化生而来,营气在内,卫气在外,两相配合共同维护着机体的平衡。

出现营卫不和的主要原因是,机体感受外来之邪时,如果营气有不足,而卫气足以抵抗外邪,并为之抗争,就会发热;而卫气被外邪所束缚(可以理解为被敌人抓获困住),卫气温煦机体的作用就得不到发挥,就会产生恶寒。

营卫不和从现代角度来说，代表着某些机体功能不平衡的结果，比如产热和散热的不平衡，汗出多少的不平衡，体表的防御功能下降或者伴有消化功能的减退等。从中医角度来说，脾胃的运化功能减退，营卫气血就相对有不足，营卫不和导致机体阴阳不平衡，而致发病。

营卫不和的体质容易出现风寒感冒，易气虚，会怕冷，因为元气不足易疲倦，嗜睡，气短，说话声音比较弱，显得中气不足，肺气不固有汗证[1]，舌象淡红，舌边有齿痕，脉弱。这时就要温补阳气、助阳解表。所用的药材属于壮阳补阳的，不宜吃寒凉水果，以免造成痰湿。可以多吃花椒、茴香、桂皮、葱、姜、蒜、羊肉、韭菜、荔枝、樱桃、核桃、桂圆等热性食物。药膳食疗方推荐西洋参紫苏牛肉汤，外加穴位按摩，按揉百会穴（A4）。百会穴是身体阳气汇聚的地方，经常按压可以补气提神。

西洋参紫苏牛肉汤

【组成】西洋参10克，紫苏叶10克，茯苓10克，炙甘草3克，白术15克，牛肉200克，生姜3片，盐适量。

【做法】将西洋参、紫苏叶、茯苓、炙甘草、白术装入药包清水泡制30分钟；牛肉200克，切小块，加入葱白、生姜等，加清水与药包放入砂锅中炖煮，煮至肉烂，加入少许食盐，出锅即可（见图3-11）。

【功效】西洋参、茯苓、甘草、白术益气健脾，不热不燥，紫苏叶解表散寒，行气和胃，配牛肉加强温阳益气补脾胃之功。

1.中医病名，是指不正常出汗的一种病证，即小儿在安静状态下，日常环境中，全身或局部出汗过多，甚则大汗淋漓。多发生于5岁以下小儿。小儿汗证，多属西医学自主神经功能紊乱，而维生素D缺乏性佝偻病及结核感染，也常以多汗为主症。临证当注意鉴别，及时明确诊断，以免贻误治疗。反复呼吸道感染小儿，表虚不固者，常有自汗、盗汗。寐则汗出，醒时汗止者称盗汗；不分寤寐而出汗者称自汗。汗证多属虚证。①自汗以气虚、阳虚为主；②盗汗以阴虚、血虚为主；③肺卫不固证多汗，以头颈胸背为主；④营卫失调证多汗而不温；⑤气阴亏虚证，汗出遍身而伴虚热征象；⑥湿热迫蒸证则汗出肤热。

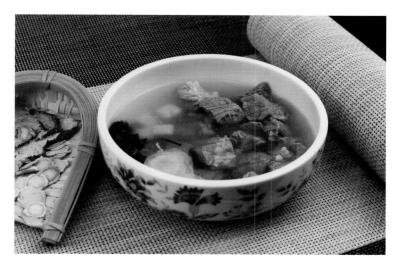

图 3-11　西洋参紫苏牛肉汤

穴位按摩

【穴位】百会（A4）

【操作】用拇指螺纹面或掌心，按揉 30 ～ 50 次。

对于肺气不固、肾气不固有遗尿的易感体质，平时可以吃肉桂干姜羊肉汤或黄芪大枣粥，外加温灸任脉的关元穴（D1）。关元穴具有补肾温阳的功效，可以改善气虚怕冷的体质，特别针对孩子滥用抗生素，输液，或过服寒凉中药造成的遗尿问题有很好的疗效。

肉桂干姜羊肉汤

【组成】肉桂 10 克，干姜 10 克，葱白 4 根，羊肉 1 斤。

【做法】取肉桂 10 克，干姜 10 克，葱白 4 根切段，羊肉切块，上述食材加入适量清水放入锅中炖煮，煮至肉烂，加入适量花椒粉、食盐出锅即可（见图 3-12）。

【功效】肉桂补火助阳，散寒止痛，温经通脉，解表散寒，祛风止痛；干姜温肺化饮，温中散寒；葱白散寒通阳，配羊肉加强补益气血、温中之效。

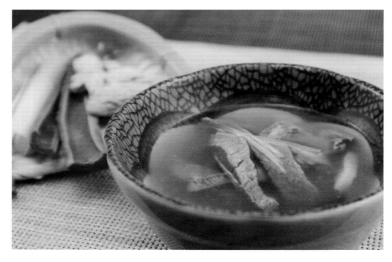

图 3-12　肉桂干姜羊肉汤

黄芪大枣粥

【材料】黄芪 15 克，大枣 10 克，粳米 20 克。

【做法】黄芪、大枣、粳米加适量清水，放入锅中，煮至粥熟即可（见图 3-13）。

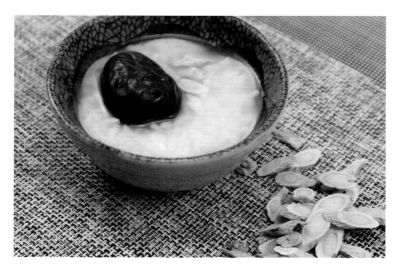

图 3-13　黄芪大枣粥

【功效】黄芪、大枣补中益气固表，配以粳米加强健脾补益之效。每日早晨空腹吃，连吃半月以上。本方有扶正祛邪，增强免疫功能，预防感冒之功效。小儿体弱，经常反复感冒者，平时宜吃本方增强体质。

温灸关元穴（D1）

【功效】具有补肾温阳的功效，可以改善气虚怕冷的体质，特别针对孩子滥用抗生素、输液，或过服寒凉中药造成的遗尿问题有很好的疗效。

2. 肺阴不足证

气虚易感又带虚热体质，耗损津液，就会导致肺阴不足的阴虚体质。

阴虚主要表现为两大类：干燥和虚热。比如口燥咽干、鼻微干、大便干燥、手足心热、尿黄、口渴、皮肤干、喜冷饮、舌红少津、脉细数，在饮食方面会比较偏好辛辣浓郁的味道，无肉不欢，睡觉的时候常出汗，即所谓的盗汗，性格会倾向急躁、外向、好动。

阴虚体质的孩子不能吃火锅、麻辣烫这类辛辣燥热的食物，以及适合于气虚和阳虚者的补品，否则会更加重阴虚的程度。最适合吃的是酸甘的食物，比如说果蔬里面的石榴、葡萄、柠檬、苹果、香蕉、枇杷、桑葚、甘蔗、丝瓜、苦瓜、莲藕、菠菜、黄瓜、燕窝、银耳等。若有血虚的话可以多吃乳铁蛋白这种优质的蛋白。

阴虚易感体质平时要多滋阴降火，例如沙参、麦冬、百合、玉竹、生地黄等，都可以滋阴降火。阴虚易感体质的孩子平时可多服用玉竹莲藕汤。

玉竹莲藕汤

【组成】玉竹 10 克，麦冬 10 克，生地黄 10 克，桔梗 6 克，白薇 6 克，莲藕 1 节，瘦肉适量。

【做法】将玉竹、麦冬、生地黄、桔梗和白薇用纱布包裹，藕节切段，与瘦肉共同加入适量清水，煮至汤成，加入适量食盐即可。

【功效】玉竹、麦冬、生地黄滋阴清热、养阴润燥，桔梗辛散宣肺、利咽消肿，白薇清热凉血，配以莲藕清热开胃，滋补养性。

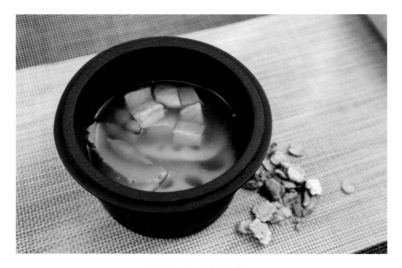

图 3–14　玉竹莲藕汤

温灸太溪穴（F1）

【功效】太溪穴是肾经的原穴，穴名的意思就是指肾经水液在此形成较大的溪水。足少阴肾经在五行中属水，所以刺激太溪穴可以补水，也就是很好的滋阴的作用。由于阴虚体质容易上火，因此如果温灸日久，会感觉到身体不适，身体发热，甚至烦躁，可以多补充一点蔬果汁或多喝点水。

八、生活护理 & 注意事项

1. 环境

人具有很强的环境适应能力，即使是生病了也能克服各种外界环境影响。即便如此，依然建议家长为孩子提供通风、安静的环境，温度以孩子体感舒适为宜，还要保持合适的湿度。这样可以确保孩子更快康复，也能减少并发症的出现。

2. 衣着

孩子的新陈代谢非常活跃。单位时间内，孩子身体产生的热量要比成年人多几倍，出汗散热却又较慢，所以孩子的体温普遍高于成年人，并且年龄越小，这种情况越明显。因此，**当我们感到冷的时候，孩子未必会有同感，而当我们感到热的时候，孩子或许会觉得更热**。父母们千万不能仅凭自己的感觉来给孩子穿衣服。在低龄孩子中经常会发生"捂热综合征"——就是穿太多影响机体散热，人为地使孩子体温急剧上升，处于发热的状态，这种情况在秋冬季更为常见。

孩子过冷的表现：皮肤苍白，体温正常时打寒战，鼻子、四肢等身体末端发凉。

孩子过热的表现：皮肤绯红，湿润，长痱子，口腔鼻子黏膜内壁干燥。颈部明显潮湿，说明有捂出汗。

给大家讲一个小窍门，怎么保暖孩子最舒适——选对保暖工具很重要，标配就是袜子、帽子和围巾。经常赤脚走路，是锻炼反射区和预防急性呼吸道疾病的绝佳方法，但在孩子生病的时候就不能这样做了，一双小袜子是孩子足部保暖的必备佳品。围巾和帽子，则是为了保护脖子和头，这两处吹到寒风，会直接影响到呼吸道血管，也可能导致气管痉挛发生。

3. 餐食

不少人以为，感冒的时候抵抗力下降，就要赶紧"进补"来增强体质，于是吃姜母鸭、羊肉炉、药炖排骨、十全大补汤、人参鸡汤，来个"满汉全席"，结果不是锁喉失声，就是感冒症状加重，甚至出现肠胃不适，比如恶心、呕吐、腹泻或者便秘。为什么感冒的时候反而会越补越麻烦呢？因为病邪已经入侵人体，就好像强盗已经破门而入，首先要做的是祛邪外出，把强盗赶出去。如果这时候进补，就好像把门窗关紧，不但没办法把强盗赶出去，反而"闭门留寇"——由着强盗在屋子里面作乱，就别怪感冒症状不减反增了。

感冒以及其他疾病发生的时候，都可能会导致食欲不振，这在孩子身上会更加明显[1]。这时候正确的做法就是：**在孩子不需要食物时，不要强迫孩子吃东西。等孩子开始康复后，自然会逐渐恢复胃口。但康复期也不能仗着身体好转就胡吃海喝，必须少量多餐，慢慢加量。**

对于婴幼儿，即便生病期间，也不需要刻意变换餐食，不要原来喝母乳的现在临时加餐吃土豆泥，或者原来喝国产奶粉的现在要升级换进口的，都没有必要。对于已经断奶的宝宝或幼儿来说，生病期间要吃容易吸收、不油腻、不辛辣、不凉不热的流质，譬如粥与新鲜蔬果汁，就是非常好的选择。

4. 水分补充

孩子生病的时候，特别是体温超过 38.5℃后，体液异常损失非常大，对于氧气的需求也明显增加，每高于正常体温 1℃，对氧气的需求就提高13%。所以，务必保持室内通风，然后持续地给孩子补充水分，每 2 个小时就要喝 200mL。

补充什么样的水比较好呢？**富含电解质的液体是首选。**生病时食欲减退，饮食摄入减少，身体水分流失的同时又带走了大量的钠离子和钾离子，仅仅补充纯水反而会让血液中的电解质浓度进一步稀释，引起晕眩、乏力、思维混乱、抽搐等一系列症状。并且，大脑会发出信号通过尿液、汗液等方式加快排出体内水分以恢复体内电解质浓度平衡，这种"自发性脱水"会让体液损失的情况更严重（见表 3–5）。

---

1. 在感冒的时候，明明身体的消耗更大了，能量都被调动起来生产免疫物质以及提高体温来对抗外界感染，偏偏身体却一点胃口都没有，无法补充能量，这不是很矛盾吗？2016 年 5 月发表在《神经科学杂志》(Journal of Neuroscience) 上的一篇文章提示，白细胞介素 –18（一种发炎时会产生的细胞因子）是导致生病时食欲降低的主要因子。我相信你没有什么兴趣想要听一堆专用名词的作用机理，那我们从进化的角度来看这个问题。如果生病时不限制我们的食欲，我们就会想要出去觅食，但生病后虚弱的身体大概率找不到食物，白白消耗了能量，而且还可能成为别人的盘中餐。所以，聪明的身体在生病时就会切断我们对食欲的追求。

体液损失程度评价标准 表 3-5

	轻度	中度	重度
体重丢失 %	3% ~ 5%	6% ~ 10%	大于 10%
嘴唇	干燥	干燥	干燥
口腔内部	湿润	湿润，但唾液少	干燥
产生眼泪	有	有	消失
前囟	平软	软，轻度下陷	凹陷
皮肤	弹性好	弹性尚好	弹性差
排尿次数	正常	减少，但可维持每天 3 次以上	每天少于 3 次

　　如果条件允许，我建议在孩子生病发热时，给他们喝鲜榨苹果汁：将 2 个苹果加生白芝麻 1 茶匙，用破壁机打碎后饮用。因为白芝麻含有大量不饱和脂肪酸和维生素 A、维生素 E 等营养成分，白芝麻（选用生白芝麻为宜。白芝麻怕氧化，所以可以包好放在冰箱冷冻柜里面）含有卵磷脂，可以保护神经，同时能防止过度通气产生过氧化物，抵消或中和细胞内有害物质游离基的积聚；而苹果汁能保护心脏和心肌细胞，富含钾、糖分、微量元素，能够补充电解质、健脾，同时还能补充发热期间身体的能量消耗。对于懒惰星人的宝爸宝妈们，药店里也有销售含有精确调配的葡萄糖、电解质等成分的口服补液制剂。对于稍大一些的孩子，运动饮料补充水分也是不错的选择，但不能喝碳酸饮料。

　　无论补充什么类型的液体，不要让孩子喝冰饮！至少退冰至常温才能饮用。冰激凌和冰棒偶尔吃也就算了，慢慢含化了才咽下去与消化道温差不至于太过悬殊（但也并不建议，特别是有过敏性鼻炎和哮喘的孩子，寒凉物要忌口，本身就存在气道高反应性，冷刺激容易引发气管痉挛），但冰水冰饮不一样，你看过哪个孩子喝饮料像漱口一样把饮料含在嘴里等待退冰的？都是"咕嘟咕嘟"直接咽下的，这"透心凉"的饮料与身体核心温度相差20℃还要多，会使胃黏膜下血管收缩（和受寒时鼻黏膜血管收缩一样），黏液分泌减少，胃的天然防护膜就被削弱了[1]。人体的胃酸是 pH 值在 1.5 ～ 2 的强酸，铁钉都能被融化掉，但我们胃壁却能毫发无损，这就是胃黏液的功劳，现在黏液分泌少了，胃酸直接接触到黏膜，后果就是胃溃疡、慢性胃炎（见图 3–15）。

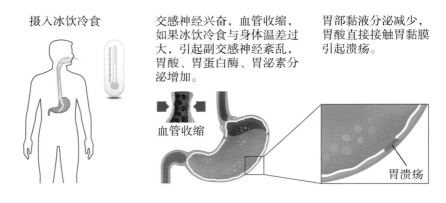

摄入冰饮冷食

交感神经兴奋，血管收缩，如果冰饮冷食与身体温差过大，引起副交感神经紊乱，胃酸、胃蛋白酶、胃泌素分泌增加。

血管收缩

胃部黏液分泌减少，胃酸直接接触胃黏膜引起溃疡。

胃溃疡

图 3–15　喝冰水造成胃血管收缩、黏液减少，导致胃炎

从中医学的观点来看，对冰饮冷食则更是绝对禁忌。《难经·四十九难》指出"形寒饮冷则伤肺"，意思是形体受寒或饮食生冷可损伤肺脏。肺居于人体高位，寒凉食物途经口咽部会影响肺气的宣发肃降功能，导致咳嗽气喘，进而引发疾病。除此之外，小儿脾胃本虚，功能不足，身体缺乏足够的热量将冰饮温化，寒凉之邪伤胃会导致剧烈腹痛、腹泻。再从经络学角度分

---

1. 冰饮冷食、低气温等，对身体来说属于应激刺激，会引起交感神经系统兴奋性升高，血管收缩，引起黏膜缺血缺氧，免疫力下降。副交感神经、垂体、肾上腺系统兴奋性升高，引起胃酸、胃蛋白酶和胃泌素分泌增加，从而引起应激性溃疡，而这个过程与体内一氧化氮（NO）的生成释放有密切关联。肖育华，詹纯列，李新春，等. 寒冷刺激对大鼠胃黏膜的影响及血清一氧化氮含量和胃黏膜表皮生长因子受体表达水平变化研究 [J]. 中国比较医学杂志，2006, 16(9):549–552.Takeuchi K, Okabe S. Mechanism of gastric alkaline response in the stomach after damage. Roles of nitric oxide and prostaglandins[J]. Digestive Diseases & Sciences, 1995, 40(4):865–871.

析,中鼻甲上方是足太阳膀胱经的起点,膀胱为水脏不喜寒凉,而太阳经具有多气多血的特点,主肤表,统营卫,为一身之藩篱,是人体维持肤表功能、防止外邪入侵的重要因素。冰饮冷食所代表的寒邪从口鼻入,阻碍气血运行,使之运行缓慢甚至凝结壅阻、肺卫不固。导致疾病。所以**体质比较弱或者体质虚寒的孩子,是非常不建议贪凉饮冷的,只有坏处没有好处!**

5. 休息 & 睡眠

很多家长在孩子生病的时候急着找药,殊不知**睡眠就是最好的良方**。战国时期有一位名医文挚就非常看重睡眠对人体健康的作用,认为睡眠是养生最好的方式[1]。现代医学也发现,优质的睡眠可以提升淋巴细胞数量、合成抗氧化过程所需要的蛋白以修复损伤,还可以清除脑内代谢废物等。所以孩子生病时,不要感觉"多喝热水多休息"不走心,这其实是最接地气的好建议了!

九、感冒后期的调理

感冒后期会有肺燥肺热,这就好比开水滚过,水温慢慢减下来时一直有余热。如果肺燥,可以多喝杏仁川贝粉,也可以吃秋梨膏或川贝枇杷膏。当肺有余热,这个时候就要用金银花 20 克加生甘草 6 克煮水,或从药房买金银花露去除肺的余热。

感冒期间还要注意不能便秘,要尽量把宿便清空。因为肺与大肠相表里,大肠宿便不清,肺热也很难除尽。

十、预防感冒有妙招

1. 勤快并认真地洗手

养成勤洗手的好习惯,是帮助我们避免感冒的最好方法,不过得按照规

---

1. 长沙马王堆汉墓出土的竹简《十问》中,文挚与齐威王问答谈论养生之道:"夫卧,使食糜消,散药以流刑者也。譬卧于食,如火于金。故一夕不卧,百日不复。食不化,必如纯鞠,是生甘心密墨,危伤痹蹶,故道者敬卧"。

范的洗手方式才有效哦[1]。规范洗手不仅有清洗频率和时间的要求，还是门技术活儿（见图 3-16）：用普通肥皂和清水洗手，用力揉搓整只手，包括指尖缝隙和指甲盖，并持续 15 ～ 20 秒，以除去皮肤表面的微生物。用严格的标准来审视我们当前的洗手方式，连医务工作者都不敢保证自己能及格。

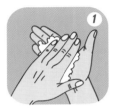
第一步：取适量的肥皂泡或洗手液，掌心相对，手指并拢，相互揉搓。

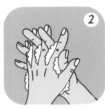
第二步：掌心相对，手指交叉，相互揉搓。

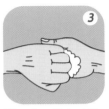
第三步：掌心对手背，沿指缝相互揉搓，交替进行。

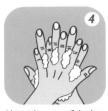
第四步：双手相扣，来回揉搓。

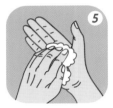
第五步：五个手指尖并拢在另一个手掌心中来回揉搓。

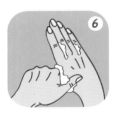
第六步：一只手握住另一只手的大拇指，旋转揉搓，交替进行。

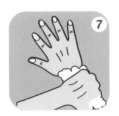
第七步：一手握住另一手的手腕，旋回摩擦，交替进行。

图 3-16　7 步洗手法

如果没有就近的水槽和肥皂，用含有酒精成分的干性洗手液也是不错的选择，但你同样得将它用力地擦遍你的手、指缝和指尖缝隙。

---

1. 在美国军队中约 90% 的新兵在基础训练的前几个月都遭到过呼吸道感染。预防医学专家探索了一系列措施，包括防尘、紫外线照射、杀菌剂熏蒸、大规模使用抗组织胺，最后才是洗手。在规定新兵 1 天至少洗手 5 次后，呼吸道门诊病人的来访量减少了一半。M.A.K Ryan et al. Hand-washing and respiratory illness among young adults in military training[J]. Am J Prev Med. 2001. 21(2):79–83.

2. 让孩子的手远离眼睛和鼻子，雾霾天戴口罩

想要和感冒说"拜拜"，不要让孩子揉眼睛、挖鼻孔是非常关键的因素，要知道，孩子那闲不住的小脏手可是病毒通往眼睛和鼻腔黏膜的捷径。至于佩戴口罩，有些研究显示口罩预防感冒的效果并不好，除非你连续 3 个月每天 24 小时用它捂住口鼻才行[1]，并且要让幼小的孩子配合戴口罩，也是一项艰巨的任务。但如果在雾霾天，用防霾口罩保护孩子的呼吸道免受空气中细颗粒物的伤害则是必须的。关于怎么选择合适的口罩，请见本章最后一节。

3. 家里有感冒的人，要避免共用物品，并每天清洁消毒

感冒病毒会通过接触传播。当感冒了的豆豆爸擤过鼻涕后，摸了摸豆豆最喜欢的小汽车，豆豆边玩玩具又用手指挖鼻孔——感冒病毒就通过这个链条从豆豆爸传给了豆豆。所以，当家里有人生病了，要避免共用物品，对家中人人都会碰的"公共物品"，譬如门把手、马桶、水龙头、餐桌等地方，要用消毒剂进行清洁。

十一、怎样选择合适的口罩

评价一个口罩防护效果的有效性，要从过滤效率、佩戴密合度、佩戴时间及甲醛含量等指标综合衡量。而口罩的过滤效率，是最关键的产品性能参数之一，也是广大消费者非常关心的问题。时下口罩市场鱼龙混杂，各家厂商都声称自家的口罩能够阻挡 PM2.5，消费者们云里雾里，这防霾口罩到底该怎么选？

1. 口罩作用原理

要选口罩，首先得知道口罩有什么本领，是怎么阻隔 PM2.5 的。"PM2.5口罩"靠的是纯物理过滤机制，其本质就是一张过滤膜，将 PM2.5 阻挡在

---

1. J.L.Jacobs et.al. Use of surgical face masks to reduce the incidence of the common cold among healthcare workers in Japan: a randomized controlled trial[J]. Am J Infect Control. 2009 37(5):417–419.

外。打个比方，渔民捕鱼，要用渔网围住鱼群，只要网在那里挡着，网子里的鱼就跑不到渔网外面，但水还是能在网内外自由流动。"PM2.5 口罩"也是这样，只不过是要把 PM2.5 拦在外面。PM2.5 的直径大小是一根头发丝直径的 1/28，因此"PM2.5 口罩"这张"网"要能起作用，那网眼就必须足够小，密密实实地把口鼻罩上，PM2.5 才能被隔绝在体外。若是直接一实心罩子捂上，PM2.5 不就进不来了？话是这么说，可人也没法呼吸了。因此"PM2.5 口罩"必须得是张"网"，让空气能流进来，不会导致呼吸困难。

2. 口罩标准

市场上最主流的防颗粒物口罩执行标准就是美国的 NIOSH 标准（见表 3-6）。说到这里，就不得不解释一个许多人都知道但其实不甚明白的东西：N95 口罩。其实，"N95"并不是一款口罩的产品名称，而是美国行业机构制定的口罩标准，只要符合这种标准的口罩都可以称为"N95 口罩"。按照这个分类标准，第一个字母"N"是指能够防护的颗粒物类型，而后面所跟着的数字代表防护效率，所以 N95 就是指"对非油性颗粒物过滤效率达到 95% 以上"的口罩。类似的，我国也有制定相关口罩的防护标准（见表3-7、3-8）。

美国国家职业安全卫生研究所（NIOSH）标准对颗粒物防护口罩的分类　表 3-6

分类	过滤效率≥ 95%	过滤效率≥ 99%	过滤效率≥ 99.97%
N 类	N95	N99	N100
P 类	P95	P99	P100
R 类	R95	R99	R100

N：Non-oil 适合于过滤非油性颗粒物，如粉尘等。
R：Oil Resistance 适合于过滤油性和非油性颗粒物，但用于油性颗粒物时使用时间不得超过 8 小时。
P：Oil Protective 适合于过滤油性和非油性颗粒物，用于油性颗粒物时使用时间按照制造商建议。

中国 GB2626-2006 标准对颗粒物防护口罩的分类 表 3-7

分类	过滤效率≥ 90.0%	过滤效率≥ 95.0%	过滤效率≥ 99.97%
KN	KN90	KN95	KN100
KP	KP90	KP95	KP100

KN 类：只适用于过滤非油性颗粒物
KP 类：适用于过滤油性和非油性颗粒物

口罩分类及其使用对象 表 3-8

口罩分类	适用对象	防飞沫传播	防化学污染物	防 PM2.5
棉布口罩 纱布口罩	医护人员、清洁作业人员等	×	×	×
医用普通口罩（一次性口罩）	清洁作业人员、患者、医务人员、美容技师、无尘车间工人等	√	×	×
活性炭口罩	医疗场所、化工厂、喷漆喷农药作业人员等	√	√	×
工业防尘口罩	医务人员、矿工、焊接工、打磨工等作业人员	√	取决于是否添加活性炭	√

3. 口罩佩戴舒适很重要

在能够满足防护需求的条件下，第二条选择标准就是佩戴的舒适度。影响口罩佩戴舒适度的有许多因素，譬如口罩材质、是否配有呼吸阀等。佩戴工业防尘口罩会有又闷又湿的感觉，现在市场中还有电动口罩，电动口罩可以把呼吸过程产生的潮湿气体带出口罩空间外，并送入经多层过滤的新鲜洁净空气，通过主动送风的方式使佩戴体验更加舒适（见图 3-17）。

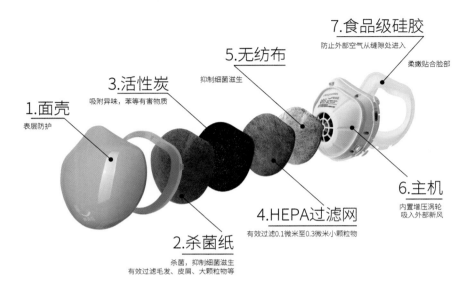

图 3-17 电动口罩

十二、本章小结

（1）当孩子出现本章开篇提到的 9 种情形时，必须带孩子去医院治疗，不能耽误病情。

（2）从现代医学的角度，感冒治不好也不需要治疗；使用中医学治疗感冒，能让症状好受一些。

（3）中医讲感冒证型主要分为风寒感冒、风热感冒和暑湿感冒。暑湿感冒基本发生于夏季，风寒感冒与风热感冒一年四季都会发生。辨别风寒感冒与风热感冒的简单方法就是看喉咙痛不痛。

（4）风寒感冒可以采用：喝热粥或姜茶→泡足浴→温灸将寒气驱出，切记避免再次受寒。后续采用膳食祛风散寒解表。

（5）风热感冒可以采用：板蓝根与银翘的中成药组合辛凉解表宣肺清热，另外可刮痧泄热辅以药膳方调理。

（6）暑湿感冒需要与中暑鉴别。中成药可用保济丸，并饮用三花汤与清暑祛湿茶调理。

（7）反复感冒的体质分为营卫不和与肺阴不足两种证型。营卫不和体质需要多吃壮阳、补阳的热性食物，而肺阴不足切忌辛辣燥热，适合酸甘滋阴降火的食物。

（8）孩子感冒时，需要调整合适的温、湿度，不要给孩子穿太多，以孩子不冷为宜，清淡饮食，多补充水分，注意休息。

（9）勤快并认真地洗手是避免感冒的最好方法。让孩子养成不揉眼睛、不搓鼻子的好习惯，雾霾天要戴口罩，平时家里做好消毒清洁工作。

（10）并非所有口罩都能过滤雾霾中的PM2.5；佩戴口罩，舒适很重要，电动口罩主动送风，可以避免闷湿的感觉。

第四章

发热，要说爱你不容易

豆豆妈："经常听老人家说，孩子发高烧不降温，脑袋要烧坏掉的！黄医生，你看你看，我们家豆豆都已经烧到 38.5℃了，还在咯咯咯地傻笑，是不是已经没救了……"

一、孩子体温那么高！大脑会烧坏吗

从中医的理论上来说，发热是因为人体的正气抵御邪气，两者相争而化热，当邪气被正气驱赶出人体之后，体温自然就会恢复正常。所以中医的退热方法是服用祛除风邪的药，以及饮用热稀粥来补充体力，加强抗邪的正气。

从现代医学角度来看，当人体受病原体入侵、体内有炎症反应等异常情况，细胞就会释放一种信号激素——前列腺素。前列腺素就是免疫系统的传令兵，随着血液循环流到人体体温调控中枢——下丘脑。我们的人体就像一台恒温的空调，而下丘脑就是控制板，正常情况下设定在 37℃左右，但当收到前列腺素传来身体有感染的信息"前线有战事发生，要提高体温的设定值，让身体进入战备状态"，体温就会升高了，身体进入发热状态。这时皮肤血管会收缩减少散热，如果还不足以升温还会发出增加产热的信号，通过肌肉纤维颤动来更迅速升高温度（见图 4-1）。这就是为什么发热时还会手脚冰凉、怕冷，甚至打寒战的原因。

那么，我们的身体为什么发热呢？对于多数细菌和病毒而言，人体正常体温 37℃也是它们生长和繁殖的适宜温度。发热时，有些病原微生物活性和繁殖就会变得不那么活跃，而人体的免疫系统反应性却能显著增强，包括白细胞数增加，吞噬细胞和嗜中性粒细胞的杀菌活性和淋巴细胞的细胞毒性增强；C 反应蛋白升高增强吞噬细胞活性、调节炎症反应并加速组织修复。

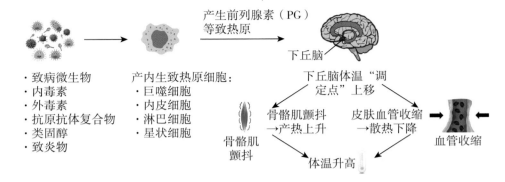

图 4-1　发热的机制

　　发热，是人体进化获得的一种对抗病原微生物感染的有益的保护机制。 尽管我像一个蹩脚的媒婆使劲给"发热"这套身体免疫机制说着好话，但相信大多数父母还是丝毫不买账：免疫力，我看不见摸不着，但带来的麻烦却是实实在在的！发热会让孩子感觉浑身不舒服，喂饭不吃、给水不喝、精神萎靡；同时也让父母惶惶不安、担惊受怕，孩子会不会有危险？要不要给孩子喂退热药？是不是该带孩子去医院了？孩子的难受叠加父母的焦虑，不得不让人感叹："发热，要说爱你不容易！"

　　关于发热，老人们的"育儿经"里常有这么一条："孩子发热，一定要马上把温度降下来，否则脑子要烧坏的……"真是怎样吗？**发热所带来的不良影响都是暂时性、功能性的。到目前为止，没有任何证据证明，单纯的发热可以引发身体任何组织器官任何实质性损害**[1]。过去的人会有"烧坏脑袋"的误解，是因为脑膜炎、脑炎、小儿麻痹这几种疾病刚好都会出现高热的症状，但是这些疾病造成的脑部损伤都是由病原体引起的，不是发热引起的，所以，一味追求"降温""退热"对于疾病恢复没有帮助，病没好，体温降了也会升回去，不降也不会病得更重。

---

1. 但是伴随高烧而来的体液异常损失和热性惊厥是有危险的，在本章后面小节会介绍。

"降温"的意义只是让发热难受的病人舒服一些而已。有些家长一看孩子发热了就马上用"退热贴"，额温瞬间下降就非常开心，可孩子发热的根本原因还没有消除，体温"设定值"也没有恢复正常。更糟糕的是，这样快速降温传达给身体错误信号，身体会以为热量散失太多，反而拼命制造更多热量，造成不必要的身体消耗。

当疾病逐渐痊愈，发热的原因消失，血液中前列腺素减少，体温自然会降回原正常值，此时，变得相对多余的体热就会引起出汗。所以，在退热药还没有出现的年代，看到"出汗""退热"这些讯号，就表示疾病差不多要好了。

疾病是因，发热是果。该处理的是疾病，而不是处理发热。

二、怎样给孩子测体温呢？体温多少算正常

给孩子量体温，按照采集温度的部位分，有 5 种方法：包括测腋温、耳温、额温、口温和肛温。测量工具则至少有 3 种：有水银温度计、电子体温计、红外线体温计。这么多选项，不禁让人想起读书时被各种连线题所支配的恐惧。

虽然测量核心温度最准确的方法是测量肛门温度，但是测量肛温比较麻烦，会引起孩子不适，孩子哭闹扭动还容易造成温度计侵入伤害，因此不推荐家庭常规使用，一般只限于在医院由医务人员操作。给宝宝测量口温呢，不卫生也不安全，特别是使用水银（内容物为汞）温度计，意外破裂还会造成汞中毒，所以也不推荐采用这种方式。至于额温，由于额头的体表温度受外界环境影响大，准确度不是很高，通常只在公共场所人体温度的普查和初筛的时候才会使用。

所以，适合家庭给孩子测体温的方式，就是检测腋温和耳温了！

测腋温，是使用最广泛的体温测量方式，可以使用传统的水银体温计或

电子体温计。与水银体温计相比，电子体温计测量既方便又准确[1]，现在还有专门给小婴儿使用的软头电子体温计，柔软的感温探头会更加安全。

　　测耳温，是日常体温监测最省事便捷的方式，需要使用专门的红外线耳温枪，尽管价格要比电子体温计贵一些（与水银体温计相比就更破费了），但对于婴幼儿来说，测耳温兼顾了快速、准确、安全等因素，特别是对那些好动、易哭闹、不肯安静下来的孩子，只需要接近耳道皮肤按下检测键，体温就能快速显示出来了，简直就是"熊孩子"家长的救命稻草。但需要注意的是，采集耳温最好多次测量（至少3次）后取平均值，这样能提高测量的准确性[2]。

　　给孩子测量体温时的注意事项：

　　◆在测体温前，不要让孩子哭闹和剧烈活动，以免影响测量结果。

　　◆每次使用体温计前要用酒精擦拭消毒，使用后用清水或肥皂水冲洗干净，擦干备用。

　　◆在腋温测量时，随意移动体温计、没有夹紧体温计，或者孩子脂肪过厚，都会影响测量的准确性。

　　◆在耳温测量时，宝宝有耳疾或外耳道分泌物过多，会影响测量准确度。

　　◆使用水银温度计测体温前，要将示数恢复至35℃以下。如果水银体温计不慎破裂被误食，立即灌喂大量牛奶然后送医院，牛奶中的蛋白质会与

1. 电子体温计与水银体温计差异很小。Uslu S, Ozdemir H, Bulbul A, et al. A comparison of different methods of temperature measurements in sick newborns[J]. Trop Pediatrics, 2011, 57(6)：418-423；Kongpanichkul A, Bunjongpak S. A comparative study on accuracy of liquid crystal forehead, digital electronic axillary, infrared tympanic with glass-mercury rectal thermometer in infants and young children[J]. Med Assoc Thai, 2000, 83(9)：1068-1076.

2. 虽然红外线体温计测得耳温与水银或电子体温计测得肛温的差值不大（0.2℃），但差值范围达1.8℃，多次测量取平均值能提高测量准确性。Zhen C, Xia Z, Long L, et al. Accuracy of Infrared Ear Thermometry in Children A Meta-Analysis and Systematic R eview[J]. Clin Pediatr, 2014, 53(12)：1158-1165.

水银（汞）结合，延缓对水银的吸收。

孩子体温多少才算正常？

与成人相比，儿童新陈代谢更加活跃，产热高而散热能力又比较差，所以，婴幼儿体温稍高于成人，尤其是早产儿，由于体温调节系统还未发育完善，特别容易受环境温度影响而发生变化。

36.6℃是绝对正常的体温，但一天之内体温会在一定范围内波动，新生儿体温波动幅度约0.25℃，6个月时约0.5℃，3岁后1℃，所以体温在36.4℃~36.9℃之间浮动都算很正常的，即使到37.2℃，甚至37.4℃，也并不一定就是发热。只要孩子没有异常情况发生，都不需要过于担心。

那么达到什么温度算发热呢？虽然以一个数值定义发热太过绝对，但临床工作中通常采用肛温超过38℃或腋温超过37.5℃定义为发热[1]（通常口腔温度比直肠温度低0.1℃~0.3℃，腋窝温度比口腔温度又低0.3℃~0.5℃。本书所有涉及体温的数值，在没有特别说明的情况下都指肛门体温）。

三、只是发热却没有明显局部症状

发热却没有明显局部症状：没有咳嗽没有痰、喉咙不痒不痛，但孩子额头就是发烫，食欲不振精神不佳。

这种情况在儿科里面太常见了！一般都是急性病毒感染造成的：婴幼儿感冒往往鼻咽部卡他症状[2]不明显而全身症状较重，突然起病高热、食欲减退，有时也可能有腹痛、呕吐、腹泻、烦躁等[3]。

---

1. National Institute for Health and Clinical Excellence (NICE). Feverish Illness in Children—Assessment and Management in Children Younger than 5 Years[J]. NICE Clinical Guideline 47. London, UK: NICE，2013.

2. 卡他症状是指咳嗽、流涕、打喷嚏、鼻塞等上呼吸道症状。

3. Hay AD, Whilson AD. The natural history of acute cough in children aged 0 to 4 years in primary care: a systematic review[J]. Brit J General pract. 2002,52(5):401–409.

　　而细菌感染，除了发热等全身症状外，通常还会伴有一些局部疼痛和症状，譬如咽峡炎伴有咽喉痛，白喉伴有扁桃体化脓，阑尾炎伴有腹痛，脑膜炎伴有呕吐和头痛等。但细菌感染中有一个常常容易被忽视的例外，就是尿路细菌感染，也可能出现高热却没有明确病痛部位的情况，与普通呼吸道感染或肠道感染的症状极为类似，很容易发生误诊。如果孩子曾经罹患过尿路感染，哪怕只有一次，那么一旦出现莫名其妙的高热，首先要做的就是验尿[1]。

　　单纯发热却没有明显局部症状，父母首先要做的就是冷静不紧张，可以采用物理降温缓解发热造成的不适，并密切注意孩子的精神状态和身体状况。一旦发觉情况不对劲，就得使用退热药，温度仍反复不退就必须带孩子去医院。

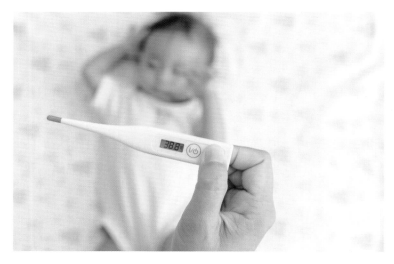

图 4-2　儿童发热

---

1. 病因不明急性发热儿童尿常规检查和尿试纸筛查诊断泌尿系统感染的敏感度和特异度均好。Glissmeyer EW, Korgenski EK, Wilkes J, et al. Dipstick screening for urinary tract infection in febrile infants. Pediatrics, 2014，133(5)：e1121−e1127.

四、什么时候该吃退热药

体温跟疾病的严重性并没有绝对的关联[1]，而是与病原体的种类比较有关系，所以常常可以看到，有的孩子发热到 39℃还是活蹦乱跳的，比没生病的大人还有精神。这种时候只要注意补充水分，穿着透气吸汗的衣服，待在通风舒适的环境就好。但情况也不总是乐观，有的孩子体温升至 37.5℃就已经难受得哭哭啼啼，饭也不吃水也不喝，让做父母的好生着急。

很多父母喜欢"标准答案"，一定要医生说出个数字，达到这个体温就能给孩子吃退热药。**通常会建议将体温警戒值设定在 38.5℃**，但很遗憾的是，这个所谓的标准答案其实并不绝对。人与人体质差异明显，孩子又不是机器，拿一个绝对的数值套在所有人身上是不合适的，**一切要以孩子的身体状态和行为表现为判断依据**。另外，发热是一件好事！这是人体免疫的自然反应，是身体在全力以赴地对抗感染。**如果孩子处在发热状态但表现完全正常，那么根本不需要干预**，否则只会好心办坏事。

1. 以下情况需紧急退热

◆体温快速上升[2]、体液快速流失，这些症状都是热性惊厥发病的前兆，尤其对有癫痫病史的孩子需要特别注意。

◆发热，皮肤颜色发白、不出汗却手脚冰凉，这意味着体表血管痉挛散热降低，内脏温度高却没办法散热到四肢，这种情形很容易发生热性惊厥。

◆出现心跳加速、呼吸加快等表现，例如有心脏病、贫血、慢性肺心病等病史，容易产生严重并发症。

◆头痛、心悸、四肢无力或其他难以忍受的症状。

发热不是一件坏事，但是出现以上情形，则表明孩子目前的状况很糟

---

1. Bleeker SE, Moons KG, Derksen-Lubsen G, et al. Predicting serious bacterial infection in young children with fever without apparent source. Acta Paediatr, 2001, 90(11) : 1226-1231.

2. 研究认为发热的温度与惊厥发作无关，但发热上升速度可能与惊厥发作有关。El-Radhi AS, Carroll J, Klein N. Clinical manual of fever in children[M]. Berlin: Springer, 2009: 175-192.

糕，要立即使用退热药降温以避免严重的后果。如果用药后1个小时内温度持续不退，就必须送医院了。

这里得特别介绍一下"热性惊厥"，因为其症状表现很容易引起家长的恐慌：孩子会出现意识突然丧失，多伴有双眼上翻、凝视或斜视，面部和四肢强直性痉挛或不停地抽动，发作时间可数秒至数分钟，有时反复发作，有时呈现持续状态。虽然大部分研究认为惊厥恢复后不会留有后遗症[1]，但也有报道说会对心肌造成损伤[2]。对于曾经发生过热性惊厥的孩子，高热时大概率会反复发作[3]，家长更加要警惕。

不怕一万，只怕万一。当孩子发生热性惊厥时，家长要掌握如下紧急处理方法（见图4-3）：

◆不要紧张，不要慌乱，80%以上的热性惊厥会在3～5分钟自行缓解。

◆保持安静，禁止一切不必要的刺激。

◆不要围观孩子，这样不利于空气流动，也会增加孩子焦虑压抑的情绪。

◆保证室内空气流通，或者将孩子转移到空气清新的地方。

◆让孩子侧卧，避免呕吐物和分泌物的吸入。

◆保持呼吸道畅通，必要时吸氧气，避免缺氧性脑损伤。

◆不要往孩子的嘴里放任何东西（防止咬伤舌头，但其实这并不会发生）。

◆把一切可以松开和解开的东西都松开或解开（襁褓，衣扣，腰带，鞋扣）。

---

1. Capovilla G, Mastrangelo M, Romeo A, et al. Recommendations for the management of "febrile seizures": Ad Hoc Task Force of LICE Guidelines Commission[J]. Epilepsia, 2009, 50 Suppl 1: 2-6.; Paul SP, Blaikley S, Chinthapalli R. Clinical update: febrile convulsion in childhood[J]. Community Pract, 2012, 85(7): 36-38.

2. 封稚, 张少芬. 热性惊厥患儿心肌酶谱的改变及其临床意义 [J]. 广东医学院学报, 2002, 20(3): 194.

3. 研究认为高温惊厥一般由遗传因素与环境因素共同决定，曾经发生过高温惊厥的孩子证明其从遗传层面上具有发病的条件，因此高热状态下反复惊厥发作的可能性非常高。Sadleir LG，Scheffer IE. Febrile seizures[J].BMJ，2007，334(7588):307-311.

◆收走周围可能弄伤孩子的物品。

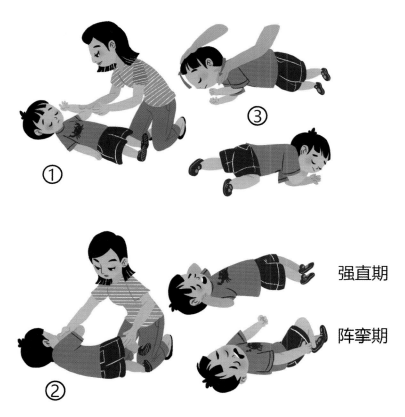

图 4-3　热性惊厥与紧急处理方案

①把孩子放在地板或床上，远离坚硬和尖锐的物体；

②调整孩子身体侧卧；

③确保口腔内无异物。头转向一侧，保证口水或呕吐物可以顺着孩子的口中流出来。

2. 退热药的选择

促进体温降低的药，叫"退热药"，能够直接作用于大脑温度调节中枢，同时达到改善血液流动和刺激排汗的作用。退热药虽然能够帮助发热的孩子快速把体温降下来，可若使用不当，药物的不良反应也是会造成严重伤害的！

以曾经常用的儿童退热药为例，尼美舒利、安乃近、阿司匹林已经引起了国内外临床专家的普遍关注，尼美舒利用于儿童退热时，对中枢神经及肝脏造成损伤的案例频频出现，在中国上市的六年里出现了数千例不良反应事件，甚至有数起死亡病例。而安乃近可致中性粒细胞数目减少，并对胃肠道有损害，阿司匹林会增加胃溃疡和胃出血的风险，所以这些曾经被认为安全的退热药，都已经列为儿童禁止使用的药物。

目前，世界卫生组织推荐使用的儿童退热药是对乙酰氨基酚和布洛芬[1]。虽然布洛芬的退热效果更快，但两者之间还是**首选对乙酰氨基酚，这个建议基于以下两点安全性考量：**

（1）对乙酰氨基酚的安全性是绝无仅有的，即使因为疏忽而过量服用，也不会造成大的危险，能够适合两月龄甚至更小的孩子使用。相较而言，布洛芬对于半岁以上儿童才适用，并且对于有脱水症状或过敏体质的孩子，应避免使用布洛芬，以免出现循环障碍或严重皮疹。最近一项研究表明[2]，布洛芬等非甾体抗炎药一旦服用过量，会产生严重的副作用，引起肾脏损害，增加罹患内出血和心脏病的风险。

（2）对乙酰氨基酚的基本功能为退热和止痛，而布洛芬不仅能止痛和退热，还有消炎的作用。人们不禁会好奇，功能越多不是更好吗？错！这反而可能会影响对孩子感染病情的判断，延误送医的时机。对于急性呼吸道病毒感染，对乙酰氨基酚能够起到非常好的退热疗效，但因为不具备消炎作用，所以对于细菌性感染和急性病毒感染并发症起不到任何效果。正是因为对乙酰氨基酚仅仅只有退热和止痛的作用，所以利于家长相对准确判断孩子病

1. 该推荐来自 WHO 制定的《儿童常见疾病管理指南关于发热儿童管理的推荐意见》. World Health Organization. Pocket book of hospital care for children: guidelines for the management of common childhood illnesses –2nd ed. 2013.

2. DW Kaufman, JP Kelly, DR Battista. Exceeding the daily dosing limit of nonsteroidal anti-inflammatory drugs among ibuprofen users[J]. Pharmacoepidemiology & Drug Safety. 2018 27(3): 322.

情。如果孩子用药后热势消退，说明情况并不是太严重，可以继续待在家里观察；但如果热势仍持续不减，不要犹豫，立即送医院。

3. 在使用退热药的时候，要特别注意使用剂量

药效的好坏首先取决于剂量，而不是药剂的形式或者包装。按照美国 FDA 批准的儿童用对乙酰氨基酚和布洛芬混悬液药物说明书，推荐口服对乙酰氨基酚剂量为每次 15 毫克/千克，2 次用药的最短间隔时间为 6 小时。而布洛芬的剂量为每次 10 毫克/千克，2 次用药的最短间隔为 6～8 小时，两种退热药连续服用均不要超过 5 天[1]。孩子体重超过 44 千克后，可以参考成人的剂量。

另外，这两种成分的退热药可以交替使用，这样不仅减少了每种药物 24 小时内使用的次数，减少药物的副作用，并且降温效果比使用单一药物效果要更好[2]。但不论单独使用、联合使用还是交替使用，都必须严格遵守每一种药服用剂量和服药间隔的规定。

照着说明书给孩子喂药，这有什么难度呢？但魔鬼往往就藏在细节中！

药剂浓度：每家药企生产药剂的浓度都不一样，甚至同一家厂商同一款产品的不同剂型间成分浓度也不一样，譬如一款对乙酰氨基酚滴剂的浓度为 100 毫克/毫升，而其混悬液的浓度则是 32 毫克/毫升。如此复杂的剂型，加上孪生兄弟一样的包装，不少粗枝大叶的家长就会傻傻分不清。

使用量：退热药使用的剂量，要根据孩子的体重进行计算，千万不能根据以往的经验和印象给孩子喂药。以前喝 1 小瓶盖，现在还只喝 1 小瓶盖，摄入不够就达不到应有的药效。我向大家介绍一个有效避免出错的小诀窍：在药盒上或者是药瓶上写上孩子应该服用的剂量，并且在每一次服药之前一

1. FDA web site:http://www.Accessdata.Fda.gov/scripts/cder/drugsatfda/index.cfm? fuseaction = Search.Label_ApprovalHistory.

2. Wong T, Stang AS, Ganshorn H, et al. Combined andalternating paracetamol and ibuprofen therapy for febrilechildren. Cochrane Database Syst Rev, 2013，10: CD009572.

定要一再确认过用量后再给孩子吃。另外还有一种常见情况，家长把多种退热药混合或交替使用时，却不知道买到的是成分相同而商品名不同的退热药，导致孩子用药过量。

4. 关于退热药的剂型

退热药通常有片剂、液剂（滴剂或混悬液）以及栓剂三种剂型：

（1）药物的剂型与药物的副作用无关，严格按照推荐剂量使用都是安全的。

（2）如果需要药剂立即见效，最好服用液态药剂；如果只有固体片剂可以用水溶解后再服用。

（3）与内服药（片状粉剂、液态药剂）相比，栓剂发挥药效较慢，但药效会更长。但需要注意的是，体温越高，从直肠处吸收对乙酰氨基酚的速度会越慢。

（4）儿童使用退热药常常需要根据体重精确计算给药量，口服溶液剂型可以精确取药量，而栓剂是固定的剂量，不太容易针对个体体重精确给药。

（5）通常，只有在孩子无法口服的情况下（恶心呕吐、热性惊厥、失去意识、哭闹不停），才选择栓剂的给药形式。

两款退热药剂型与用量比较　　　　　　　　　　　　表 4-1

对乙酰氨基酚[#1]（例如：泰诺林）				布洛芬[#2]（例如：美林）			
婴幼儿体重	剂量	滴剂	混悬液	婴幼儿体重	剂量	滴剂	混悬液
4kg	60mg	0.6mL	2mL	4kg	40mg	1mL	2mL
6kg	90mg	0.9mL	3mL	6kg	60mg	1.5mL	3mL
8kg	120mg	1.2mL	4mL	8kg	80mg	2mL	4mL
10kg	150mg	1.5mL	5mL	10kg	100mg	2.5mL	5mL
12kg	180mg	1.8mL	6mL	12kg	120mg	3mL	6mL
14kg	210mg	2.1mL	6.5mL	14kg	140mg	3.5mL	7mL

续表

16kg	240mg	2.4mL	7.5mL	16kg	160mg	4mL	8mL
18kg	270mg	2.7mL	8.5mL	18kg	180mg	4.5mL	9mL
20kg	300mg	3.0mL	9.5mL	20kg	200mg	5mL	10mL
22kg	330mg	3.3mL	10.5mL	22kg	220mg	5.5mL	11mL
24kg	360mg	3.6mL	11mL	24kg	240mg	6mL	12mL
26kg	390mg	3.9mL	12mL	26kg	260mg	6.5mL	13mL
28kg	420mg	4.2mL	13mL	28kg	280mg	7mL	14mL
30kg	450mg	4.5mL	14mL	30kg	300mg	7.5mL	15mL
32kg	480mg	4.8mL	15mL	32kg	320mg	8mL	16mL
34kg	510mg	5.1mL	16mL	34kg	340mg	8.5mL	17mL
36kg	540mg	5.4mL	17mL	36kg	360mg	9mL	18mL
38kg	570mg	5.7mL	18mL	38kg	380mg	9.5mL	19mL
40kg	600mg	6.0mL	19mL	40kg	400mg	10mL	20mL
42kg	630mg	6.3mL	20mL	42kg	420mg	10.5mL	21mL
44kg	660mg	6.6mL	21mL	44kg	440mg	11mL	22mL

五、体温 38.5℃以下的照护措施

发热是一件好事，在非紧急情况下都不应该滥用退热药。但有时候身体因发热造成的不适感，可以采用物理降温的方式让孩子舒服一些。民间的各式降温方法，八仙过海各显神通：盖厚被子的，泡热水澡的，还有跑步运动的。采用哪种方式才是可取的呢？

（一）可取的方式

1. 补充水分多通风，合理增减衣物

体温超过38.5℃后，体液异常损失非常大，对于氧气的需求也明显，每高于正常体温1℃，对氧气的需求就提高13%，这两点都与热性惊厥的发生

密切相关[1]。一定要多补充水分！这不是孩子愿不愿意，而是必须！穿衣的多少以孩子的感觉为依据。如果觉得冷甚至打寒战，即使发热也要多加衣物，把袜子、帽子和围巾都穿上；觉得热就脱，出汗则尽快擦干，不能吹风，衣物要吸汗透气。

2. 温水擦浴降温

温水擦浴是发热时常用的一种物理降温方式，能够暂时降低体温缓解不适。但正确的擦浴方式，爸爸妈妈们可要认真掌握。

准备：三块毛巾（一块敷额头，一块擦浴，一块擦干），热水袋或暖宝宝贴敷于孩子足底，面盆装水约七分满，水温在35℃左右，不能让皮肤有寒凉的感觉。

环境：关好门窗，勿使风直接吹入。

不能擦拭的部位：心前区与肚脐。

擦浴方式：将浸湿的毛巾挤干至不滴水，擦拭孩子全身皮肤表面。过程中尽量少暴露身体，擦哪里则暴露哪里，以防受寒。擦拭顺序由上至下（颈部→上肢→背部→下肢），在颈部、腋下和手肘内侧等血管丰富的地方可以多停留片刻以增加热量散出。

另外，网络上还流传过一种据说源自德国妈妈的看似神奇的"湿毛巾绑腿退热法"。这种方法的原理其实与温水擦浴类似，但小腿上没有大血管分布，用温毛巾绑小腿，退热效果有限。

3. 小儿推拿 & 无痕刮痧泻热

疏通经络能够让外周血管扩张，让热量通过皮肤释放出来。5 岁以下儿童，沿膀胱经捏脊（E5）；而 5 岁以上儿童适合用无痛刮痧，用无痛刮痧梳

---

1. 在发热状态下，细胞缺氧致代谢能量缺乏，钠泵功能失调，细胞膜通透性升高，引起血清钠降低，同时脑缺氧刺激压力感受器，下丘脑垂体系统分泌抗利尿激素增加，肾脏大量回收水分导致稀释性低钠血症，使细胞去极化而降低惊厥阈值。Gulec G, Noyan B. Arginine Vasopressin in the pathogenesis of febrile convulsion and lobe epilepsy[J]. Neuroreport, 2002, 13(16): 2045–2048.

沿膀胱经（X1）疏通经络，由下而上轻轻敲打肺经（X2）。

低热：用发汗解表的按摩法

推三关（C1），揉外劳宫（C2），太阳穴（A5），拿风池（B2），清肺经（C3），掐揉二扇门（C4），天河水（C5）。

高热：用清热凉血的按摩法

退六腑（C6），打马过天河（C7），蘸水捏脊（E5），捣小天心（C8）。

4. 足浴发汗退热

准确地说，发汗不仅仅只是降温，更是一种退热的方式。很多人都有这样的经历，感冒发热，肢体酸痛，头闷腹胀，可一旦汗流出来，体温就会渐渐下降，全身难受的感觉也会开始消退。发汗，是身体降温最自然的方式。当汗出的时候，血管舒张，毛孔开放，这样有利于体热发散，同时汗水的蒸发也能够带走大量热量。家长们会发现一个现象，孩子吃退热药起效后，就会开始发汗，温度也就退下来了。

发汗降温虽好，但要通过物理发汗降温（相对于吃退热药降温）也有一定风险。因为此时体温中枢"设定值"并没有改变，要发汗降温，体温会经历一段先升再降的过程。如果尚未发出汗就已经受不了热晕过去，反而会造成更大的伤害。因此选择安全的发汗方式特别重要。

要看一种发汗方式好不好，需要考虑三方面因素：

（1）**安全性** 发汗过程可控，方便家长实时观察孩子情况，若出现意外能紧急处理。

（2）**发汗量** 发汗虽然有助于降温，但是不能过度，微微发汗去病，大汗淋漓反而会伤害身体。体有热证，汗出太多不仅伤了津液（伤阴），也会损伤身体的阳气，体内阴阳俱虚，正气虚损，就没有能量把邪气祛除出去，病就好不了。

（3）**发汗过程会不会受寒** 发汗后毛孔张开，若受了寒反而会使病情恶化。

基于以上这些考量，**要通过发汗的方式退热，黄医生推荐中药足浴，过程相对可控又能有很好的效果**，具体操作方式参见第三章风寒感冒一节。

5. 安宫牛黄丸预防热性惊厥

在发热快 38℃ 的时候，如果孩子还是手脚冰凉，身体核心发热却无法散热到肢体末端，这时候可以使用安宫牛黄丸预防发生热性惊厥。安宫牛黄丸源自清代吴鞠通《温病条辨》，有清热解毒、镇惊、开窍解痉、清心豁痰的功效，主治热邪内陷、神昏谵语、高热烦躁及惊厥抽搐等症，属中医临床治疗急症之要药[1]。

安宫牛黄丸采用直肠给药的方式见效最快也安全，因为不用经过肝脏的代谢，直接通过黏膜进入血液。

【配制】把安宫牛黄丸 1 粒（约 3 克）碾碎，用 50 毫升热水冲调，晾至 35℃ 左右。

【给药方式】采用直肠给药。在注射器外面擦一些油或凡士林，轻轻插入孩子肛门 2 ~ 3 厘米左右，夹紧小屁股慢慢地推进。

【用量】3 ~ 4 岁 25 毫升，4 ~ 5 岁 30 毫升，5 ~ 6 岁 35 毫升，7 ~ 8 岁 50 毫升。每日 2 ~ 3 次。

【适应证】用于高热烦躁，热闭神昏。若见面青身冷寒痰壅塞，寒闭神昏者不得应用。治疗中如出现四肢厥逆，冷汗不止，脉微欲绝，即亡阳厥脱证时，当立即停药，改用四逆汤、参附汤，以回阳救逆、益气固脱。

6. 耳尖放血泄热毒

在 2015 年 1 月，有位网友在火车上帮一名发热的孩子退热的新闻引起了广泛注意[2]。网友"@玄桢"发微博称："云游途中列车广播求助，一孩

---

1. 国家药典委员会. 中华人民共和国药典（第一部）[M]. 北京. 化学工业出版社. 2015: 879–880.

2. 柳璐. 给孩子耳尖放血，用酒擦胸背微博晒"另类"退热方法引争议 [N]. 现代快报. 2015.1.6.

子高热不退，啼哭不止数小时。起床取针包穿过 7 个车厢，遣散围观众人，嘱家长抱紧小孩，双耳尖各放血一次……须臾，烧退人安。回车厢休息！"

刺络放血疗法，俗称"刺血法"，是一种古老而独特的中医学治疗方法，最早见于马王堆出土的汉帛书《五十二病方》，而《内经》使这一疗法进一步发展而达到比较成熟的阶段，至今在现代中医临床中也有非常广泛的应用。刺血法采用针具刺破人体特定的部位放出少量血液，以外泄内蕴之热毒，除恶血、通经脉、调血气，改变经络中气血运行不畅的病理变化，从而达到调整脏腑气血功能。多用于实证、热证、急证为主的各科疾病。

虽然中西医对于刺血法存在不同的观点，但学术争论不是我们广大吃瓜群众关心的议题，能够缓解患者痛苦治疗疾病才是实实在在的好处。在中医临床研究中，刺血疗法有非常多的显效案例 [1,2]，在规范操作下疗法的安全性是能够保证的，并且副作用小，所以孩子感冒发热的时候，是可以使用耳尖放血 [3] 方式降温的，其操作方法为 [4]：

按摩耳尖部使其充血，常规酒精棉球消毒皮肤，左手拇、食指夹捏、固定耳郭上端，右手持三棱针，对准耳尖穴迅速点刺，针尖刺入约 1 ~ 3 毫米深，以双手拇、食指轻挤针眼四周，使之出血如豆大，以棉球吸去，如此反

1. 高丽萍，陈华德 . 耳尖放血疗法研究进展 [J]. 实用中医药杂志 . 2018，28(3): 247–248.

2. 余燕燕，张舒燕 . 耳尖放血疗法文献分析 [J]. 黑龙江中医药 . 2013，43(5):56–57.

3. 耳尖穴属于经外奇穴，将耳轮向耳屏对折时，耳郭上尖端即为该穴。是临床常用耳穴之一。《灵枢・口问》有云 "耳者，宗脉之所聚也"，《耳穴辨治纲要》云 "耳尖……偏于凉"。另《耳穴治面病》亦云："本穴性质属阴，长于清凉消急，故有清热泻火……护正之功"，结合《厘正按摩要术》"耳皮肉属肺"，《内经》"肺主皮毛"之说，在耳尖穴放血，有着清热解毒、泻火、抗过敏、消炎、抗感染等功用，临床多用于发热，高血压，目赤肿痛，麦粒肿（即睑腺炎）等，且耳尖放血对多种皮肤病亦有良效，如痤疮、皮肤过敏和湿疹等，特别是在止痒及改善皮肤症状上疗效显著。

4. 丁泞恩 . 耳尖放血治疗风热感冒发热的临床研究 [D]. 广州中医药大学 . 2010.

复放血 8 滴（见图 4-4）。

需要特别注意的是，**耳尖放血法需要专业医务人员操作，皮肤、针具要消毒，以避免感染**，另外，患有糖尿病、血液病的儿童不能用。

（二）不可取的方式

1. 捂被子发汗

儿科是"哑科"，因为孩子说不清楚自己的感受。把孩子捂在被子里面发汗，很难掌握孩子流汗的程度和身体的温度。曾经就发生过孩子发热，爷爷奶奶把孩子捂在被子里发汗，结果孩子被热晕而紧急送医的案例。所以，不要用这种发汗方式，不安全。

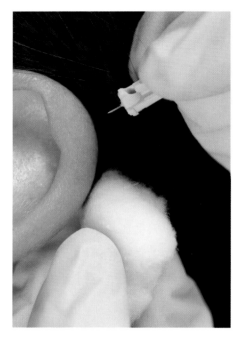

图 4-4 耳尖放血

2. 采用酒精擦身

这里有一个血淋淋的教训，广东有个 2 岁的宝宝发高烧，父母听说擦拭酒精可以降温，用掉约 1 升的工业酒精给宝宝全身上下涂擦，结果孩子酒精中毒，最后抢救无效身亡。不管是工业酒精还是饮用酒，都是不可以用来给宝宝物理降温！虽然酒精挥发会带走热量，但同时也会透过宝宝娇嫩的皮肤进入到血液中引起酒精中毒。就算是擦拭少量的酒精，也会引起皮肤过敏。所以，酒精擦身的方法万万不可取。

3. 用冰袋敷额头或身体

我们常会看见影视剧里，发热时直接用冰袋敷在额头上降温。但这种做法其实是错误的，容易引起末梢血管痉挛，导致散热量的急剧降低，同时引发头疼、气滞血瘀这样的后遗症。特别是过敏体质的孩子，体质偏于寒凉，冰敷额头或后颈，寒气就会乘着毛孔打开侵入人体，造成日后的体质更差，而冰敷产生的冷空气也可能会引发哮喘。可以用低于体温约5℃的湿润毛巾替代，每隔半小时更换一次。

4. 泡浴

温水擦浴降温可以，但泡浴就不是一个好选择。虽然泡浴与水接触面更大，导热效果更快，但是泡澡要脱衣、进入澡盆，会引起孩子不高兴、紧张、不安、反抗等情绪。此外，泡澡时全身都湿漉漉的，难以把控出汗量，若保暖措施不到位还可能导致风寒再次袭入。相关研究的结论也不推荐这种退热方式，因为泡浴会明显增加患儿不适[1]。

5. 运动或吹风

汗出后毛孔张开很容易再次受寒，引起皮肤血管的反射性痉挛，效果适得其反。

六、本章小结

（1）发热是身体抵抗病原微生物感染入侵的有益的保护机制，单纯的发热不会引发组织器官的实质性损害。

（2）家中给孩子测体温，以测腋温或耳温的方式更为合适。婴幼儿体温稍高于成人，36.6℃是标准的正常体温，但一天之内体温会在一定范围波动。临床上将肛温超过38℃或腋温超过37.5℃定义为发热，但其实这并不绝对，发热的温度和疾病的严重性没有绝对关联，只要孩子没有其他异常情况都不需要特别担心。

（3）孩子发热了却没有明显局部症状很常见，一般为病毒感染造成；但若曾有过尿道细菌感染病史，出现莫名其妙的高烧，就需要首先验尿。

（4）发热不是坏事，但在一些情况下需要立即退热避免严重后果；在高

---

1. Meremikwu M, Oyo-Ita A. Physical methods versus drugplacebo or no treatment for managing fever in children. Cochrane Database Syst Rev，2009，2.

烧时，孩子容易出现热性惊厥，父母们要学会应对方法。

（5）世界卫生组织推荐的儿童退热药是对乙酰氨基酚和布洛芬，建议首选对乙酰氨基酚。使用退热药时，需要特别注意药剂浓度、使用量和剂型。

（6）物理降温能让发热的孩子好受一些，可取的降温方式包括补水通风、温水擦浴、刮痧儿推、足浴发汗，还可使用安宫牛黄丸预防热性惊厥，如果条件允许由专业医护人员扎耳尖放血泄热。而捂被子发汗、酒精擦身、冰袋敷贴、泡浴或运动则是不可取的降温方式。

豆豆妈说用了黄医生的方法，明明孩子热度已经退了，可是咳嗽仍然存在，有时甚至缠绵难愈，愈演愈烈。扎心啊！发热和咳嗽一起来的，为什么不肯一起走？

让黄医生悄悄告诉你发热和咳嗽的关系！

其实，发热只是一个症状，正邪交争的越剧烈，体温往往越高。热退，只是正邪交争暂时熄火的表现。这时家长常误认为，外邪完全被驱逐，病已经好了，不会再有任何问题了，所以当热退后出现迁延不愈的咳嗽时，他们表示不能理解。事实上，退热并不能代表邪气已经完全被祛除，如果邪气仍然滞留在体内，郁闭肺气，导致肺气不宣，就会咳嗽。所以，宝爸宝妈们要明白，虽然热退了，但是只要肺宣发肃降功能未恢复正常，咳嗽就不会停止。那么究竟怎样恢复肺的宣发肃降功能呢？这就要看具体是什么邪气束缚了肺气。

下一章我们就来讨论咳嗽怎么办？不见不散，继续看下去喔！

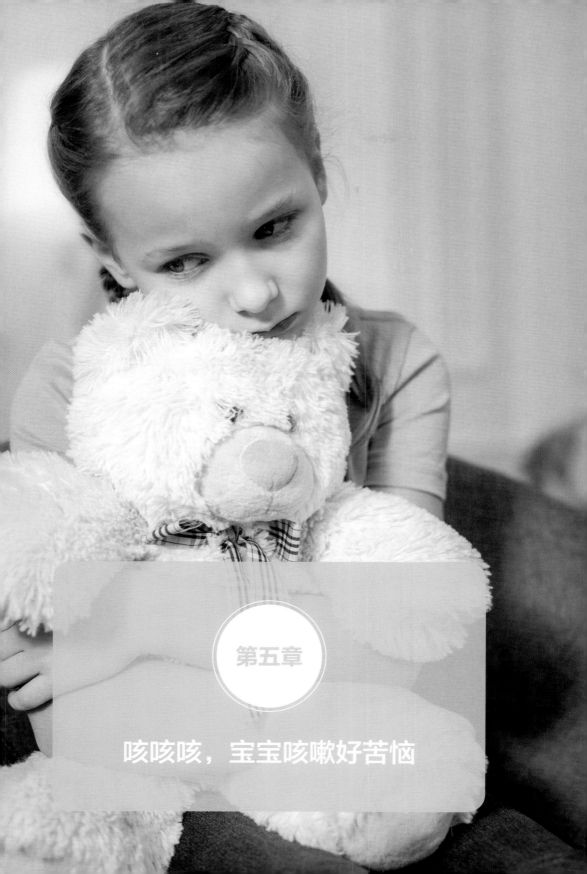

第五章

咳咳咳，宝宝咳嗽好苦恼

豆豆是一个可怜的孩子，因为经常生病。

这次，豆豆连续咳嗽一个礼拜了，每次"咳咳咳"的时候，都会让豆豆妈十分心痛。心痛不如行动，豆豆妈带着豆豆找到了黄医生："黄医生，我家小豆豆呀，这个礼拜不管是白天还是晚上，都咳得好厉害哦，心疼死我了。有朋友说喝川贝枇杷膏对咳嗽好，也有人推荐吃炖梨子，是不是都可以给豆豆试试啊？"

一、咳咳咳，孩子咳嗽好苦恼

肺为娇脏，易受内外之邪侵袭为病，儿童形气未充抵抗力差，所以咳嗽可是儿童呼吸科的重灾区。宝妈宝爸们是不是都有这样的经历，孩子一旦咳嗽起来，就会"久到离谱根本停不下来"？着急的父母们要么喂孩子喝止咳药，要么在厨房里捣鼓药膳方，今天杏仁茶，明天枇杷膏，后天再来个烤橘子。放任不管很危险，可是不明就里、一心只重止咳，也是在"自欺欺人"！

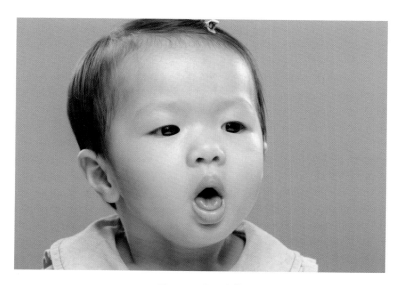

图 5-1　孩子咳嗽

　　咳嗽无法治疗，可以治疗的是诱发咳嗽的疾病，导致咳嗽的原因不消除，咳嗽就不会停止。咳嗽是人体自我保护的防御机制，当内部或外部刺激使得呼吸道内分泌物增多，就会引发咳嗽来排除呼吸道内的异物。导致咳嗽的原因是多种多样的，《素问·咳论篇》说"五脏六腑皆令人咳，非独肺也"，外邪犯肺或脏腑功能失调，病及于肺，均能导致咳嗽。在治疗孩子咳嗽时，应该找到病因对症治疗，病因解决了，咳嗽就能逐渐好转。一味寻求止咳，就是治标不治本咯。

二、孩子咳嗽是什么造成的

　　咳嗽是身体的本能，是局部免疫的重要构成，也是呼吸道自我清洁的机制，所以说咳嗽是正常的、有益的。但父母和孩子对咳嗽没有好感，因为咳嗽会让人不舒服。而医生遇见咳嗽也头疼，因为咳嗽可是个难治的老顽疾（见图 5-2）。

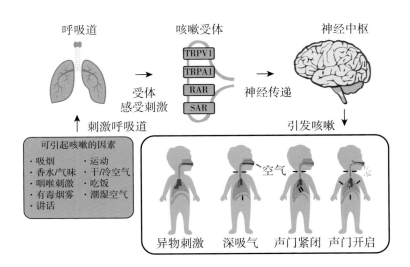

图 5-2　咳嗽过程的图示

咳嗽反射的过程：受到刺激的呼吸道神经先向脑干的咳嗽中枢发出信号，引发气体突然快速吸入，紧接着隔膜肌会快速收缩，声门迅速关闭，使肺内压急剧升高。随着声门突然重新打开，一股气流会快速从肺部喷涌而出，带走呼吸道中的堵塞物。

与成人相比孩子的咳嗽具有以下特点：

（1）婴幼儿咳嗽症状表现不充分，无法主动完成咳嗽行为。

（2）咳嗽时空气快速喷射而出，需要呼吸肌强有力的收缩才能完成。儿童的呼吸肌力量不足，咳嗽力量较小，咳不出阻塞在呼吸道的排泄物，达不到清除呼吸道内阻塞物、分泌物的目的，产生无效咳嗽。

（3）咳嗽经常会伴随着呕吐。

根据咳嗽有没有痰液，可以将咳嗽分为干咳和湿咳。通常干咳主要见于非感染性咳嗽，而湿咳则以感染性咳嗽多见；而根据咳嗽持续的时间不同，可以将咳嗽分为急性咳嗽、亚急性咳嗽和慢性咳嗽（见表 5-1）。

根据咳嗽持续时间对咳嗽的分类   表 5-1

咳嗽持续时间	咳嗽分类
小于 3 周	急性咳嗽
3 ~ 8 周	亚急性咳嗽
大于 8 周	慢性咳嗽

儿童急性咳嗽几乎全部与呼吸道感染有关，特别是痰量较多、咳脓性痰的情况，应首先考虑呼吸道感染疾病[1]，这往往还会伴有其他症状，如发热、咽喉肿痛、厌食恶心、精神萎靡等。轻微的呼吸道感染不用过度干预，而严重的感染父母们又不能自己处理，所以还是根据第三章节提到的"必须带孩子去医院的 9 种情形"，一旦符合条件就要去医院治疗。

儿童咳嗽持续时间大于 8 周，并且以咳嗽作为主要症状或唯一症状的情况，就属于慢性咳嗽了，需要根据孩子的年龄去逐一排查常见的可能原因。

成人慢性咳嗽 70% ~ 95% 的由咳嗽变异性哮喘（CVA）、变应性咳

1. 赖克方、陈如冲、林玲等. 不同病因慢性咳嗽临床特征的诊断价值 [J]. 中华结核和呼吸杂志 . 2009，32(6):418-421.

嗽（AC）、非哮喘性嗜酸性粒细胞支气管炎（NAEB）、上气道咳嗽综合征
（UACS）和胃－食管反流性咳嗽（GERC）这几种病因造成的[1]，而**婴幼儿与
成人的慢性咳嗽病因分布有较大的不同**：新生儿和婴幼儿首先要排查的是先
天性疾病，如气管软化、开口异常、大血管畸形、原发性纤毛不动综合征、
支气管扩张症等，而小于 3 岁的幼儿慢性咳嗽，应首先考虑呼吸道感染性相
关疾病，如迁延性细菌性支气管炎，非典型病原体（支原体、衣原体）感染
和百日咳等。另外，异物吸入也是比较常见的情况，在吃东西、玩小玩具
时，小的异物会吸入到气道里，曾经有过突然剧烈咳嗽，但父母没有在意，
之后就持续咳嗽，去医院检查也没有感染，找不到咳嗽原因，或者反复在同
一位置发生支气管炎或肺炎，就需要考虑吸入异物的可能。

　　3 岁以后，变应性疾病引起的慢性咳嗽才逐渐成为常见原因，但嗜
酸性粒细胞性支气管炎在儿童慢性咳嗽病因中并不常见。由于生理原
因，胃食管反流也是幼儿常见现象，健康婴儿胃食管反流发生率高达
40% ~ 65%，但不一定会引发咳嗽。咳嗽敏感性增高是慢性咳嗽的重要特
征，以上常见病因均可能出现咳嗽敏感性增高，以胃食管反流和变应性咳
嗽更为显著[2]（见表 5-2）。

儿童慢性咳嗽病因分布特点　　　　表 5-2

年龄	慢性咳嗽病因分布特点
新生儿和婴儿	首先考虑先天性疾病，如气管软化、开口异常、大血管畸形、原发性纤毛不动综合征、支气管扩张症等
3 岁以下幼儿	首先考虑呼吸道感染性相关疾病，如迁延性细菌性支气管炎，非典型病原体（支原体、衣原体）感染和百日咳等。
	异物吸入气道

1. 中华医学会呼吸病学分会哮喘学组 . 咳嗽的诊断与治疗指南 (2015)[J]. 中华结核和呼吸杂志 . 2016. 39(5):323–354.

2. 陈如冲 , 刘春丽 , 罗炜 , 赖克方 , 钟南山 . 慢性咳嗽常见病因之间咳嗽敏感性的差异 [J]. 中国呼吸与危重监护杂志，2013，12(4):384–389.

续表

年龄	慢性咳嗽病因分布特点
3 岁以上儿童	上气道咳嗽综合征（通常由过敏性鼻炎、鼻窦炎和腺样体肥大等引起）
	胃食管反流
	咳嗽变异性哮喘，变应性咳嗽

三、细谈儿童慢性咳嗽

咳嗽变异性哮喘、上气道咳嗽综合征、胃食管反流，往往都在夜间到清晨发作，一旦发作起来那一定又是"今夜无人入眠"。

一般，入睡半小时到一个小时后咳嗽，而且是呛咳，通常是胃食管反流引起的，特别是有吃夜宵、睡前喝奶的习惯，或容易积食的孩子，胃内停留未消化的食物混合着消化液，沿着食道向上逆流，刺激咽喉导致咳嗽，也会有口臭现象。

凌晨三点至五点咳嗽，通常是久病瘀阻肺络的表现，支气管哮喘或慢性呼吸道疾病也可以引发。因为在十二经络循行中，肺经主这个时辰，肺气在黎明前阳气初起，而阴邪与阳气斗争，导致咳嗽。从现代病理学角度看，与人体激素水平变化有关。

早晨起来咳嗽通常是上气道咳嗽综合征。经过一夜平躺睡觉后，加重了鼻涕倒流，会感觉有痰卡在咽喉，似有异物。

过敏体质患儿咳嗽以白天为主，夜间少咳，主要受过敏原影响。

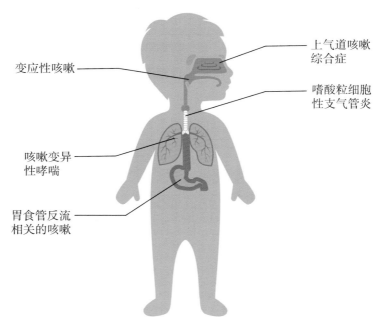

上气道咳嗽
综合症

变应性咳嗽

嗜酸粒细胞
性支气管炎

咳嗽变异
性哮喘

胃食管反流
相关的咳嗽

图 5-3　慢性咳嗽的常见原因

1. 咳嗽变异性哮喘（CVA）

咳嗽变异性哮喘属于一种特殊类型的哮喘，是慢性咳嗽最常见的原因 [1]，病理生理改变与哮喘一样，也是持续气道炎症反应与气道高反应性 [2]，但是不会像哮喘那样喘息，呼吸困难，而是以慢性咳嗽作为唯一的症状。美国的变态反应、哮喘和免疫学会制定的《过敏性鼻炎诊断和管理指南》以及《过敏性鼻炎对哮喘的影响》中提出"同一个气道，同一种病"，指出了过敏性鼻

---

1. 国内多中心调查结果显示，咳嗽变异性哮喘约占慢性咳嗽原因的三分之一。Lai K, Chen R, Lin J, et al. A prospective, multicenter survey on causes of chronic cough in China.[J]. Chest, 2013, 143(3):613–620.

2. 气道高反应性，专用的术语，指呼吸道对于外界的刺激因子做出过度过早的收缩反应。如果这种刺激在正常人没有反应或者反应较轻，但对于敏感人群引起明显的气道收缩，就称这类敏感人群是"气道高反应性"。

炎和哮喘之间的密切关联，与咳嗽变异性哮喘一起，都需要从调理过敏体质入手，采用类似的治疗调理方案

咳嗽变异性哮喘的重要特征，是经常在夜间或凌晨发作。这是为什么呢？

（1）从中医学角度看　肺主气，司呼吸，朝百脉，形成宗气以推动血行，其在"五脏府"里面的职位那可是"一人之下万人之上"的相傅之官[1]，尊为"五脏六腑之华盖"，处在胸腔最高位，像一把保护伞"守卫着心脏"笼罩着五脏六腑。一方面，肺主表，主卫气，构筑了人体第一道防线，阻挡外界侵袭，另一方面，肺主宣发肃降，调节一身气血津液。

中医说"肺为娇脏"，这个"娇"包含了两层含义：首先是"娇嫩"，因肺开窍于鼻，外来邪气侵犯，肺脏首当其冲，容易感染生病；其次，这个"娇"也是"不好搞""难应付"的代名词——肺属金，金属的特点就是刚硬，清新脱俗，刚正不阿。作为相傅之官的肺脏，眼里容不下沙子，还重度洁癖，有异物或者痰液卡在呼吸道就一定要通过打喷嚏、咳嗽等各种方法把它排出去，而下属脏腑工作没做好，肯定就不会给他们好脸色看！

每天，人体的十二条经络都要循行交接，就像工作交接班一样，从"第一班"手太阴肺经到"最后一班"足厥阴肝经，遍历一圈，然后在凌晨三点，又从肝经回到肺经开始新一轮的循环。我们常常说，晚上十一点前必须睡觉，因为从十一点到凌晨一点为胆经的循行时间，一点到三点为肝经的循行时间，肝胆经在经络中是表里经络，叫作"肝胆相照好兄弟"，相伴相依一起承担净化气血里面毒素脏污的工作。我们人体好比一个池子，每个细胞就像鱼，会不断地排泄废物污染池子，当污染物超标时，鱼儿就要生病，所以需要有解毒过滤的净化机制，而肝胆就是扮演"清道夫"的角色，把浑浊的气血净化后，再交接给肺。在凌晨三到五点期间由肺宣发肃降推向全身，让我们每天都能有元气满满的开始。

1.《素问·灵兰秘典论》："肺者，相傅之官，治节出焉。"

　　肝为刚脏，主疏泄、主情志，是"五脏府"里面的"大将军"，喜欢条达顺畅自由自在。有过敏问题的孩子，中医学认为是身体净化功能出现了障碍，身体毒素太多，大将军工作完不成，出现了瘀堵抑郁。大将军疏泄障碍就会变得阳亢起来，火爆怒气见谁怼谁，再加上小儿"肺脾肾不足，而肝常有余"，在儿童脏腑阴阳强弱对比中，肝脏天然地显得强势。

　　"老子不干了！"大将军冲冠一怒而化热化火，导致"木火刑金"忤逆犯上，和顶头上司"肺脏"爆发矛盾冲突，硬是把不干净的气血、还没有修复的组织交接给了肺经，导致肺的宣发肃降功能失常。而"娇脏"的肺经又是出了名的"处女座"，想要指望和肝脏大将军正面硬干是没戏，但这些不净的气血、受损的组织也不能留在体内等着发臭呀，必须得排出去，于是在肝肺交接班后的3点到5点间发生剧烈的咳嗽。这一不寻常的关系在中医里就叫作"肝气犯肺"，原因便是"上源不净"。

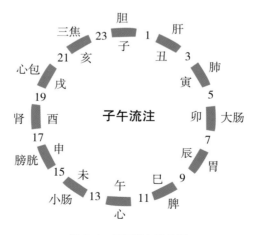

图 5-4　经络子午流注图

（2）从现代医学角度解释　引起过敏反应的嗜酸性粒细胞受到体内糖皮质激素水平的控制，而糖皮质激素在血液中的浓度存在昼夜节律，在凌晨0～2点达到最低。所以会在凌晨的时候，嗜酸性粒细胞数量增加，气道反应性增加，容易发生过敏性的咳嗽或哮喘了。

关于过敏性呼吸道疾病的病因与治疗调理方案，会在第九、第十章节详细介绍。

2. 上气道咳嗽综合征

上气道咳嗽综合征（UACS），曾经被称为鼻后滴流综合征（PNDS），是由于鼻部疾病引起分泌物倒流鼻后和咽喉等部位，直接或间接刺激咳嗽感受器，产生以咳嗽为主要表现的临床综合征，通俗一点讲就是人们常说的"鼻涕倒流"。需要区分的是，"鼻部疾病引起分泌物倒流"是引起上气道咳嗽综合征的首要条件和主要发病原因，单纯鼻炎和咽喉炎引起的咳嗽（喉源性咳嗽）并不符合该病症的特点[1]。

上气道咳嗽综合征在呼吸道患者中相当的常见[2]，通常既有鼻痒、鼻塞、流涕、打喷嚏等鼻部症状，又有咽部症状，总是觉得喉咙里有痰，吐都吐不完，或者是鼻咽部有东西卡得很不舒服，需要不断地清嗓子做"宿痰"回收动作，以缓解咽部异物感。上气道咳嗽综合征引起的咳嗽往往会在清晨或晚上发作，尤其是在天气变化时，这是因为在这两个时候，要么即将入睡要么挣扎着起床，身体位置的改变造成鼻涕流动的轨迹发生了变化，就刺激咽喉引起咳嗽反射了。

---

1. 史锁芳，张念志，万丽玲等 . 上气道咳嗽综合征的中医辨治思路探析 [J]. 上海中医药杂志，2011 45(8):26–28.

2. 上气道咳嗽综合征引起的咳嗽占慢性咳嗽的 24.7%（中国儿童慢性咳嗽病因构成比研究协作组 . 中国儿童慢性咳嗽病因构成比多中心研究 [J]. 中华儿科杂志，2012，50(2): 83–92.

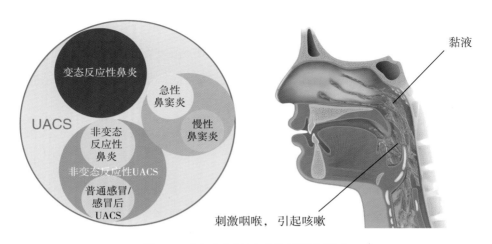

图 5-5 上气道咳嗽综合征的病理机制说明

关于"鼻涕倒流",认真思考的朋友们会产生一个疑惑,在第一章介绍呼吸道结构的时候讲到,鼻腔分泌物在纤毛摆动下会形成"黏液毯"倒流到咽喉,怎么正常的生理功能会成为引发咳嗽的诱因呢?**"鼻涕倒流"本身是一种正常的生理现象,但是当鼻部病变鼻涕量增加,变稠,或者带有炎性分泌物的时候,鼻腔分泌物倒流到咽喉引起反复咳嗽就是一种疾病了。**关于上气道咳嗽综合征的生理学机制目前还不是很清楚,普遍认为可能有两种原因:虽然所有人的鼻涕都是倒流的,但是上气道咳嗽综合征的患者,倒流的鼻涕会更多更黏稠,并且上呼吸道咳嗽反射也比健康人更为敏感。当又多又黏的鼻涕坠落到咽喉的时候,就会触发感受器,通过神经冲动引起咳嗽反射[1];另外,上气道咳嗽综合征通常是由鼻部炎症反应引起的,炎症会使鼻黏膜水肿损伤并释放炎性分泌物,这些炎性分泌物也会刺激呼吸道的咳嗽受体造成咳嗽[2]。

1. Bucca C,Rolla G,Scappaticci E,et al. Extrathoracic and intrathoracic airway responsiveness in sinusitis[J]. J Allergy Clin Immunol,1995,95(1 Pt 1): 52–59.

2. Pratter MR. Chronic upper airway cough syndrome secondary to rhinosinus diseases (previously referred to as postnasal drip syndrome): ACCP evidence–based clinical practice guidelines[J]. Chest,2006,129(1 Suppl): 63S–71S.

上气道咳嗽综合征会产生哪些不良后果？

（1）**慢性咽喉炎**　长期慢性鼻涕倒流，容易造成慢性咽喉疼痛，喉咙会有异物的感觉，即使没有感染的现象，扁桃体也会看起来相当肿胀。

（2）**扁桃体、腺样体肥大**　患有鼻炎、鼻窦炎或者腺样体肥大的孩子，存在慢性咳嗽症状多半与上气道咳嗽综合征有关。咽喉部的疾病如慢性咽喉炎、慢性扁桃体炎等，也可能导致咳嗽高敏感性[1]，导致慢性咳嗽发生。关于扁桃体、腺样体肥大，我会在第十一、第十二章详细介绍。

（3）**肠胃障碍**　鼻内分泌物除了会影响咽喉外，也有可能会流进食道。虽然有胃酸消化液的保护，倒流分泌物中的病毒、细菌以及炎性分泌物难有"作奸犯科"的机会，但常在河边走哪有不湿鞋，保不齐某天肠胃功能障碍时天雷勾动地火，小问题一下子就演变成了大麻烦。"肺与大肠相表里"，在我的治疗理念中，呼吸系统和消化系统是必须放在一起看的。而临床观察中，有慢性鼻咽炎的患者，肠胃功能通常都会受影响，常见的症状包括便秘、腹泻、胀气等症状。

（4）**特应性皮炎**　鼻腔分泌物与脓液中含有许多炎性分泌物，因鼻甲肿胀无法向前排出而向后倒流进入胃肠里面，这不仅会引发消化功能障碍，还可能导致特应性皮炎的发生。特应性皮炎又称异位性皮炎、遗传过敏性湿疹，有过敏性疾病家族史或有过敏体质的婴幼儿及青少年容易发生，因其病程长、治疗难，被医学界视为"湿疹中最难治的一种"，部位遍及脸、颈、手肘、膝窝、四肢背侧等，表现为红疹、皮肤变厚、粗糙等症状，且反复发作。患者常因瘙痒难耐而抓得身上伤痕累累，不但有碍观瞻，甚至导致睡眠障碍。中医讲"肺主皮毛"，呼吸道症状疾病迁延不愈，亦会表现在皮肤上，也是这个道理。

（5）**咳嗽、气喘**　由于"同一个呼吸道，同一种疾病"，带有炎性的分

---

1. Vertigan AE, Bone SL, Gibson PG. Laryngeal sensory dysfunction in laryngeal hypersensitivity syndrome[J]. Respirology，2013，18(6):948–956.

泌物长期倒流会侵蚀患者的气管、支气管，造成咳嗽或气喘的问题。在临床经验中，有许多患者在将鼻病治愈之后，咳嗽、气喘的问题也会随之缓解。

对于上气道咳嗽综合征，治疗上呼吸道慢性炎症才能根本解决问题，咳嗽本身只是一个反应病症的信号而已。

3. 胃食管反流性咳嗽（GERC）

孩子和小动物一样，看到吃的就会控制不住自己，看到喜欢的食物在面前就想往嘴里送，当吃了太多小肚肚都撑起来了，就会出现积食的情况。积食是中医所说的病症，症状包括腹胀口臭、大便干燥、嗳气（打饱嗝）、反酸、舌苔厚腻。

为什么讲咳嗽要说到积食呢？因为积食可是会引发胃食管反流性咳嗽的哦。啊！怎么会？积食是消化道的疾病，咳嗽是呼吸道症状，它们是怎么联系在一起的？细心观察的宝爸宝妈会发现，胃食管反流性咳嗽有一个非常明显的特征，就是积食造成的咳嗽往往是在宝宝躺下来的时候发生，譬如宝宝睡觉，原来好好的，一睡下去就开始咳个不停，或者是睡熟后半夜突然就咳起来。

为什么积食会造成咳嗽呢？中医认为，"脾胃痰热"是食伤咳嗽的原因，"暴食多饮，饮停食滞，致胃中气阻塞，故胃脘痛腹胀满；健运失司，腐熟无权，谷浊之气不得下行而上逆，所以嗳腐吐酸"。当积食的时候，食物滞留在胃部，宝宝一平躺下来，食物混合着胃酸就会沿着食道逆行发生胃食管反流。人体的胃都会分泌黏液保护胃壁不受胃酸的侵蚀，但食道上段以及咽喉的位置并没有抵挡胃酸侵蚀的构造。所以，当胃酸上逆到这些部位，就会刺激到食道和咽喉引发咳嗽。

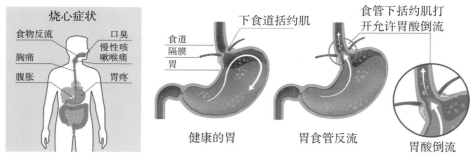

图 5-6　胃食管反流机制

　　胃食管反流是婴幼儿常见现象，由于生理原因，下食管括约肌过于松弛，表现就是经常会吐奶，健康婴儿胃食管反流发生率高达 40% ~ 65%，一般不引起损害。随着年龄增加，到 1 岁左右就能自然缓解。但如果反流的情况严重或持续发作，就要考虑是不是病理性的胃食管反流。

　　新生儿、婴儿的胃食管反流治疗中，体位与饮食喂养十分重要：

　　（1）**体位**　患儿体位以前倾俯卧 30° 为最佳（包括睡眠的时候）。小婴儿俯卧位睡并无不适，此时，胃内容物不易流到食道及口中而是蠕动到小肠中，反而有利于消化吸收。很多妈妈害怕宝宝趴着睡会压到身体里的器官，对健康不好，其实完全没必要担心，这是一个误解而已。

　　（2）**饮食**　喂养可采用黏稠厚糊状食物，少量、多餐，以高蛋白低脂肪餐为主，能改善症状或减少呕吐次数。晚餐后不宜再喝饮料，以免发生反流，避免使用刺激性调味品及影响食管下括约肌张力的食物或药物。

　　目前**要确诊胃食管反流引发的咳嗽，最灵敏可靠的检测手段是 24 小时食管 pH- 多通道阻抗监测**[1]。做这个检测需要将一根约 2 毫米粗的管子从鼻子导入进食道，这个过程还是有些不太舒服，对于哭闹不配合的孩子会比较麻烦。一般情况下，父母仔细观察也能发现疾病的端倪，譬如吃饭后咳嗽、晚

1. 如果仅仅做 24 小时食管 pH 监测正常，即使结果正常也不能排除存在胃食管反流的可能，因为患者可能存在非酸或弱酸反流（如胆汁反流），或间歇性反流。

上躺下睡觉后就会哭闹睡不踏实、有吐酸等情况，就该往胃食管反流的方向考虑了。

　　对于大一点的儿童，很多胃食管反流性咳嗽在早期不一定会出现胃食管反流"火烧心""吐胃酸"的典型症状，所以常会被当成外感咳嗽治疗，误服感冒药造成胃黏膜损伤，使得胃食管反流性咳嗽更加严重。所以，治疗的核心思路就是要避免宝宝积食，俗语道"若要小儿安，三分饥与寒"，吃饭只吃七分饱，少量多餐，忌油腻与大鱼大肉。积食怎么办呢？试试黄医生的健胃消积食方，可参见第二章部分。

四、不识咳嗽真面目，只缘痰液卡咽喉

　　孩子咳嗽是由于呼吸道受到了炎症、异物或各种物理与化学性的刺激，而其中常见原因就是由于分泌物——"痰"，所导致的。

　　当有外邪侵入肺部的时候就会发生"肺失宣肃，津液分布失常"，这些排不出去的分泌物就会停留在气管、支气管还有肺，激发而变成痰。从解剖学上看，在人体呼吸道内壁上覆盖着一层黏膜，黏膜下有许多分泌黏液的腺体。在正常情况下，腺体会分泌少量的黏液覆盖在黏膜层表面，对呼吸道起到保护作用；但是当气管、支气管和肺脏受到有害因素的刺激或致病菌感染时，腺体就会分泌大量黏液增加阻拦吸附空气中脏污的能力、稀释有害物质，促进病毒、细菌、吸入颗粒物排出，这些混合了空气中吸入的颗粒物、气道炎症分泌物以及坏死细胞的"大杂烩"，便是我们所说的"痰"。痰是呼吸道的排泄物，乍看之下似乎与我们之前章节所说呼吸道分泌的"黏液"是同一个意思，但其实有本质的区别：痰液是病变时才会有的，是夹杂了各种物质的混合物，而呼吸道黏液是正常健康情况下也会分泌的。

　　"痰"都是从哪里来的呢？在咽喉这个地方，向上看有鼻腔上呼吸道，往下看有支气管下呼吸道，旁边还有胃食管，这么多管腔联通汇集在咽喉口这个地方，任意一个地方出问题喉咙就会有"痰"。严格说起来，只有从下

呼吸道上来到喉咙的分泌排泄物才能称为痰，但平时与宝爸宝妈们交流中发现，大家普遍把会流到咽喉的分泌物都称为痰。为了方便理解，我们就按照这种习惯，来看看"痰"来源到底有哪些吧！

（1）从下呼吸道来的痰　当气管、支气管或肺部感染发炎的时候，就会产生痰，引发咳嗽。小婴儿的咳嗽反射没建立，即使咳嗽，痰液也很难排出来。在孩子肺炎感染情况比较严重、痰量比较多的话，要到医院里去吸痰来保持呼吸道的通畅。

（2）从上呼吸道来的"痰"　鼻涕倒流到咽喉形成的"痰"，通常有过敏性鼻炎、鼻窦炎或腺样体肥大的孩子会有鼻涕倒流引发咳嗽的情况，夜晚入睡、清晨起床等体位变化的时候发生，这个症状被称为上呼吸道咳嗽综合征（鼻后滴流综合征）。

（3）从胃食道来的"痰"　是胃酸混合着食物沿着食道反流到喉咙口就会呼噜呼噜响，又被吸到气道中的时候就会喘气、产生痰，同时也引起咳嗽。通常是在睡午觉、晚上睡觉躺下之后发生，这个症状被称为胃食管反流。由于生理原因，胃食管反流在婴幼儿非常多见，有时候喝完奶后很容易返上来吐奶。要确诊是不是有胃食管反流，可以到消化科去做食管24小时pH监测，或者做同位素胃食道返流检测。

（4）呼吸道过敏产生的痰　由于雾霾天气、工业排放还有吸入的过敏原，越来越多小朋友有过敏性（变应性）呼吸道问题，呼吸道会有大量分泌物，还有伴随打喷嚏流鼻涕鼻塞症状。要确诊是不是有过敏，建议做过敏原筛查检测。关于过敏，我们会在第九、第十章详细讲解，并给出治疗思路和家庭调理方法。

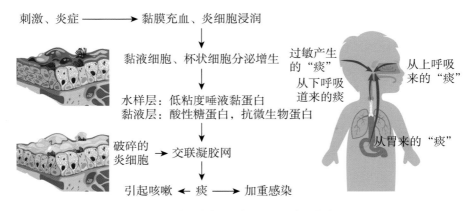

图 5-7 痰的产生图示与"四面八方"的来源

五、对付咳嗽，要祛痰而不是止咳

从上两节的讲解中我们不难发现，儿童慢性咳嗽常见病因：慢性呼吸道感染、上气道咳嗽综合征、胃食管反流，以及咳嗽变异性哮喘，与"痰"的来源是能够一一对应上的。这给了我们一个重要的启示，**对付咳嗽，我们要祛痰而不是止咳**！

咳嗽就像是孩子身体健康的警报器，当有小偷强盗入室的时候警报器会响、房子着火的时候警报器会响。当警报器"呜呜呜"的时候我们应该干什么？有小偷就要抓小偷，有强盗就要斗强盗，起火了就要灭火，等危险排除后，警报器还响才考虑怎么关了它。但现在有不少家长来找医生的时候可不这样认为："警报器响了，不管怎样你一定先把警报器的电源给我拔了，千万别让我听到警报器再响，至于小偷强盗搞破坏，我才不管呢……"

止咳药物只能短暂的缓解症状，药效退了之后咳嗽还会再度爆发，并且症状会越来越严重。乱用止咳药会产生什么不良后果呢？

呼吸困难的潜在危险： 止咳药的作用原理是对神经系统进行抑制，咳嗽反射就没办法完成，停止咳嗽后阻塞呼吸道的痰液没办法排出，会导致儿童呼吸困难，并且这种危险性与孩子年龄紧密相关，孩子年龄越小，危险性越高。

继发感染：呼吸道的痰液中有很多的蛋白质成分，如果没有排出，进入呼吸道的细菌就会在痰液里快速繁殖导致继发感染，使情况更加恶化。

什么时候能用止咳药？

从咳嗽产生的原理看，使用止咳药在大多数情况是不明智的，但凡事都有例外，什么时候可以使用止咳药？最常见的适应证是百日咳，但现在广泛接种疫苗后百日咳的发生率已经很少发生了。另外还有胸膜炎，经常会伴有反射性咳嗽，再者就是一些刺激性咳嗽，在无法远离刺激物的情况下，为缓解不适可以使用止咳药。但从上述的特例也看到，真正适用止咳药的适应证其实并不多，适用条件也需要专业判断，没有经过正规医学训练的人很难分清楚。所以，**除非医生告诉你，孩子必须得使用，其他情况下都不能自以为是地给孩子使用止咳药**。

那么对于咳嗽有痰，父母们能做什么？对付咳嗽，我们要做的是祛痰而不是止咳。而**祛痰的首要关键，首先要分清"痰"的来源对症治疗，然后再考虑怎么促使痰液排出**。

六、本章小结

（1）咳嗽无法治疗，可以治疗的是诱发咳嗽的疾病。导致咳嗽的原因不消除，咳嗽就不会停止。

（2）根据咳嗽持续的时间，可以将咳嗽分为急性、亚急性和慢性咳嗽。急性咳嗽几乎全部与呼吸道感染有关，亚急性咳嗽多为急性呼吸道感染恢复阶段咳嗽延续，而慢性咳嗽，则根据年龄的不同，常见病因也不一样。

（3）新生儿和婴儿慢性咳嗽首先考虑先天疾病，3岁以下幼儿首先考虑呼吸道感染性相关疾病，3岁以上儿童首先考虑上气道咳嗽综合征、胃食管反流、咳嗽变异性哮喘等原因。

（4）咳嗽变异性哮喘通常在凌晨发病，从中医学角度解释为"上源不净"，从现代医学角度看是体内糖皮质激素水平在血液中浓度的昼夜节律。

（5）上气道咳嗽综合征是鼻部疾病引发分泌物倒流到鼻后和咽喉部位引发咳嗽的症状，治疗上呼吸道炎症是解决上气道咳嗽综合征的根本方法。

（6）胃食管反流会引发咳嗽，平时需要注意体位与饮食。

（7）孩子咳嗽很多情况下是分泌物"痰"的刺激所引发，而"痰"的来源多种多样，与造成慢性咳嗽的原因能一一对应上。

（8）对付咳嗽，要祛痰而不是止咳！使用止咳药在大多数情况是不明智的，除非医生告诉你，孩子必须得使用，其他情况下都不能自以为是地给孩子使用止咳药。

（9）祛痰的首要关键是要分清"痰"的来源对症治疗，然后再考虑怎么促使痰液排出。

第六章

止咳化痰大法请收好

一、儿童慢性咳嗽在什么情况下需要去医院就诊

◆需要明确痰多的原因时

◆痰多，伴喘息

◆痰多，伴痉挛性咳嗽

◆需要更频繁地拍痰时

◆需要雾化方案时

◆有其他急症表现时

二、宝宝咳嗽，妈妈有招

如果听到宝宝咳嗽，喉咙里"呼噜呼噜"作响有痰声，第一时间先把宝宝抱到空气流通的地方，看会不会缓解。如果痰量不是很多，呼吸不急促，可以先观察一下。不一定要马上化痰，也不是每个痰多的宝宝都需要在医院治疗，居家护理其实更加重要。

在宝宝咳嗽的时候，请宝爸宝妈们这样做：

（1）保持居室空气清新，定时开窗通风，尤其是天气好的时候。但雾霾天的时候要关闭门窗，并使用空气净化器。

（2）室内相对湿度保持在60%～65%，室内温度控制在18℃～22℃，这样有利于呼吸道黏膜保持湿润，利于痰液排出。

（3）注意口腔清洁，尤其是吃夜奶的孩子，减少分泌物滞留。

（4）增加宝宝饮水量，可以少量多次喂水。多喝水能使黏稠的分泌物稀释，有利于把痰咳出，以及消除局部炎症。另外，多喝水也有助于改善血液循环，使身体代谢产生的废物毒素迅速从尿中排出，从而减轻其对呼吸道的刺激。

（5）促进痰液排出，可以使用蒸汽排痰法，将热水倒入一大口罐或茶杯中，抱稳孩子，让他的嘴巴和鼻子对着升起的蒸气（蒸气是很烫的，一定要注意控制孩子皮肤与杯口的距离）。每次蒸气熏蒸15～20分钟，通过热蒸

可以使痰液变稀更容易咳出，还可减轻气管与支气管黏膜的充血和水肿，缓解咳嗽。但千万要避免发生意外，别把孩子烫伤了。另外，我本人在临床中会给患儿使用中药雾化，在促进痰液排出的同时，还能修复黏膜，消除炎症（将在本章第七节介绍）。

（6）通过拍背，促进痰液的排出。

（7）无痕刮痧 & 小儿推拿。

（8）使用止咳食疗方。

三、怎样正确地给孩子拍背

拍击位置：双肩胛骨区域（见图 6-1）。

拍背姿势：

（1）拍背时，将孩子直立抱起，应着重拍下胸部及背部下方区域等更容易沉积痰液的部位。如果已经患了肺炎，还要着重拍患病区域。

（2）根据病情让孩子采取坐位或卧位。拍背的时候一手托孩子胸部（或侧身躺在床上）头朝下趴在床上，或抱起后置孩子于操作者的膝盖之间，把头部位置放低，这样痰液能比较容易进入气道后顺利咳出。

拍背手法：空心掌叩击，手腕要放松，否则会容易累。

拍背力度：这种力度只要能感受胸部传来的震动就行，不能太用力。但拍得太轻也影响效果，以孩子表情自然为度。另外，拍背时要垫一块薄布保护背部皮肤，避免孩子细嫩的皮肤被拍疼拍红。

速度和时长：每次 5 ~ 10 分钟，婴幼儿每次拍打时间 2 ~ 3 分钟，拍的频率要快，起码要 120 次 / 分钟以上。

拍背时机：不能在饱腹的时候拍，以防由于震荡过度造成呕吐、吐奶等，影响孩子营养吸收或者导致吸入性肺炎的发生。拍背时孩子宜空腹，可在喂食前 30 分钟，或者进食后间隔 2 小时以上，这时候胃基本排空。如果是做雾化的孩子，在雾化后半个小时，雾化稀释的痰液，降低痰黏稠度，这时候拍背能够达到最好的效果。

拍背次数： 早、中、晚共 3 次，另外咳嗽有痰声的时候可增加 1 ~ 2 次。

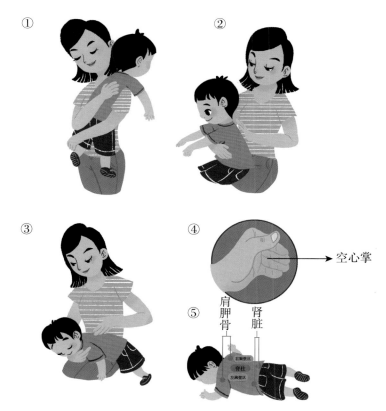

① 将孩子竖直抱起在胸前，头靠在你的肩膀上，一手
　 扶住孩子的头和背，另一只手在他的背部轻轻拍打。

② 扶着孩子坐在你的膝盖上，一手支撑住他的胸部和
　 头部，另一只手轻轻拍他的背。

③ 让孩子趴在你的腿上，扶住他的头，让头部略高于
　 胸部，然后轻拍他的背或者轻轻画圈抚摸。

图 6-1　如何正确地给孩子拍痰

拍背后要及时清理口鼻分泌物，尤其是患有鼻炎的孩子的鼻腔。让孩子
进行有效咳嗽，咳嗽前嘱其深吸气后用力将痰液咳出。

"孩子不会咳痰，如果拍出的痰又咽下去，是不是就白拍了？"

不会白拍的，原来黏稠的痰液黏附在气道影响呼吸，拍出来又被吞下去后，痰由呼吸道进入消化道，气道内的异物仍然是被清除了。而消化道内有许多消化酶，对宝宝的危害相对较少。但如果能将痰吐出来，还是一定要吐出来。

四、宝爸宝妈们的常见误区：川贝枇杷膏是咳嗽的万灵丹

好吃又好用的药膳食疗止咳方被深受反复咳嗽折磨的众多孩子所喜爱，但大部分父母却不知道，不同体质的咳嗽要用不同的食疗方。经常有宝爸宝妈在带孩子看诊时问我："黄医生，我家孩子咳嗽是不是可以吃川贝枇杷膏？"川贝枇杷膏知名度很高，所以一直被当作治疗咳嗽的万灵丹，但真的是这样吗？

1. 川贝枇杷膏适用于热性咳嗽或阴虚燥咳

秋冬季感冒流行期间咳嗽盛行，提到止咳化痰的中药方，许多人首先想到的就是吃起来甘甜清凉的川贝枇杷膏。但是为什么有人咳嗽吃了止咳效果很好，但有些人却完全无效，甚至咳得更厉害呢？

目前，市售的川贝枇杷膏都是根据清代名医叶天士的古方加减调整而成，主要成分包含：川贝母、枇杷叶、沙参、陈皮、桔梗、半夏、杏仁、薄荷、五味子和蜂蜜等。其中，川贝母性味甘苦微寒，具有化痰止咳、清热散结的功效；枇杷叶性味苦平，具有清肺化痰、下气止咳的功效；蜂蜜性味甘平，有润肺止咳的功效。

综合来看，川贝枇杷膏性凉润，适用于热性咳嗽的咽喉肿痛、痰黄黏稠，或是阴虚燥咳的喉咙干痒、声音沙哑、痰少而黏稠难咳等病症。而属于风寒或是痰湿的咳嗽，就不适合吃川贝枇杷膏，因为川贝母性微寒，蜂蜜能助湿，咳嗽越吃反而越严重。通常这类患者，没有咽部肿痛的症状，痰是白

色、量多而黏，没有发热或燥热的情形，而且可能会怕冷，例如哮喘咳嗽、感冒初期咳嗽就不适用于川贝枇杷膏。

另外得说明的一点是贝母的选择。川贝，是指"四川贝母"，即产于四川的贝母。因为不同产地的贝母药性不一样，历代医家几乎都是指明使用四川贝母用于治疗咳嗽，时间久了就将四川贝母固定为一个专有名词"川贝"。除了四川出产的贝母外，还有浙江出产的贝母被称为"浙贝"，又称"象贝"，个头比较大，相较川贝母滋润作用没有那么强，但性味更为苦寒，能祛邪化痰散结解毒，一般在外感热证（炎症发热）的时候使用。

2. 川贝冰糖炖雪梨适用燥热咳嗽或阴虚咳嗽

咳嗽的时候，很多长辈都会想到炖梨子来止咳，但什么样的咳嗽才适合吃炖雪梨呢？雪梨性味偏寒，除了可以清热退火，还具有养阴生津、润肺止咳的效果，对于体质燥热的孩子来说，直接吃水梨生津又退火，那可是再好不过了。然而，即使燥热体质的儿童也是容易虚热，尤其秋季天气逐渐转凉，吃太多寒性食物反而会降低身体抵抗力，所以才会采用"炖煮"梨子的方式，减低梨子寒凉的程度。

川贝母与水梨相似，都有生津润肺的功效；此外，川贝母还能化痰止咳。不过，贝母都会有一股苦味且价格也不低，如果痰并不是很黏稠，炖梨子的时候就可以不用加太多。除了川贝冰糖炖雪梨的做法，也可以采用川贝炖梨加蜂蜜。

重要的事还是要再强调一下，川贝冰糖炖雪梨适合燥热性或阴虚咳嗽，风寒或痰湿咳嗽是不能用的哦。如果在孩子感冒的外寒阶段就食用川贝冰糖炖雪梨，那就会寒上加寒，咳嗽反而会越来越严重。

3. 烤橘子适用风寒咳嗽或偏寒性的痰湿咳嗽

咳嗽时，多数人一般会想到枇杷膏，殊不知，身边最常见的"橘子"也是止咳良方。

很多人会觉得疑惑，我怎么平时吃橘子，没觉得有止咳的效果呢？大部分水果都有属性偏生冷的问题，新鲜的橘子果肉属寒性，当因为风寒或偏寒性的痰湿引起咳嗽时，如果吃了寒性的橘子，咳嗽就可能变得更严重。但有趣的是，橘子的果肉虽然属于寒性，但是橘子的果皮却是属于温性，具有行气化痰、燥湿止咳的作用。

橘子皮止咳效果好，但没法直接吃，并且橘子皮上辛香的挥发油，也容易刺激到孩子娇嫩的肠胃。不过不用担心，对于"吃"这件事上，从来没有勤劳智慧的中国人迈不过去的"坎儿"，这不，烤橘子、蒸橘子的吃法便孕育而生。通过烤或蒸的方式，一方面可以去除橘子的寒性，另一方面也会将橘皮的药性成分带入橘子肉里。而果肉的口感显然比果皮好，在达到止咳效果的同时，也让人得以下咽。

另外还要说说，橘子可真是一个好东西，全身上下都是宝（见表6-1）。成熟的果皮经过炮制就是中药"陈皮"，果皮内部的白色筋络是中药"橘络"，去除橘络的果皮是中药"橘红"，未成熟的橘皮是中药"青皮"，橘子的种子是中药"橘核"，都具有理气的功效。因此，寒性咳嗽除了烤橘子或蒸橘子的吃法，喝"化橘红"茶饮（见图6-2）也是很好的选择。

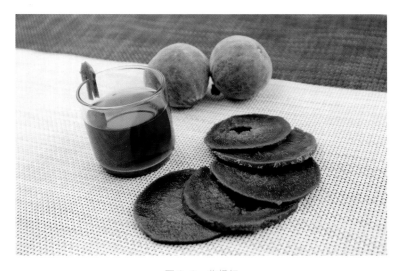

图6-2 化橘红

"化橘红"（如图6-2所示）是特指广东茂名化州产的橘红，因为当地土壤中富含礞石，所以出产的橘红化痰效果特别好，自古就是进贡皇宫的贡品。化橘红比较适合寒湿、风寒感冒，因为一些久咳、哮喘、支气管炎患者体质都偏寒，所以，在北方单用这一味药效果就已经非常好；而南方气候湿热，使用时还需要加一些祛湿药与化橘红来搭配泡茶喝，如茯苓、薏苡仁、姜汁、苍术、白术或藿香，这就兼具了祛湿、驱寒、燥湿的作用。

用橘子炮制的各种药材 表6-1

中药材	来源	性味	功效	主治
橘络	成熟橘皮内层白色筋络晒干制成	味甘苦，性平	宜通经络行气化痰	痰滞经络致胸肋胀痛，咳嗽痰多甚至痰中带血
陈皮	成熟橘皮晒干或晾干制成，放至隔年后才使用，以广东产的陈皮最佳	味辛苦，性温	健脾理气化痰燥湿止咳	消化不良致胃肠胀气，胃口不开或痰湿咳嗽的症状
青皮	橘未成熟果实的果皮晒干制成	味苦辛，性温	疏肝破气散结消痰	肝气郁结致胸胁胀满，胃胀闷痛，疝气痛，乳房胀痛或结块等病症
橘红	成熟橘皮去掉内部白色部分后晒干制成。特别的，以茂名化州柚制成的橘红，特称为化橘红	味辛苦，性温	理气宽中燥湿化痰	风寒致咳嗽咽痒痰多；食积
橘核	成熟橘种子干燥制成	味苦平，性微温	疏肝理气散结止痛	肝经气结致睾丸胀痛，疝气疼痛，乳房胀痛或结块等

五、宝宝咳嗽好不了？止咳化痰大法请收好

宝宝咳嗽想通过药膳食疗、推拿刮痧的方式进行调理，一定要先进行辨证，区分咳嗽证型，分清寒热，是否有痰，痰是燥是湿等。家长们不能想当然地给孩子进行"调理"，否则，孩子的病情会越"调理"，越没条理。

1. 儿童咳嗽的中医辨证要点

（1）辨寒热　首先要看日咳还是夜咳，日咳多数是热咳，而夜咳则多数是寒咳。再看痰液的颜色，痰液以黄为主，多为热咳，以白痰为主，多为寒咳。

（2）辨干湿　看痰液的性状，痰液浓稠、很难咳出的是燥咳，痰液清稀的多数是痰湿型咳嗽。

（3）辨表里　有打喷嚏、流鼻涕和咳嗽等症，多数是表证；但如果感冒已经持续数天，打喷嚏、流鼻涕等初期症状已经消失，但咳嗽依然持续并加重，那么病情很可能已经"由表及里"了。

（4）辨是否为食伤咳嗽　孩子没感冒发热，也没接触到过敏原，却咳嗽不停，尤其是夜晚咳得厉害。同时，还伴有大便干燥、消化不良、口气重、腹胀、食欲差等症状，那很可能是积食咳嗽。

2. 咳嗽的中医分型与调理

中医将咳嗽分为 5 种证型：风寒、风热、痰湿、痰热和阴虚（见表 6-2）。风寒与风热型咳嗽属于**外感咳嗽**，痰湿、痰热、阴虚型咳嗽属于**内伤咳嗽**。外感咳嗽是由风邪感冒引起的，而内伤咳嗽则是由内在体质引起的。通过学习咳嗽的分类，希望宝爸宝妈们根据孩子咳嗽特征和全身症状来初步辨识证型，由此选择适合的药膳食疗止咳方。

咳嗽的中医分型　　　　　　　　　　　　　　　　　　表 6-2

证型	风寒型咳嗽	风热型咳嗽	痰湿型咳嗽	痰热型咳嗽	阴虚型咳嗽
咳嗽特征	咽喉发痒有紧束感；痰量少或多，痰色透明或白色	咽喉红肿，口渴，舌苔黄，痰质黏稠色黄，舌边尖红	咳嗽反复发作，咳声重浊有痰声，痰多且黏腻，痰色白或灰，舌苔白腻	咳嗽、痰黄稠黏难以咳出，喉中痰鸣音，面赤唇红，喘促气急、鼻塞流浊涕，咽痛声哑，舌质红，苔薄黄或腻，大便干燥，脉滑数	干咳，咳声短促，咽部干痒略痛，痰少或无，痰质黏，痰中可能带有血丝

续表

证型	风寒型咳嗽	风热型咳嗽	痰湿型咳嗽	痰热型咳嗽	阴虚型咳嗽
全身症状	舌苔薄白，咳时无汗，常伴鼻塞流清涕，怕冷	不太出汗，流黄涕，痰黄黏稠不易咳出、便秘、尿黄（与风寒咳嗽鉴别点在咽喉肿痛）	舌苔白腻，大便不成形，胸闷胃满，腹胀消化不良	舌苔薄黄，身热或发热，口干舌燥	舌质红少苔，午后潮热，手脚掌心发热，夜晚睡觉盗汗
治疗思路	疏风散寒宣肺止咳	疏风散热宣肺止咳	燥湿健脾化痰止咳	疏风清热润燥止咳	养阴润肺化痰止咳
常见时期或人群	感冒初期，过敏性支气管炎、气喘发作初期	感冒寒化火期	感冒后期，气喘严重发作，阻塞性肺病，胃食管反流引发食伤咳嗽	支气管炎，多有受凉感染或接触史，肺部听诊可闻及干、湿性啰音	呼吸道反复感染后久咳未愈

（1）风寒型咳嗽

【食疗方】

①紫苏6克，甜杏仁12克。研末，用热水150毫升冲服。

②荆芥6克，防风6克，大枣6克。加水300毫升煮开，代茶饮。

③化橘红2克，桔梗6克，煮水，代茶饮（见图6-3）。

【无痕刮痧＆小儿推拿】开天门（A1）、推坎宫（A2）、揉太阳（A5）、运耳后高骨（A3）以解表散寒；三关（C1）、刮脊（E5）、肩胛骨（E1）、天河水（C5）；揉按天突（D3）、丰隆（F2）、膻中（D2）、风池（B2）、迎香（A6），以宣肺化痰止咳。

（2）风热型咳嗽

【食疗方】

①金银花10克，加薄荷6克。先用300毫升将金银花煮开，再加入薄荷同煮约3分钟，代茶饮（见图6-4）。

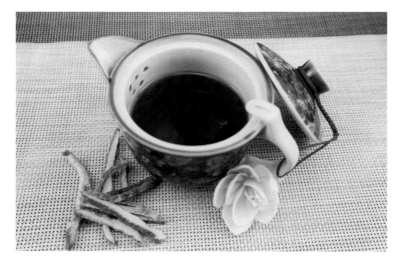

图 6-3　化橘红桔梗茶

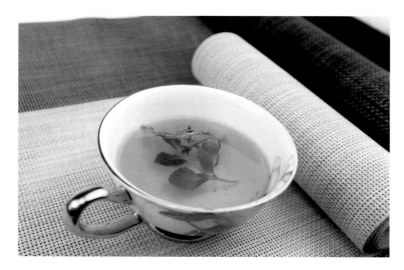

图 6-4　金银花薄荷饮

②鱼腥草薄荷茶，鱼腥草 10 克，薄荷 6 克，煮水，代茶饮（见图 6-5）。

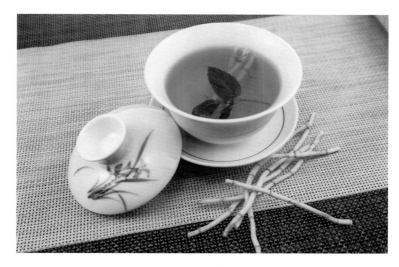

图 6-5　鱼腥草薄荷茶

③罗汉果 1 个，金银花 10 克，以 500 毫升水煮 10 分钟，代茶饮（见图 6-6）。

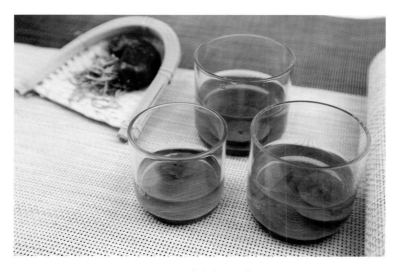

图 6-6　金银花罗汉茶

④桑叶 10 克，菊花 8 克，梨 1 个，水 500 毫升，共煮水，代茶饮。

【无痕刮痧】取天河水（C5）、肺经（C3）、天突（D3）、膻中（D2）、肩胛骨（E1）、内八卦（C9）、肺俞（E3）。高热，加刮脊（E5），痰多喘咳，加丰隆（F2）。

（3）痰湿型咳嗽

【食疗方】

①化橘红 2 克，热水泡开后，加鲜竹沥、姜汁各 5 毫升，通阳。

②化橘红茯苓甘草茶，适合痰湿中带寒热交杂体质（见图 6-7）。

【组成】化橘红 2 克，茯苓 9 克，生甘草 6 克。

【功效】橘红为化痰之品，其气温，配生甘草、茯苓温化痰饮，共奏理气健脾、化痰镇咳之功。

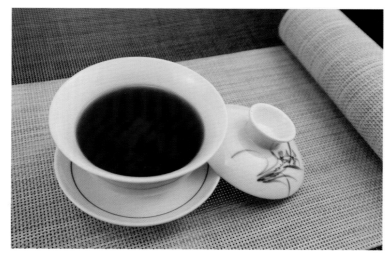

图 6-7　化橘红茯苓甘草茶

③五指毛桃煲鸡汤，适合寒湿咳嗽重浊夹痰饮者（见图 6-8）。

【组成】五指毛桃根 45 ~ 60 克，光鸡 1 只，瘦肉 200 克，生姜 3 片，生甘草 10 克。

【说明】五指毛桃属桑科植物，并不是桃，广泛分布于粤北地区山上，自然生长于深山幽谷中。因其叶子长得像五指，而且叶片长有细毛，果实成熟时像毛桃而得名。与鸡汤同炖健脾化湿，行气化痰，舒筋活络。用于肺结核咳嗽、慢性支气管炎、风湿性关节炎、腰腿疼、脾虚浮肿、病后盗汗、肢倦无力、食少腹胀、水肿、风湿痹痛、肝炎、白带、产后无乳盗汗、病后体弱。五指毛桃煲鸡汤为著名的广东靓汤，味如椰汁，色如牛奶，清润可口，且能健脾胃、祛湿困、舒筋络。

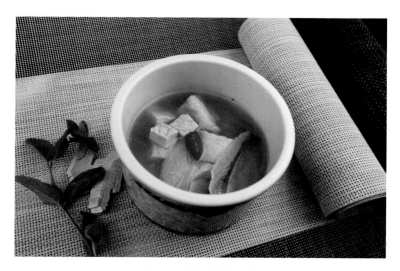

图6-8 五指毛桃煲鸡汤

【无痕刮痧】补脾经（C12），补肺经（C3），揉脾俞（E6），揉肺俞（E3），摩中脘（D9），刮脊（E5），按揉足三里（F7），推揉膻中（D2），揉乳旁（D4），揉乳根（D5），分推肩胛骨（E1），运内八卦（C9）。

（4）痰热型咳嗽

【食疗方】

①栀子10克，化橘红2克，煮水，代茶饮。本方理气宽中、燥湿化痰，可用于本虚标实，痰呈白色黏液泡沫者。

②鲜竹沥液、生姜汁各5毫升。可理气化痰、清热止咳。鲜竹沥性大

寒，故加姜汁以通阳。用于咳嗽有黄痰者。

浙贝竹茹茶，适合痰热阻胃型呕吐

【组成】浙贝母 6 克，姜竹茹 6 克，梨 1 个。加水 500 毫升，煮开，代茶饮。

【功效】祛邪化痰，散结止呕。

【说明】姜竹茹为竹茹用姜汁拌匀后再炒至黄色者，常用于化痰止呕。此外，竹茹还可清热除烦，改善湿热引起的呕吐、胃虚热引起的呕吐呃逆。

【无痕刮痧】肺经（C3）、肺俞（E3）、刮胁肋（D12）、膻中（D2）、天突（D3）、内八卦（C9）、丰隆（F2）、天河水（C5）、腹（D6）、清大肠（C22）、退六腑（C6）、刮脊（E5）、三关（C1）。

咳嗽时急速的气流从呼吸道黏膜带走水分，会造成黏膜缺水，要注意给患儿补充液体。如果发热，汗出会进一步加剧体液消耗，所以更应注意补充水分。禁食寒凉食物、肥甘厚味食物、橘子。

（5）阴虚型咳嗽

【食疗方】

①生地麦门炖鸡汤（见图 6-9）。生地黄 10 克，麦冬 10 克，沙参 10 克，百合 10 克，鸡 1 只，水、调味品适量，再加入上述药材同炖。

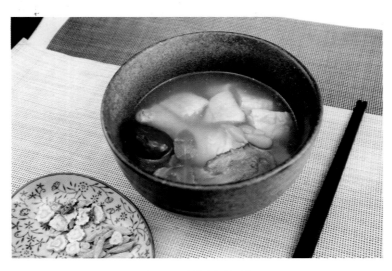

图 6-9　生地麦门炖鸡汤

②秋梨膏或川贝枇杷膏

【无痕刮痧】肺经（C3）、肾经（C13）、脾经（C12）、膻中（D2）、肩胛骨（E1）、刮脊（E5）、肺俞（E3）、内八卦（C9）、天河水（C5）、涌泉（F5）、丰隆（F2）。

黄医生特别提示：针对咳嗽的无痕刮痧 & 小儿推拿调理原则

中医学认为，咳嗽是气逆所引发的，一年四季均可发病，尤其在冬春季多见。运用无痕刮痧和小儿推拿调理咳嗽，能有效激发肺主气的功能。

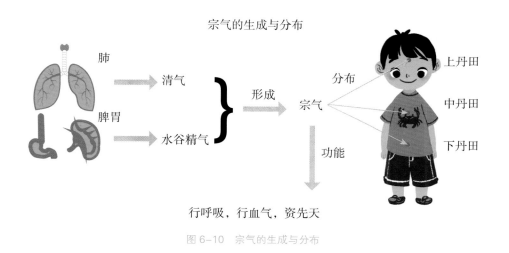

图 6-10　宗气的生成与分布

"百病生于气也"。我们来看"氣"这个字的繁体写法，是由"气"和"米"两部分构成。"气"代表由肺从自然界中吸入的清气，而"米"代表由脾胃运化食物所生成的水谷精气。呼吸与食物这两大维持生命的关键元素相结合生成"宗气"（见图 6-10），积聚于上、中、下丹田，借三焦为通道自上而下分布，起着行呼吸、行血气和资先天的作用[1]。当肺的宣发肃降不正常

1.《灵枢·邪客》说："宗气积于胸中，出于喉咙，以贯心脉，而行呼吸。"宗气一方面上出于肺，循喉咙而走息道，推动呼吸；一方面贯注心脉，推动血行。三焦为诸气运行的通道，宗气还可沿三焦向下运行于脐下丹田，以资先天元气。

时，肺气上逆导致咳嗽，这时就要激发宗气使之顺畅，治疗的重点便是丹田与中焦周边位置。

上丹田：眉心中间的印堂穴，采用开天门（A1）、推坎宫（A2）的手法以疏风解表。

中丹田：两乳中间的膻中穴，在孩子肺虚咳嗽时，揉按膻中穴（D2）为必做。

下丹田：脐下三寸的关元（D1）、气海穴，肺主气而肾为气之根，下丹田气虚则肾不纳气，导致久咳不愈，可按揉关元、气海穴，并摩腹和补肾经，同时配合腹式呼吸，并温灸气海。

中焦：中焦指上腹部分，其主要功用是助脾胃，主腐熟水谷。生成宗气的"原料"之一的水谷精气，产生于中焦。宗气借道三焦分布全身，肺经也起源于中焦，所以宗气的盛衰与中焦有着千丝万缕的关联，并由此将咳嗽与饮食紧密地联系在一起。孩子咳嗽的时候如果有痰出现，则说明已经伤及脾胃[1]，除了肺卫失调外，脾胃也出现了问题。治疗上除了宣肺止咳，还要调理脾胃，节制饮食，并配合健脾化痰。

六、咳嗽的孩子，就不能吃水果吗

很多妈妈看诊的时候问我："水果很寒凉，是不是不能给咳嗽的孩子吃了？"其实，一种水果合适与否，首先需要看孩子的体质。像哮喘、有寒痰，经常腹泻或便溏、痰白黏的孩子，属于脾胃虚弱，寒凉水果如梨、西瓜、哈密瓜等当然就不能吃。但是阴虚体质、干咳少痰的孩子而言，这类水果却很有助益。

理论很美好，可现实却很复杂！

现在绝大多数孩子都是寒热夹杂、本虚标实的体质，即本质上是虚的，

1.脾虚则生湿，湿气转化为痰，所以脾为生痰之器，而肺为贮痰之器。

但表现在临床上看到的却是实证的症状。冬天怕冷夏天怕热，一补就上火，一用清热解毒药就伤脾胃；晚上易盗汗、五心烦热、脾气急躁、生长发育较迟缓，容易上火。咳嗽大部分是干咳，没鼻涕没有痰。底子是寒的却表现出怕热，只要吃太多不消化又有扁桃体发炎，哪怕有过敏的孩子大便也出现干结的症状，并不是纯粹的阳虚体质。

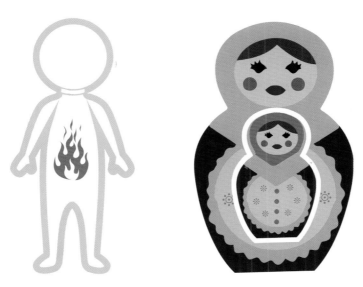

图 6-11　体质与俄罗斯套娃

　　"阴中有阳，阳中有阴"，体质就像俄罗斯套娃，从最初的一种体质开始不断地积累嵌套多种体质，每个孩子只是虚、实、寒、热、阴、阳、表、里的程度不同，而治疗过程要像剥洋葱般一层一层地调理。当存在热象的时候，吃一些甘凉的水果是有助解表的；但当里层寒性体质开始显现的时候，凉性的水果就不合适了。所以，身体的调理犹如四季，寒热当分明。这只有专业的医生才能准确辩证、对症治疗。

　　"那我家宝宝风寒感冒咳嗽有痰但就是喜欢吃橘子吃梨，这可怎么办？"我们的祖先们早就探索出鱼与熊掌兼得的方法！还记得本章所说的"烤橘子"和"炖梨子"？要调整食物的寒热属性，可以通过蒸、烤等烹饪方式加以改变。另外，也可以加入寒热属性相反的食材进行中和，譬如对于肺脾气虚怕冷、风一吹就感冒时体质弱、免疫力差的孩子，我们平时吃的蔬菜水果感觉寒凉的话，可以在烹饪时加一点肉桂粉、姜黄粉、茴香粉、草果粉[1]等热性佐料来平衡一下。

除了性味属性，水果中的糖分属甘味，也是需要考量的因素。

咳嗽的原因很大一部分与"痰"有关，而中医认为"脾为生痰之源"，脾主管水液代谢，即饮入的水分最终都在脾被吸收、转运、输布和利用。如果脾的功能失调，运化无力，致水湿泛滥，蕴积成痰。"甘味助湿壅气，令人中满之弊，故湿盛中满"，意思是说，甘甜的食物会助长身体中的湿气，导致气滞食积脘腹胀满，脾胃运化能力下降，津液分布失常，使痰液进一步增多。所以，对于咳嗽有痰"呼呼"响的宝宝，甜食必须得忌口。

在与宝爸宝妈们交流中总会碰到一些很有趣的提问：

"黄医生，怎样的水果算甜呢？"

"虽然吃起来是挺甜的，但小孩就是喜欢，就一点点，应该没关系吧？"

中医学对常见的食物（包括水果）有四气五味[2]的分类，这是一种定性判断方式。另外，我也常参考现代营养学中"升糖指数"和"血糖负荷"这两个定量指标来进行分析[3]：

---

1. 肉桂、姜黄、茴香、草果，有实热出血、虚火者不宜，阴虚血燥、皮肤干燥者慎用。肉桂，味辛甘，性大热，具有补火助阳、散寒止痛、温经通脉、引火归原之效。茴香，味辛性温，可开胃进食、理气散寒，有助阳道，主治中焦有寒、食欲减退、恶心呕吐、腹部冷痛、脘腹胀满作痛等症。草果，味辛性温，具有燥湿温中、除痰截疟之效，多用于寒湿偏盛之脘腹冷痛、呕吐泄泻、舌苔浊腻。

2. 四气五味，指中药的性质和药味。四气指药物有寒、热、温、凉四种不同的药性，又称四性；五味指药物有酸、苦、甘、辛、咸五种不同的药味。

3. 需要注意的是，其实五味的确定，不仅取决于药物的口感滋味，也与药物的作用功能有关。这里采用血糖相关的指标来判断水果的甘味，能得到一个大致正确的结果，因为水果中的甜味大部分来源于果糖。但如果将这个结论外推，只要是甜的食药材药味属甘，就可能得到错误的结论。

升糖指数（Glycemic index，GI）全称为"血糖生成指数"，指标准定量下（一般为50克）某种食物中碳水化合物引起血糖上升所产生的血糖时间曲线下面积和标准物质（一般为葡萄糖）所产生的血糖时间下面积之比值再乘以100。血糖负荷（Glycemic load，GL），是在升糖指数基础上，进一步衍生出来的概念，定义为GL=GI×碳水化合物/100。

简单地说，升糖指数反映了一种食物中碳水化合物（CHO）转化为血糖的速度和能力。譬如吃同样重量的一碗米饭和一个粽子（我们假设卖这个粽子的是黑心商家，里面全是糯米没有包馅），吃完粽子血糖上升的速度就要比吃完米饭上升的速度要快。因为粽子是糯米做成的，糯米里面的多糖分子结构与白米不一样，更容易被人体吸收，而更多的糖进入血液后血糖就会"噌噌"地往上涨。所以我们可以说，糯米的升糖指数要比白米的高。

但是，如果单单以升糖指数来判断一种食物对于血糖的影响，这对众多吃货宝宝而言可是巨大的灾难，对那些令人垂涎的美食更是不公平。人家只是升糖速度比较快而已，但其实根本没有多少糖分吸收，血糖也没怎么影响啦！

要怎么给甜蜜蜜的美食一个客观公正的评价？这就要搬出"血糖负荷"这个指标。因为它不仅考虑了食物转化为血糖的能力，还考虑了单位食物中的碳水化合物（CHO）的含量。例如，虽然西瓜的GI约为75，但一个西瓜的血糖负荷其实没想象的那么多，因为西瓜大部分都是水分，每100克西瓜瓤只含有6克糖，要摄入800多克的西瓜（含50克CHO）才能达到摄入100克白面包的血糖反应效果。如果宝宝吃了一块150克的西瓜，其碳水化合物的含量仅仅9克，血糖负荷为9×75/100=6.75<10，位于低GL范围，对血糖的影响有限，也不至于因为一块西瓜造成"助湿壅气"这样的严重后果。不过，尽管一块西瓜是位于低GL范围，但你又给了孩子一颗苹果一只橘子，虽然每样可能都属于低GL范围，但加在一起可就要超量了！

所以，通过上面的讲解，一种食物能否给孩子吃，家长们是否都明白了呢？主要考虑两方面：

水果的寒热属性：体质的问题往往很复杂，需要根据体质来选择对应温凉属性的食物，但需要密切关注症状的变化（见表 6-3、6-4）。

性味：咳嗽有痰的孩子，要忌口甜食，定性可由五味判断，定量则计算血糖负荷。单纯以口感决定是否合适给孩子吃，会让孩子错过生命中的许多美好。但是解嘴馋可以，可千万不能贪食。

食物升糖指数（GI）与血糖负荷（GL）值参考　　　表 6-3

升糖指数（GI）		血糖负荷（GL）	
低 GI	< 55	低 GL	< 10
中 GI	56 ~ 69	中 GL	11 ~ 19
高 GI	> 55	高 GL	> 20

部分水果的升糖指数（GI）、血糖负荷（GL）与性味对照参考　　表 6-4

水果	GI<55	GL	性味
西瓜	75	4	性寒，味甘
凤梨	65	6	性微寒，味甘微酸
葡萄干	65	45	性平，味甘酸
干果	65	40	性温，味甘
香蕉	60	16	性寒，味甘
葡萄柚	25	3	性寒，味甘酸
杏	15	4	性温，味甘酸
木瓜	50	6	性温，味酸
芒果	40	7	性微寒，味甘酸
无花果	35	25	性平，味甘
苹果	35	5	性凉，味甘酸

七、呼吸道排痰，黄医生有妙招

咳嗽是由于呼吸道受到了炎症、异物或各种理化刺激，常见原因就是由分泌物"痰"所导致。其产生的来源包括上呼吸道、下呼吸道、消化道等。这些"痰"不仅会刺激我们的神经末梢引发咳嗽，同时还会导致呼吸道感染和炎症的发生！

孩子三天两头感冒发热，情况严重的，每个月气管炎、肺炎复发，就和"大姨妈"[1]一样准时，家长精疲力竭，孩子也痛苦不堪。问题根结除了孩子本身体质差免疫力低下之外，呼吸道纤毛受损、纤毛摆动异常、痰液排不出去就是反复感染发炎的关键所在。

在第一章中我们介绍了，呼吸道有一条"垃圾传送带"，鼻涕黏液毯是上方的"皮带"，而纤毛就是下方的"转轴"，"转轴"不断运动带动"传送带"将呼吸道里的脏东西及时排出。可是，在一些有害因素作用下，譬如病毒细菌感染或者持续炎症状态的时候，"传送带"的"转轴"就要出现故障了！

反复的呼吸道感染或过敏反应产生的非特异性炎性物质会破坏纤毛上皮细胞，使得纤毛摆动频率变慢[2]，形态结构也出现异常：一个显著的特点就是纤毛间会相互粘集，有些粘集成束，有些粘集成团，所指方向也变得凌乱。尽管纤毛仍然能节律性运动，但已经无法在排除鼻腔异物的过程中起协同作用[3]。这就好比传送带的转轴虽然还在转，但不仅转速减慢了，每个转轴转的方向也不统一，有的向前有的向后，这样运输效率大打折扣，各种分泌物和致病物运不出去而积存在呼吸道里面形成"痰"，致使感染和炎症反复出现，分泌物变得更多。而这又进一步加重纤毛结构与功能的异常，形成了恶性循

1. "大姨妈"，指代女性月经，是某些地方的习惯性俗称。

2. 李童斐. 慢性炎症影响气道上皮细胞纤毛摆动频率的机制研究 [D]. 华中科技大学. 2013.1.

3. 杨平常. 变应性鼻炎鼻黏膜纤毛形态与功能 [J] 山西医学院学报. 1994 Vol 25：9–11.

环[1]。研究表明，纤毛结构异常所致的黏液纤毛对分泌物及致病因素的清除率下降，正是导致呼吸道反复感染的重要原因[2]！

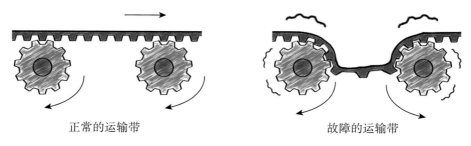

正常的运输带　　　　　　　　　故障的运输带

图 6-12　正常的"转轴"和不正常的"转轴"

"垃圾传送带"的"转轴"坏了怎么修？那就来看看黄医生的压箱宝！要排出痰液、修复黏膜、恢复纤毛正常运动，一方面要消炎抗感染，减少炎性分泌物的释放，另一方面要清除堆积在呼吸道中的分泌物，刺激纤毛摆动加快运送"垃圾"的传输能力。

怎么做到呢？这里要提到我在临床中自拟的一种中药配方，用于呼吸道雾化治疗，后经与清华大学技术服务合作，不断优化配方，使疗效进一步确切。目前已获得国家发明专利技术[3]。配方中有台湾肖楠、台湾桧木、黑松、桉树、金银花、鱼腥草、天然冰片等中药和植物。药理学研究证实，此配方的主要有效成分为扁柏醇、槲皮素、2-莰醇、绿原酸、桉叶油素、柠檬烯、2-蒎烯及多种烯萜类，不含抗生素、类固醇激素、麻黄素等血管收缩剂成

1. BIgGart E, Pritchard K, Wilson R, et al. Primary ciliary dyskinesia syndrome associated with abnormal ciliary orientation in infants. [J]Eur R espir J，2001，17: 444-448.

2. 马渝燕，刘玺诚，江沁波等 . 儿童反复呼吸道感染与纤毛结构异常相关性研究 [J]. 中国实用儿科杂志，2001，16(7) : 405-407.

3. 黄圆媛，吴季龙 . 一种用于治疗呼吸道疾病的抗菌精华液及其制备方法 : 中国 . ZL201410719771.6[P]. 2014.12.2.

分，能够在 30 秒内快速杀灭 99.9% 的呼吸道常见致病菌，降低感染的发生率，同时在上、下呼吸道迅速发挥降低黏液黏性、促进黏液分泌的作用，并产生 β－受体兴奋剂效应刺激黏膜纤毛摆动，增强黏膜纤毛清除功能，使黏液移动速度显著增加以助痰液排出。此外，还有加速微血管血液循环，消除黏膜水肿的作用。

因为是要作用在呼吸道黏膜上，其效果相当于静脉注射，所以安全性必须严格符合要求。本中药植物萃取的专利雾化制剂 pH 在 6 ~ 6.5 之间，符合鼻腔黏膜 pH 生理范围，渗透压也与人体血液基本等渗，并且通过动物肺纤维母细胞毒性安全测试，至今临床上万例患者并未发现副作用。制剂使用安全性是很可靠的，大人小孩都可以使用。唯一存在的风险在于制剂中含有龙脑成分，因为行气活血的作用对于怀孕 2 ~ 3 月以内的孕妇有滑胎之虞，而对于蚕豆病患者会发生溶血症状。

这个中药雾化专利制剂对于过敏性鼻炎、慢性鼻炎－鼻窦炎、上呼吸道咳嗽综合征、扁桃体腺样体发炎肥大、慢性支气管肺炎等慢性呼吸道炎症疾病症状缓解具有比较好的疗效，能够让患者摆脱对激素类药物和血管收缩剂类通鼻药物的依赖，恢复自体机能，避免呼吸道反复感染，缓解黏膜水肿造成的鼻塞不适，是我所提出的呼吸道绿色组合疗法中非常重要的组成部分，我对在医院接诊的患者，都会建议使用，以恢复呼吸道纤毛正常摆动、帮助修复呼吸道黏膜。

八、本章小结

（1）当孩子出现本章开篇提到的 6 种慢性咳嗽情况，需要带孩子去医院就诊。

（2）川贝枇杷膏不是咳嗽的万灵丹，只适合热性咳嗽或阴虚咳嗽。

（3）身边最常见的"橘子"也是止咳良方，适合风寒咳嗽与痰湿咳嗽，但需要经过蒸烤后才能起到治疗作用。广东化州出产的橘红对于化痰具有非常好的效果，特称"化橘红"。

（4）想要通过药膳食疗调理咳嗽，首先需要辨证。不同证型要采用不同的调理方案。

（5）咳嗽的孩子"能不能吃水果"不可一概而论，需要看体质与水果的性味。可以通过蒸烤或加入辅料以调整水果性味。

（6）中医学认为"甘味助湿壅气"，因此咳嗽有痰的孩子，甜食必须得忌口。在生活中，可由五味来定性判断，计算血糖负荷来定量判断。

（7）呼吸道有痰是咳嗽的常见原因，而反复感染和长期炎症会造成"黏液清除运动"障碍、纤毛摆动异常，分泌物和脏污排不出去，堆积呼吸道内形成痰液使得状况更加恶化。因此，黄医生建议采用中药雾化的方式修复黏膜功能，这是慢性呼吸道疾病治疗中非常重要的一环。

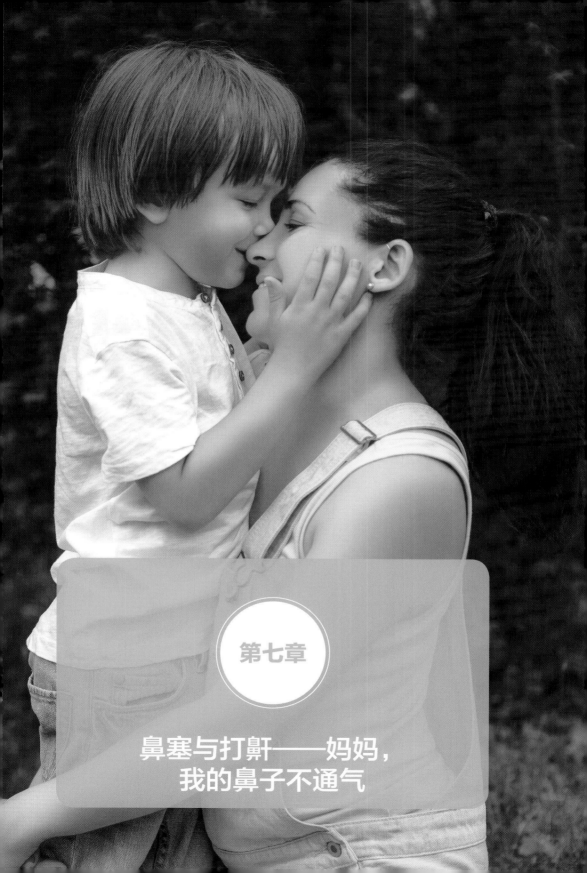

第七章

鼻塞与打鼾——妈妈，
我的鼻子不通气

一、为什么会鼻塞

与人们想的不同，感冒或者过敏性鼻炎发作期间那令人憋闷的**鼻塞，并不是因为鼻腔中的鼻涕太多，而是由鼻甲肿胀造成的**。鼻甲黏膜在正常状态下会有节律地交替循环充血，先是一侧，再换一侧——这样总有一侧鼻腔的进气量会略少于另一侧，而感冒与炎症会增大这种节律的不均衡性。当上呼吸道发生感染的时候，免疫系统吹响防御警报，使血管通透性增加，免疫细胞和免疫物质能够透过微血管杀灭入侵的病毒细菌。但在叫来"增援部队"的同时，也使大量的血浆从血管渗入黏膜组织，使得鼻甲处的黏膜肿胀起来，这就导致鼻甲交替循环充血时，一侧鼻腔会被肿胀的鼻黏膜完全封闭，于是呼吸就成了一件非常吃力的事情。尽管孩子难受不堪，家长用尽各种方法引导孩子，试图通过擤鼻子强行把鼻涕弄出来，但这完全是徒劳的，再怎么出气也难以缓解孩子鼻塞的情况，除非把鼻甲喷出来，但相信没有哪个家长希望这种事情发生的。

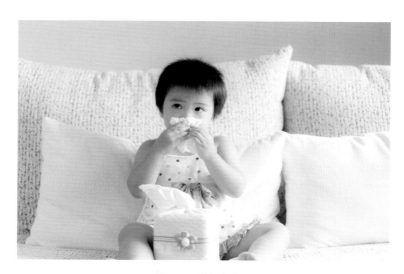

图 7-1　孩子鼻塞了

另外还有一种常见的情况。部分新手宝妈容易把小婴儿鼻塞的声音误认为是宝宝有痰，这种声音类似小猪佩奇的叫声，多出现于刚出生不久的宝宝身上，主要原因是刚出生不久的宝宝鼻孔比较小，鼻内分泌物堵住鼻腔。空气气流快速通过变得狭小的鼻腔时，就会出现这样的声音。尤其是新生宝宝吃奶的时候（俗话说"吃奶的力都用上了"，吃奶对宝宝来说是一件很用力的事）还有宝宝高兴、兴奋的时候，宝宝鼻塞发出的"小猪叫"声就会特别明显。

二、怎样教孩子正确擤鼻涕

吞咽鼻涕会不会有危险？有人认为，吞咽鼻涕可以导致胃病、腹泻、胃肠型感冒等疾病，这样的顾虑其实没有道理。让我们回想一下"呼吸道之旅"，在正常黏液纤毛清除运动中，呼吸道黏液的归宿大多是要吞进胃里的，鼻涕也不过是量大一些的黏液。那鼻涕里面的细菌病毒呢？在黏液中有溶菌酶、干扰素等各类免疫物质，再加上 pH 0.9 ~ 1.8 的胃酸环境，所以家长对于孩子"吃"鼻涕的行为不用过分担心。不过从卫生习惯上来说，有鼻涕或痰最好还是要擤出、吐出，毕竟那也是人体分泌的排泄物，并且如果孩子本来消化系统就不好，还是有交叉感染的可能。

家长们往往对孩子吞咽鼻涕大惊小怪，但对真正可能引发危害的擤鼻涕方式却缺乏足够的重视。有的人在擤鼻涕的时候，习惯用手把两侧鼻孔都捏住，再从两鼻孔同时用力擤出鼻涕。但这种不正确的擤鼻方式会造成可怕的后果：人的鼻腔是一个狭长的腔隙，前起于前鼻孔与外界相连，后止于后鼻孔与鼻咽部相通。当两侧的前鼻孔都被捏住的时候，鼻涕无法流出，就会从鼻咽部涌向各个窦腔或者通过咽鼓管涌向中耳腔。若鼻涕阻塞了咽鼓管，就会出现耳鸣的状况。更糟糕的是，鼻涕中含有大量的病毒细菌，进入中耳腔会引发中耳感染，严重的话会导致听力受损。

那么正确的擤鼻涕方式应该是怎样的呢？

第一步：要选择柔软、无刺激的手帕或纸巾。

第二步：家长拿着准备好的手帕或纸巾置于孩子的鼻翼上，先用一指压住一侧鼻翼，使该侧的鼻腔阻塞，让孩子闭上嘴，适当用力将鼻涕擤出。然后用拇指、食指从鼻孔下方的两侧向中间对向轻轻发力，将鼻涕擦净，两侧交替进行。

第三步：几次后，可以让孩子自己拿着手帕或纸巾，在家长的帮助下进行练习。经过反复多次训练，接近两岁的孩子不仅可以学会擤鼻涕，还会擦去擤出的鼻涕了。

第四步：在教孩子擤鼻涕时，家长要亲自示范给孩子看。如果孩子的方法不正确，家长不要去责骂孩子，应该和孩子讲明原因，让孩子从小养成讲卫生的好习惯。

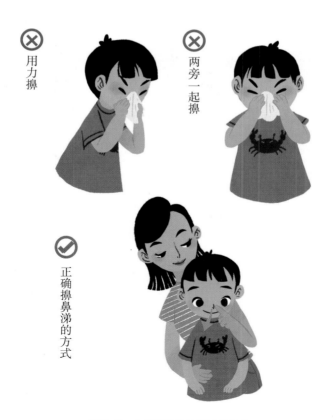

⊗ 用力擤

⊗ 两旁一起擤

✓ 正确擤鼻涕的方式

图 7-2 如何正确地给孩子擤鼻涕

三、使用通鼻剂的代价

鼻子不通气了怎么办?

很多家长会去药房买"通鼻喷剂",一喷立马就呼吸畅通,眼看孩子饱受鼻塞困扰,用上这类药后立竿见影,殊不知这是在饮鸩止渴:一开始使用确实效果"倍儿好",但持续使用一段时间后,发现原来喷一下就通了,现在得喷两下、三下,并且持续作用的时间也是越来越短,之前喷完两三个小时都不堵,现在半小时不到又堵住了,于是剂量越用越大,使用次数越来越多,形成药物依赖。我曾经有个成人鼻炎患者,买"通鼻喷剂"是按箱计算的,最后只要不用鼻子就永远没畅通过。

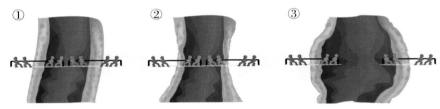

①在血管内外两侧正在进行一场紧张的拔河比赛。蓝队是收缩血管队,绿队是扩张血管队
②在减充血剂的作用下,蓝队明显占据优势,血管收缩。但此时身体感知到血管张力的变化,一氧化氮合酶(NOS)活性增加,绿队暗中蓄力,局势陷入僵持
③减充血剂药物作用消失,蓝队力量减弱,疲惫不堪,而一氧化氮合酶却"越战越勇",绿队占据优势,血管出现反弹性扩张

图 7-3 减充血剂引起反跳性鼻充血

这些"通鼻喷剂"从作用原理分类上属于减充血剂[1],也可称为血管收缩剂,药物性鼻炎就是长期过度使用这一类药物制剂所引发的。在本章开始,介绍了鼻塞产生的原因:血管通透性增加,使得大量血浆渗入黏膜组织,造成水肿堵塞了气道。通过使用减充血剂,就像从源头上把供水的水管给关紧

1.减充血剂常见的成分为伪麻黄碱、苯丙醇胺、福林、羟甲唑啉、四氢唑啉、赛洛唑啉等。

了，没有持续的体液供应，组织水肿就会消退，黏膜肿胀的问题缓解，气道重新恢复畅通。然而，在长期使用减充血剂后，血管的"阀门"会对药物变得愈发不敏感，更糟糕的是，血管还会出现反跳性充血，因为经常使用减充血剂，血液流量减少了，不仅让黏膜组织得不到充足的营养供应，并且代谢废物也会堆积潴留，血管不得不代偿性扩张以平衡药物收缩血管的作用，其结果就是我们最终看到的"通鼻喷剂"越用越多、效果越来越差、不用就不通的药物依赖，最终罹患"药物性鼻炎"[1]。有药物性鼻炎的患者，鼻黏膜的结构会发生严重的损伤：纤毛细胞丢失、血管上皮间隙和基底膜破裂、血管上皮超微结构改变、细胞线粒体被破坏等[2]，这都导致了黏液纤毛清除系统被破坏，炎症和感染更容易发生。

与成人相比，儿童使用减充血剂的危害更大。因为儿童鼻黏膜娇嫩、血管丰富，药物吸收迅速，使用剂量把控困难，效果和副作用都会更加明显。此外，药物通过鼻咽后有被孩子吞食的风险，从胃部进入血液的药物会作用于全身。因此，世界上许多国家规定，大部分减充血剂都禁止用于儿童。

那不用通鼻喷剂就好了嘛！然而魔鬼又藏在细节里，减充血剂除了喷鼻这种方式外，也有部分采用口服的方式，而且不是单一成分出现，往往藏在各种复方制剂（药片、糖浆、粉末）之中，最常见的便是感冒药。在名称中带有"麻"字的感冒药通常含有减充血剂成分，除非宝爸宝妈们睁大眼睛多留个心眼，否则根本没法发觉。

总之，只要是以收缩血管为原理的缓解鼻塞症状的药物，都不应该给孩

---

1. 当鼻腔使用缩血管药物滴鼻时，将改变鼻黏膜内血管张力的平衡，甚至引起部分或不完全性缺血，从而激活包括使一氧化氮合酶活性增加的各种舒血管机制，以利于加强鼻黏膜内的舒血管活动，而使血管的张力实现再平衡。一旦药物的作用消失，这种平衡就会被打破，使鼻内的舒血管效应暂时强于缩血管效应，表现出血管的反弹性扩张。

2. Knipping S, Holzhausen HJ, Goetze G, et al. Rhinitis medicamentosa: electron microscopic changes of human nasal mucosa[J]. Otolaryngol Head Neck Surg，2007，136：57–61.

子使用[1]，现在喷进去的通鼻剂，都会是将来痛苦难受流的泪。为了短暂的鼻子畅通，冒着承受严重副作用和药物依赖的风险，实在不值得。

四、空鼻综合征：每一次呼吸都是痛苦的折磨

近年来医患关系紧张，时有伤医事件发生。但大家可知道，在医患冲突中最"危险"的科室是哪个？先让我们看一组简讯[2,3]：

2014年2月17日，黑龙江一耳鼻喉科主任被钝器击中头部，后经抢救无效死亡。

2013年10月25日，1名男子因不满鼻手术，携带事先准备的榔头和尖刀来到温岭市第一人民医院对医护人员行凶，致1死2伤。

2012年9月，深圳鹏程医院耳鼻喉科医护人员遭患者疯狂砍杀，1名医生、2名护士、1名保安被砍，其中1名护士身中11刀，血染看护室。

2012年4月，北京大学人民医院耳鼻喉科门诊1位女医生正在接诊，1名不明身份的戴口罩男子，手持匕首将该医生扎伤，之后逃逸。

2012年2月，1名男子持刀进入河北柏乡县人民医院耳鼻喉科，将3名医生和1位患者砍伤，1名医生死亡。

......

不看不知道，一看吓一跳，耳鼻喉科（有的也称五官科）竟然是职业风险最大的科室！这个结果可能让人颇感意外，因为在一般人印象里，耳鼻喉科不过是治治小毛病的科室，又不涉及病人的生命安全，怎么会与各个杀医

---

1. 减充血剂也并不是"毒药"，对于有鼻窦炎分泌物潴留等情况，减充血剂可以收缩窦口黏膜，利于分泌物排出。在临床中有其特定的作用，但并不是能给患者缓解鼻塞便可以长期使用。任何事情都讲究一个"度"，过之与不及都不可取。

2. 金陵晚报. 耳鼻喉科频发伤医案或因患者手术后鼻腔过度通畅[N]. 2014.2.23.http://news.163.com/14/0223/04/9LO9SO9E00014AED.html.

3. 腾讯评论. 空鼻综合征杀医血案的"幕后真凶"[N]. 2013.11.2 http://view.news.qq.com/original/intouchtoday/n2599.html.

伤医血案联系在一起呢？

　　这一切始于一种叫作"空鼻综合征"的疾病，而所有声称自己有"空鼻综合征"的患者，通常会有这么一段类似的经历：最初他们因为鼻子不通气去医院看鼻炎，经医生诊断后做了微创手术切除部分鼻甲，但术后出现鼻咽干燥、肺部难受、鼻子堵塞、精神不济、失眠等症状，因而他们再去医院进行各种复查，诊断却均显示正常，只不过难受的症状始终挥之不去。然而，他们由此出现的情志异常无法被家人理解，还被怀疑有精神疾病。此后，有些人为了求医四处奔波，不惜一切代价，最终换来的仅是一纸"空鼻综合征"的诊断书。所有的生理指标都是正常的，他们投诉无门，真是应了那句"叫天天不应，叫地地不灵"。最后，有的人抑郁，真的得了精神疾病；有的人自杀，再也忍受不了痛苦与怀疑；而有的人，则嚷嚷着要去找医生算账……

　　准确来说，"空鼻综合征"并不是一个规范的专业术语，在学术界也没有共识。有研究者认为这是"过度切除鼻甲造成的医源性伤害"，有的则认为"空鼻综合征"是一种"伴有精神心理障碍的、原因不明的鼻部症候群"。不管学术研究的结论为何，在现实中，全国几十个QQ群内上万个曾经历过鼻甲手术，认为自己正遭受"空鼻综合征"折磨的患者们，聚集在一起，互相倾诉他人无法理解的痛苦：

　　"一进入空调车，我每吸一口气，感觉冷空气直接进入到我的肺里。"

　　"鼻子不通，人难受、头疼、整晚睡不着觉……"

　　"晚上睡觉就像'烙大饼'，左面鼻子堵了翻右边，右边堵了翻左边，而且经常被堵醒或者嗓子干半夜起来喝水，一个晚上可以翻100次身。"

　　"睡不好、注意力不集中，像我这种原来学习能力很强的人，影响用脑感觉很痛苦，好多事都没精力做……"

　　这些人在描述自己的状况时，几乎都用了"生不如死"这个词——"你想想，呼吸是每时每刻都要进行的，而每一次呼吸都是一次痛苦"。鼻黏膜有对空气加温、加湿以及过滤的作用，在手术切除部分鼻甲黏膜后，功能遭到破坏，吸入鼻腔的干冷空气就像一把利刃直插入肺，并刺激着鼻腔分布的神经末梢，造成反射性头痛；而缺乏有效清洁过滤的空气携带着细菌，还可能造成呼吸道的感染。切除肿胀的黏膜后鼻腔变得宽大了，应该是通气顺畅才对，为什么还会出现鼻塞？那是因为鼻黏膜丰富的末梢神经能够感知气流，一旦被破坏就会感觉不到空气流动而产生鼻塞感，还伴有头痛、嗅觉减退等症状。

除了鼻甲切除手术，包括黏膜外黏膜消融术（如表面烧灼、激光治疗）、黏膜下消融术（如黏膜内烧灼、射频消融、激光治疗）等破坏黏膜的疗法都有造成"空鼻综合征"的风险。其中需要特别警惕的一类是中药塞鼻膏或塞鼻粉末，经常能看到一些民间打着"治疗鼻炎"旗号的机构里，人们坐在小椅子上，用棉签蘸取中药膏，中间对折塞两鼻孔里，面前摆个小垃圾桶，一把鼻涕一把泪的。

在中医学疗法中确实存在"取嚏"的治疗方法，即人为地诱发打喷嚏，以排出寒气、令鼻腔畅通的方法。但从现代医学的角度看，鼻腔黏膜下方微血管密布，通过黏膜吸收可直接进入血液绕过肠胃屏障，因此通过鼻腔给药的方式必须非常谨慎。坊间的中药塞鼻膏、塞鼻粉通常采用苍耳子、细辛、白芷、鹅不食草等清热解毒、活血化瘀的中草药粗加工自制而成，确切成分未知，风险不可控。更要命的是，这些塞鼻的药膏粉末通常呈现 pH 8 以上的碱性，具有强腐蚀性，根本不适合 pH6 ～ 6.5 的鼻腔黏膜，渗透压也与血液不等渗，会产生强烈的刺激，使用过程中非常难受，会不停地流鼻涕眼泪，长久下来，黏膜上皮细胞被破坏，就会出现"空鼻综合征"类似的症状。中国台湾地区在 2001 年已经明令禁止中药塞鼻的治疗方式，并对违法行为可能追究刑事责任[1]。然而，该疗法目前在大陆仍广泛存在。

---

1. 2001 年 4 月 20 日，中国台湾"卫生署"（现名"卫生福利部"）第 90061101 函不准以"鼻黏膜烧灼术"治疗过敏性鼻炎。台湾"卫生署"称以"鼻黏膜烧灼伤"治疗过敏性鼻炎，乃指部分中医生以所谓"独创疗法"，未遵循中医典籍所记载之适应证、方法及药物，径行以腐蚀性药物塞入鼻孔中，烧灼鼻黏膜，标榜一次性根治过敏性鼻炎之方法。这种方法由于未遵循中医典籍之处理方法，曾造成严重伤害，经"台湾行政院卫生署"认属医生于业务上之不正常行为，应依违反医生法第二十五条规定论处。

另外，也常见有些人会使用植物精油擦鼻、滴鼻。喜爱熏香疗法的朋友会知道，精油具有一定的腐蚀性，通常呈 pH3 ~ 5 的酸性，即使擦在覆盖角质层的皮肤上也需要搭配基底油稀释。如果直接接触在鼻黏膜上，也会产生与中药塞鼻类似的灼烧破坏效果。

五、鼻塞了怎么办

通鼻喷剂不是给患者缓解鼻塞而长期使用的，手术切除鼻甲又有得"空鼻综合征"的风险，那么孩子鼻塞，父母们应该怎么办？对于鼻塞的治疗思路其实与咳嗽类似：**鼻塞是症状，是因为鼻腔有炎症才会造成鼻塞，因此对付鼻塞的根本在于消除炎症，降低血管通透性。而对于鼻塞症状，缓解不适的思路也绝对不是收缩血管，相反，应该加快局部血液循环，带走潴留在组织中的液体，就像大禹治水一样，堵不如疏。**

消除炎症需要根据病因针对性处理，如果是上呼吸道病毒感染，其具有自限性，一周左右便能痊愈，期间也可采用第三章中的一些调理方式；如果是严重的细菌性感染，则需要使用抗生素；如果是过敏性鼻炎，那就需要调理体质，并结合使用抗过敏益生菌等，这在后续呼吸道过敏性疾病的章节中会详细介绍。

接下来，介绍一些家长们在家里可以给孩子缓解鼻塞的方法。

1. 穴位按摩

揉迎香穴（A6）、山根穴（A7）、风池穴（B2），摩擦鼻梁（A8）。

2. 中药雾化 & 蒸汽法

与咳嗽时促进痰液排出的蒸汽法相同，将热水倒入一大口罐或茶杯中，抱起孩子让他的嘴巴和鼻子对着升起的水蒸气。水蒸气是很烫，一定要注意控制距离。每次水蒸气熏蒸 15 ~ 20 分钟，通过热蒸汽可以让痰液变稀，更容易咳出，还可减轻气管与支气管黏膜的充血和水肿，减少咳嗽，但千万要控制好孩子与器皿的距离，避免烫伤。另外，也可以使用黄医生自拟的中药配方雾化，促进痰液排出的同时还能修复黏膜、消除炎症。

3. 半导体弱激光照射鼻腔黏膜

红光与红外光具有较强的光热效应，常常用于辅助治疗血管类疾病。部分文献报道[1]，采用红光或红外光进行血管外照射，具有降低血液黏度、改善血液流变性、增加血液流量、促进新陈代谢等作用，并能降低炎症反应水平、促进伤口愈合的作用[2]。

使用半导体弱激光照射鼻腔黏膜，可以促进鼻黏膜局部血液循环，改善黏膜水肿缓解鼻塞。作为一种辅助疗法，弱激光照射在消除患者鼻塞不适的效果上还不错，并且安全性高。目前尚未有相关副作用和不适症的报道，成人儿童都能使用[3]。但必须要说明的是，激光照射仅是一种缓解症状的辅助治疗手段，与盐水洗鼻等方法类似，对于过敏性疾病或者呼吸道感染都无法解决根本致病因素，并且需要长期坚持才能得到良好控制症状的作用。

4. 盐水洗鼻

"在家里给孩子用盐水洗鼻行不行？"是大多数家长都比较关心的问题。

盐水洗鼻能保持鼻腔清洁，减少炎症发生，是慢性鼻炎 – 鼻窦炎、过敏

---

1. 姚保富，周惠君. 半导体激光血管外照射对血液生化指标的影响 [J]. 中华全科医学. 2011(5):740–741.

2. 目前关于红光与红外光降低炎症水平分子层面的研究尚处于动物实验阶段。研究发现，患有关节炎的小鼠经 810nm 的红外光照射后，能够降低发炎处白细胞数量，同时显著增加 COX–1 和 COX–2 酶所对应基因段的表达，抑制前列腺素 PGE2 的生成（Pallotta R,Bjordal J,Frigo L et al. Infrared (810–nm) low–level laser therapy on rat experimental knee infammation[J].Lasers Med Sci. 2012 27:71–78）。而在另一项研究中，采用 630 ~ 650nm 可见光对糖尿病小鼠受损创面进行照射，用 ELISA 法测定发现创面组织 IL–6 和 TNF– α 的表达，显著低于对照组。毛和水，姚敏，俞为荣，等. 630 ~ 650nm 光照射对糖尿病小鼠创面愈合的影响 [J]. 上海交通大学学报（医学版）. 2013，33(9):1209–1214.

3. 有部分研究探讨了红外光照射对过敏性鼻炎症状缓解的作用。Ko–Hsin Hu and Wen–Tyng Li. Clinical Effects of Far–Infrared Therapy in Patients with Allergic Rhinitis [A]. Conference of the IEEE EMBS[C]. 2007

性鼻炎患者进行日常呼吸道护理的好方式（见图7-4）。当呼吸道黏膜受损、纤毛摆动异常的时候，"垃圾传送带"就会发生大故障，各种分泌物和致病物淤积在呼吸道内造成反复的感染。盐水洗鼻使用生理盐水将鼻腔里面的分泌物、致病物以及过敏原冲洗出来，保持鼻腔清洁，让炎症不会进一步恶化。但**需要注意几点**：

（1）盐水洗鼻就是用生理盐水将鼻腔内的脏污、过敏原冲洗出来，而不是用"几滴盐水"滴进鼻，这需要足够量生理盐水溶液和一定的水压才能做到。当我们使用洗鼻器、洗鼻壶冲洗时，虽然能把鼻腔清理干净，但也增加了产生并发症的风险，因为水流形成的压力会把黏液冲入鼻窦或者咽鼓管。清洗时的水压越大，出现并发症的风险就越高；孩子年龄越小，气道越短窄，危险也越高。

（2）盐水洗鼻可以作为一种辅助疗法帮助缓解症状，但并不能起到治疗的作用。有些人说"盐水不是能杀菌吗？"盐水能不能杀菌也需要看浓度，生理盐水只含有0.9%的氯化钠，对侵入的致病菌毫无杀伤力，所以那些所谓"洗鼻能杀菌"，都是"抛开剂量谈功效"的"耍流氓"。每天早晚坚持清洗可保持清洁，减少炎症发生，但洗完之后脏东西还会出现。哪天疏忽或忙碌没有清洗，分泌物致病菌一堆积，又会被打回原形，症状再次发作咯。

（3）盐水洗鼻也不是谁都能"洗洗更健康"的。人体有自己的"黏液纤毛清除运动"机制，健康人没事去洗鼻子反而可能会破坏纤毛的规律摆动。未满1岁的孩子和容易患中耳炎的孩子绝对不能洗鼻。一般，5岁以下的孩子较难接受洗鼻，5岁以上的孩子，家长们可以尝试。小朋友的鼻黏膜非常稚嫩敏感，洗鼻时冲击出来的水压可能会令鼻黏膜肿胀，所以，给孩子洗鼻要特别谨慎。

洗鼻的注意事项：

◆有发热、鼻出血、头痛等症状时不要洗鼻。

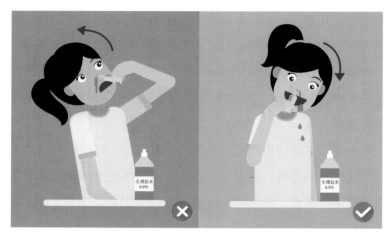

身体适当前倾靠近水池，头稍稍偏向一侧，微微张开嘴巴，将生理盐水由较高一侧的鼻孔挤入鼻腔。洗鼻的过程中不要憋气或吞咽的动作。

图 7-4　盐水洗鼻的正确姿势

◆水温控制在 35℃左右，特别是对温度敏感的过敏性鼻炎人群要比较注意；当溶液的温度接近人体温度时，生理盐水的湿润作用最大。

◆吸鼻器要经常消毒清洗，防止微生物滋生，否则鼻子会越洗越感染。

◆洗鼻要使用 0.9% 氯化钠溶液，也就是常说的生理盐水，切记不能用家里的食用盐自制洗鼻盐水。因为食用盐中大多会加碘，而接触鼻黏膜相当于静脉注射，用食盐水洗鼻容易产生碘摄入过量，甲状腺会出问题。

◆制作洗鼻液的水必须是纯净水或蒸馏水，不可以用自来水、矿物质水、山泉水、气泡水。

◆洗鼻每天不多于 2 次，洗的时候要控制好水流，洗的次数太多或水流速度太快会对黏膜造成损伤。

◆有脑脊液鼻漏、耳漏、颅脑外伤病史者不建议洗鼻，安全风险比较大。

六、为什么宝宝睡觉会"打呼噜"

很多家长以为，宝宝睡觉的时候发出阵阵呼噜声，那是他们熟睡的表现。有时候还觉得，宝宝像小猪一样"呼哧呼哧"地打呼噜特别可爱，却不知道打呼噜（打鼾）其实是孩子健康的隐形杀手。

打鼾在中医里被称为"鼾眠"，源自《诸病源候论》的"鼾眠者，眠里喉咽间有声也"。儿童在睡眠时会产生鼾眠，是因为上呼吸道由于某些原因变窄，呼吸气流产生的阻力增高，从而引起咽腔软组织震动。鼾眠在现代医学中叫作"睡眠呼吸暂停综合征"，又叫"睡眠呼吸障碍"，经过长期相关研究发现，儿童患该病会导致生长发育迟缓、认知障碍，甚至可导致儿童猝死。因为孩子在睡觉的时候发生"打呼噜"，就说明呼吸不通畅，身体会时常处在慢性缺氧的状态，由此会引发精神萎靡、记忆力下降、注意力不集中等一系列问题。所以，千万不要把孩子打鼾不当一回事。

睡眠呼吸暂停综合征：在连续 7 小时睡眠中发生 30 次以上的呼吸暂停，每次气流中止 10 秒以上（含 10 秒），或平均每小时低通气次数（呼吸紊乱指数）超过 5 次。

"多导睡眠监测"是目前诊断睡眠呼吸暂停综合征的"金标准"，能同时监测并分析睡眠的眼电、脑电、心电、肌电、呼吸气流、胸腹运动、氧饱和度、体位、鼾声等，涉及指标全面且没有侵入性，只需在医院睡一觉就行。

儿童睡眠呼吸暂停综合征分为 3 型：

◆**阻塞型** 鼻和口腔没有气流，但是胸腹式呼吸仍然存在。

◆**中枢型** 鼻和口腔没有气流，胸腹式呼吸运动也同时暂停。

◆**混合型** 指一次呼吸暂停过程中，开始时出现中枢型呼吸暂停，然后出现阻塞性呼吸暂停。

除了小婴儿睡眠时周期性低通气多为中枢型，幼儿最常见的睡眠呼吸障碍类型便是阻塞型，多与呼吸道慢性炎症密切相关。

（1）扁桃体、腺样体肥大。此处所说扁桃体为腭扁桃体。睡眠呼吸障碍中病因是腺样体和（或）扁桃体肥大，堵塞后鼻孔及咽鼓管咽口，占主要病因的 75% 以上[1]。孩子由于年纪小，气道空间相对也较小，所以扁桃体与腺样体稍微肥大，就很容易形成阻塞。当孩子入睡后，从气管中呼出的气体被迫从口中呼出，气体冲击舌根部的组织，就发出鼾声。腺样体位于鼻孔最后端，是鼻咽部的淋巴组织，有些孩子的腺样体会随着年纪慢慢增生，肥大的腺体占据了鼻咽部和喉咽部，便出现睡觉打鼾的现象。而扁桃体肥大的原因包括先天性扁桃体肥大、感染造成扁桃体组织肿胀、分泌物增多等。

（2）鼻炎。会造成鼻腔黏膜肿大，黏膜下的腺体不断分泌黏液，充血的鼻甲黏膜和过多的黏液分泌造成鼻塞。躺着睡觉时，鼻涕还会倒流到咽喉造成咳嗽。

（3）支气管炎。支气管受到炎症刺激时痰液增加，而儿童缺乏咳嗽排痰能力，痰液由支气管的纤毛摆动运送到咽喉部后无法排出，形成气道的相对狭窄，引起打鼾也是非常常见的。

（4）肥胖。这个世界对胖子总是不那么友善，现在又多了一个原因！小胖子们的呼吸道周围被脂肪填塞，压缩了气管的位置，导致没办法顺畅地呼吸，当软腭与咽喉壁之间的震动频率超过 30 赫兹时，就会出现鼾声。如果打鼾的孩子肥胖，则首先应设法帮他／她减肥，让口咽部消瘦些，气道变宽，呼吸也会变得较顺畅。

可以用体质指数 BMI 来判断孩子体型是否健康。当 BMI 数值在 24 ~ 27 间属于过重，28 ~ 32 就是肥胖了，超过 32 那就是非常肥胖了。

体质指数 BMI 计算公式 = 体重（千克）/ 身高（米）^{2}

七、治疗儿童打鼾的思路

小婴儿采用母乳喂养可以减少日后睡眠呼吸障碍发生的可能性，即便发

---

1. Cohen S R, Holmes R E, Machado L, et al. Surgical strategies in the treatment of complex obstructive sleep apnoea in children [J]. Paediatr Respir Rev ,2002,3(1):25–35.

生，症状也会比非母乳喂养的孩子轻一些[1]。如果孩子是过度肥胖的话，为了健康也为了颜值，首先要把体重减下来，然后，针对儿童打鼾常见的呼吸道慢性炎症进行检查和治疗，看是否有扁桃体、腺样体肥大或者过敏性鼻炎。如果一切检查都正常，才考虑其他可能造成睡眠呼吸障碍的肌肉或者神经因素。关于扁桃体、腺样体肥大与过敏性呼吸道疾病的治疗思路，会在后续章节详细介绍。

那对于打鼾造成的危害（见图 7-5），譬如低通气低血氧导致的头痛、睡眠质量差、精神不好等问题，有没有办法缓解呢？

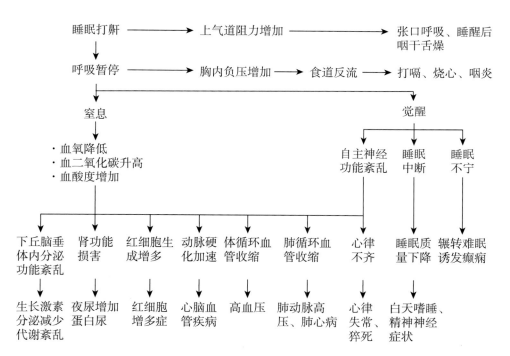

图 7-5　打鼾对人体健康的危害

1.李源，蔡晓红，周永梅，等.婴儿期不同喂养方式对儿童睡眠呼吸紊乱的影响 [J].实用医学杂志.2009，25(9):1429-1430.

（1）使用中药雾化。孩子会打鼾大多是有呼吸道慢性炎症，如腺样体肥大、扁桃体肥大、支气管炎、哮喘、鼻甲肥大、鼻黏膜增生等病症，因此需要消除炎症、修复黏膜，可以采用黄医生自拟的中药配方雾化。而对于腺样体肥大导致的睡眠障碍、打鼾，应该采用头低脚高的特殊体位进行滴鼻，这样才能有效作用到腺样体组织。

（2）配合用半导体远红外线激光仪照射鼻腔，消除水肿，坚持洗鼻。

（3）采用侧睡睡姿，调整枕头高度，使我们的后枕贴住颈椎。床也不能太软，因为人在睡觉的时候整个肌肉是放松的，床太软陷下去则更容易打呼。

（4）严重情况下需要使用睡眠呼吸机缓解低血氧问题，同时积极治疗消除根本病因。

在我接触的众多家长中，曾经发生过一件让我又惊奇又哭笑不得的事情。有个"天才"妈妈非常得意地告诉我："我家孩子打呼噜（有腺样体肥大），但我一点儿也不担心孩子会有腺样体面容，因为我有一个绝招，既不打针也不吃药。"我非常感兴趣就想了解一下是什么新疗法，结果那位妈妈说，是拿"止鼾带"（见图7-6）绑住孩子的下颌，让他睡觉张不开嘴。她认为，孩子嘴巴张不开就不会打鼾了。

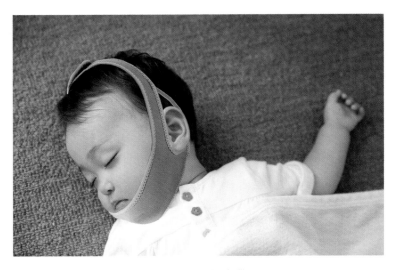

图7-6　睡眠止鼾带

听过后我真的是差点晕倒。这位妈妈给孩子用的"止鼾带"，其作用类似一种叫作"头帽颏兜"[1]的医疗器械，如果是单纯睡姿问题、习惯性张嘴，用止鼾带有用，但是孩子是腺样体肥大，是鼻咽段被肿大的腺样体组织堵塞了，通气不良，所以只能张开嘴巴代偿呼吸。现在却把嘴巴也封起来，那岂不是会把孩子憋死吗？这可是有窒息危险的，难道孩子都不会哭闹吗？猜猜这位"神奇"的妈妈怎么说："前两次孩子确实醒过来了，睡一半把止鼾带脱掉。后来我用绳子把他手绑住，这样孩子就拆不了止鼾带了。"

所以，这个可怜的孩子其实是嘴巴被矫正带束住说不了话，而双手还被绑住。真是连仇人都不带这样报复的！我无奈地开玩笑说："希望警察路过你家的时候，你能解释清楚。"

八、黄医生答患者问

1. 提问：请问黄医生，打鼾是一种病吗？

打鼾是因为气道狭窄，睡眠时呼吸气流快速通过，引发组织震动而发出声响。打鼾会造成脑部缺氧，使得孩子注意力不集中、反应不灵敏、记忆力衰退、精神不好。

2. 提问：感冒后又会打呼噜，是不是扁桃体大了也会打鼾？

感冒后打鼾是因为鼻黏膜水肿，是暂时性的。扁桃体肥大也会打鼾，这就需要进行治疗了（详见第十一章与第十二章内容）。

3. 提问：请问上颚感觉有痰，晚上睡觉会鼻塞、打呼噜，要怎么样调理？

这是有上气道咳嗽综合征（鼻涕倒流）的征兆。可以使用中药雾化修复呼吸道受损黏膜、使纤毛摆动"垃圾传送带"正常运转。

4. 提问：如果一个只有鼻窦炎和腺样体肥大的孩子晚上睡觉打鼾，是鼻窦炎影响的还是腺样体影响的？如果改善了就说明腺样体收缩了吗？

打鼾可能是鼻窦炎和腺样体两个因素同时造成的。症状改善，说明气流

---

1. 头帽颏兜是一种利用口外力的矫正装置，用于改变下颌骨形态、抑制下颌骨功能性前伸。

已经通了，气道狭窄的问题得到缓解。但是，究竟是鼻窦炎黏膜水肿消除，还是腺样体收缩，需要检查后才能判断。

九、本章小结

（1）令人呼吸憋闷的鼻塞，并不是因为鼻腔中的鼻涕太多，而是由鼻甲肿胀造成的。

（2）对于孩子"吃"鼻涕的行为不用过分担心。不过从卫生习惯上来说，有鼻涕和痰最好还是要擤出、吐出。

（3）正确的擤鼻涕应该是，先堵住一侧鼻孔，将另一侧鼻腔中的鼻涕擤出擦净，然后再换对侧进行同样的操作。

（4）通鼻喷剂属于减充血剂，能够收缩鼻黏膜血管缓解鼻塞，但是长期频繁使用反而会出现反跳性充血使鼻塞更为严重，造成药物性鼻炎，因此大部分减充血剂在许多国家都禁止用于儿童。

（5）"空鼻综合征"是尚未被广泛认同的一种疾病，通常在接受鼻甲切除手术后产生。有研究者认为其为医源性伤害，有的则认为属于心理障碍。但不论结论为何，全国有上万人声称自己有"空鼻综合征"，并无时无刻不在经历常人无法理解的痛苦。任何对鼻黏膜造成破坏的方式都可能引发"空鼻综合征"，包括黏膜消融、烧灼、强刺激物如药粉药膏塞鼻，因此在治疗鼻塞时，应谨慎对待破坏黏膜的治疗方式。

（6）鼻塞的时候，可以采取按摩、熏蒸、半导体弱激光照射、盐水洗鼻等方式缓解症状。

（7）打鼾会影响儿童的正常发育，其原因多与呼吸道慢性炎症密切相关，治疗需要从呼吸道炎症入手。缓解打鼾症状，可以洗鼻、远红外光照射、调整睡姿，严重情况下需要使用睡眠呼吸机缓解低血氧问题。

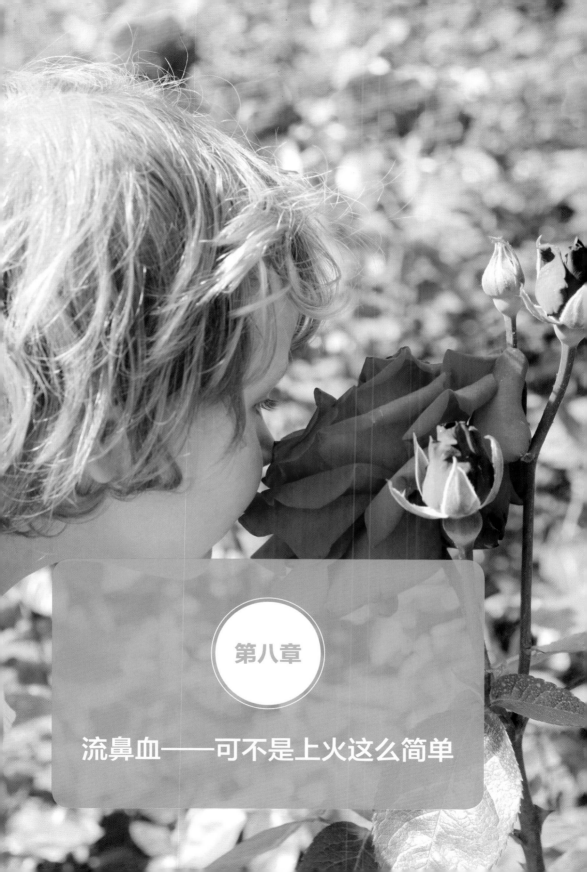

第八章

流鼻血——可不是上火这么简单

一、念子与小豆豆的真实故事

有些事，有些人，会在不经意间以一种意外的方式，突然闯进你的生活。念子就是这样。我认识她，并不是通过朋友介绍或者偶然的相遇。有一天，微信好友申请名单里蓦然出现了她的头像，她的留言是："你好，请问是黄医生吗？你能不能帮帮我家的小豆豆……"就这样，曾经的陌路人与我结下了一段深刻的缘分。她发给过我一封五千多字的长信，在夜深人静的时候，我还时常会翻阅，尝试想象她这几年饱尝人生冷暖的艰难历程。

念子在信中说，她和她先生都是来自单亲家庭，在爱情中彼此相依而步入婚姻殿堂。婚后，念子的先生为了"一心一意"地准备职业资格考试，让她挑起了小家庭的全部重担，而念子也心甘情愿地陪伴爱人蜗居在狭小的出租屋中，共同经历酷暑寒冬。在经济最拮据的日子里，念子依然执着地将两人爱情的结晶——小豆豆带来这个世界。本以为家庭新成员的加入会带来几分温馨，谁知当恋爱时的如胶似漆被生活里的柴米油盐消磨殆尽后，就只剩下现实的残酷折磨。这个龌龊的男人用拳脚暴力和恶言恶语回应着曾经的山盟海誓，在激烈的冲突中，念子被一次又一次地暴打，就连小豆豆也没能逃脱魔掌。念子只能用柔弱身体护着小豆豆，嘴里喃喃念着"阿弥陀佛"，而此时怀里的孩子早已吓得裤子都尿湿了，呜呜地泣不成声。纵使如此，这个傻乎乎的女人依然选择坚守这段婚姻，直到老公成功考取职业资格证，毫不留情地把她一脚踢开。她耗尽所有陪考四年的代价，换来的不过是一纸离婚协议。念子最终还是成了一名单亲妈妈，而女儿小豆豆也成为这个妈妈世界里的唯一。

小豆豆出生于 2011 年 4 月，是妈妈经过 37 周孕期，顺产所生，体重 5.3 斤，身长 48 厘米。念子在刚怀孕的时候，时常觉得胃部隐隐难受，孕期她的食欲非常不好，也没人照料。每天需要花 4 个小时在上下班的路上，再加上 8 小时的工作，回家早已满身疲惫。因此，念子在饮食方面很放纵自己，辣火锅、炸鸡翅，什么开胃就吃什么，毫不节制。怀孕 7 个月的时候，念子发现每天与胃相对的后背都会持续性闷痛。她自己琢磨出，最简单有效的缓解方法就是吃，把胃撑鼓了，躺下来就不再疼了，直到孕期满 8 个月，胃疼的问题莫名其妙地消失。就这样，念子一路苦撑终于熬到小豆豆出世。

小豆豆是个粘人的孩子，性格开朗，贪玩又好动，特别爱笑，她是上天赐予念子最珍贵的礼物，但同时也成了念子最美丽的羁绊。大概由于母亲孕期暴饮暴食和毫不忌口的饮食习惯，小豆豆的身体显得单薄瘦小，先天患有泪腺管堵塞，眼睛会不停地出眼眵（俗称眼屎），不得不做通畅泪腺的手术。除此之外，念子还察觉到小豆豆很容易上火，特别怕热气，即使是吃米糊也会使眼眵加重，同时便秘问题也困扰着刚出生的小豆豆，几天才能拉出像算珠一样的"羊屎蛋"。念子尝试换了各种奶粉，羊奶粉、牛奶粉，市面上能找到的品牌几乎都试过了，可是便秘的问题却始终没能解决。

从小豆豆 5 个月大开始，念子每天定时让孩子排大便，为孩子按摩肚子，希望她能养成规律如厕的习惯。小豆豆能吃辅食的时候，念子特意给她添加了很多蔬菜。经过悉心照料，小豆豆每天才能稍微正常排便，但稍不注意还是经常出问题。除了眼眵和便秘之外，小豆豆的肛门周围也经常红肿，又痒又疼，她有时候都会难受到哭，得用茶油涂抹 1、2 天才会消退，但没过多久又会犯。

因为小豆豆容易上火，念子特别控制她的饮食。对于偏热性的食物，比如煎炸食品、巧克力等坚决不让豆豆吃，豆豆也很听话。那时候他们夫妻还没有离婚，小豆豆的父亲经常会给她买零食，两口子为了孩子的健康吵架早已是家常便饭。为了预防小豆豆"上火"[1]，念子每天给她喝凉茶、七星茶、红萝卜、茅根水、马蹄[2]或雪梨水等。上火的问题稍微好转，尿床的问题又随之而来。福无双至，祸不单行，小豆豆上幼儿园期间又出现过敏性鼻炎的症状，早上起来第一件事就是打喷嚏，然后一直流清涕。有老人提醒念子说豆豆吃得太凉，搞不好是脾虚了，念子这才惊觉喂养出了问题。

念子不再给小豆豆喝凉茶凉汤水后，小豆豆尿床的情况少了，但上火的情况又死灰复燃。更糟糕的是，上火后小豆豆开始出现流鼻血。刚开始几个月，流鼻血的频率虽然可以控制在 2 ~ 3 个月发生 1 次，但每次一旦流鼻血，都会令人触目惊心，等到发现的时候，地下早已经流了好大一片。念子带小豆豆去治疗，换了很多医院，看了很多医生，结果都是医生给开了红霉素眼膏回家涂抹鼻子。如果哪天忘记给小豆豆抹药了，就一定会出鼻血。大概在当年冬天开始，小豆豆流鼻血的情况变得越发严重，从过年开始连续 2 个月，每个月流了 3 次，直到一天深夜，情况彻底失去控制。

那天夜里小豆豆突然出鼻血，念子着急得又是绑中指又是按穴位，可没有任何作用，而且情况越来越严重，开始从一个鼻孔流鼻血变成两个鼻孔一起流，捏住鼻头也会不停渗出血来，嘴巴还不断地吐血块，无论怎么止血都无济于事，鼻血染红了的被子

---

1. "上火"为民间通俗说法，以中医理论解释，属于中医热证范畴，即当人体阴阳失衡时，若感受外邪，或人体机能活动亢进，则会表现出阳盛阴衰的热证证候。

2. 马蹄，学名荸荠，又称地梨、地栗。荸荠味甘，性寒，可破积攻坚、止血、止痢、解毒、发痘等。

和衣服，像是一场惨不忍睹的凶案现场。房间里很冷，小豆豆蹲在地上用水桶接鼻血，念子忙着取药箱都顾不上给她加衣服。念子向小豆豆鼻子里挤了点眼膏，血稍微止住一些，可小豆豆因受凉一个喷嚏又把凝结的伤口冲开，血流不止。最后，念子无奈地让邻居帮忙叫了120。

夜里2点救护车终于来了。上车时，念子早就吓得腿发软，只是在女儿面前还得故作镇定，念子只顾捏着小豆豆的鼻子，连衣服鞋子都没来得及给她穿上。那大概是念子觉得此生最漫长的半小时。一路颠簸终于到了医院，小豆豆的鼻血也已经止住了。护士打电话给值夜班的急诊医生，医生却不愿下楼，只在电话里说，不流了就等明天来看门诊吧。刚经历的一切，让念子本就有些沙哑的声音不停颤抖："孩子刚才流血流得很厉害，半小时才止住的，你不看也给我点止血药或者止血棉花吧……"可医生护士说医院的规定，什么都不能开，母女二人只能又狼狈不堪地离开。从医院回到家已经凌晨3点半了，小豆豆下车后难受地吐了，把胃里面的食糜团掺着咽下的鼻血一起呕了出来。念子把小豆豆抱在怀里，内心充满了无助。

这件事之后，念子悬着的心就再也没放下过，只要小豆豆突然叫妈妈，念子就如临大敌，以为她又流鼻血了。夜里，念子要等到豆豆睡安稳了才敢入眠，生怕豆豆又会流鼻血，甚至小豆豆睡觉翻身的时候下意识地搓一下鼻子，也会让念子无比担心。

各种止血偏方，念子都会买给小豆豆吃，蜜枣、藕节、花生衣和茅根，喝了几次也没多大效果。小豆豆慢慢长大了，问念子说："妈妈，我为什么流鼻血，其他孩子为什么不流？鼻血到底什么时候可以治好？"此时念子只能无奈地沉默以对。念子告诉自己，作为一个母亲，即使女儿百病缠身也必须竭尽全力。念子在网上搜集了各种相关的资料和医生，在看到我的介绍后，她抱着一线希望，千方百计地透过各种渠道联系上了我，也就有了这封五千多字的信。

念子在信中说："小豆豆是我唯一的生活希望……我会一直照顾好她的一切，因为在这个世界上，只有我们母女二人可以相依为命。我对于小豆豆一辈子都心存内疚、心存遗憾，我没给她一个健康的身体，我没有给她一个完整的家庭，我没有尽到一个母亲的责任。我怀她的时候和她爸爸不断争执吵闹，明明知道经常吵架会影响胎儿成长对孩子不好，可还是吵得不可开交，吵得一塌糊涂，吵得得不偿失……"在信中，她一直认为不健康的婚姻是小豆豆生病的源头，一直自责小豆豆会不停流鼻血、有过敏性鼻炎是因为自己照顾不周，一直在一遍一遍琢磨自己哪里做错了，希望现在改变还能对小豆豆有所帮助。

这封充满爱与内疚的信，句句让人心如刀绞，饱含真情的自白深深打动了我。我下定决心，必竭尽所能地帮助这位无助的母亲。

小豆豆的病情很复杂，处理起来特别不省心，但比起身体上的疾病，安抚这对母女心灵上的创伤才是花去我最多精力的。我需要投入大把大把时间聆听念子的倾诉、解开她的心结，让这位母亲从无助与自责中勇敢走出来，因为惶恐与内疚是一种压抑的负能量，如果母亲处于一种萎缩的状态，孩子也会承接母亲的情绪，承受着本来不应该属于她的痛苦，而疾病的恢复往往需要心态的转变。有朋友曾经开玩笑说：你在这个患者身上的投入产出，平均下来估计连最低工资水平都达不到，那么累干吗呢？是啊，那么累干吗？但医者仁心，治病救人不正是立志成为医生的初心吗？

二、流鼻血，就是体质燥热上火吗

孩子流鼻血可不一定都是体质燥热上火的缘故。初期可能只是暂时的外感风邪热燥，或是外部损伤，比如挖鼻孔造成了鼻黏膜损伤，但是有不少家长会误认为是体质太燥热，"上火"了。除了流鼻血外，孩子眼眵多、口气重、大便硬、舌苔厚、喉咙痛，也是常常会被误会的症状。

碰到孩子"上火"，家长们就会根据自己日常生活的经验，怕上火，就喝凉茶、七星茶、马蹄水……这真的是一个非常大又常见的育儿误区！孩子的体质和成人是不同的，其特点是脏腑娇嫩，形气未充，阳气不足，体质虚寒，用药宜温，而不应该是一味清热。这些清热食疗方性多寒凉，宝宝吃了虽然马上就能排便，但会损伤阳气，造成肺脾气虚，肠胃功能受损，容易感冒并加重鼻过敏的症状，导致鼻黏膜受损，流鼻血的概率反而更高。宝宝出现类似上火的症状，往往和脾胃不足、消化功能不好有关。早上有口臭、舌苔厚腻、口唇干红，或晚上睡觉手心、脚心、腹部灼热等，或3岁以下小儿食指青筋变粗，很可能是积食了，首先要消食导滞！

偶尔发生流鼻血，一般来说问题不大，但如果经常发生，就应该到医院详细检查，排除局部疾病（如鼻中隔偏曲、鼻息肉、鼻炎等），和血液系统疾病（如血小板减少、凝血功能异常、白血病等）。长期慢性鼻出血、出血次数频繁或出血量大，都可能引起失血性贫血。

临床中，经常流鼻血的孩子通常有鼻黏膜糜烂的情况，表现为鼻出血、鼻腔干燥、鼻部疼痛、鼻腔异物感等，其中以鼻出血最为常见，其病理改变在于炎症引起黏膜血管收缩，局部缺血，分泌物减少，继之黏膜充血、水肿，黏液分泌过多，黏膜上皮脱落引起黏膜粗糙、糜烂，暴露黏膜下血管而导致出血。

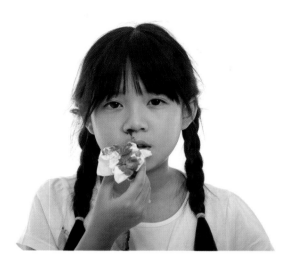

图 8-1　孩子流鼻血

三、孩子流鼻血的常见原因

家中如果有 5 岁以下的小宝宝，那么父母对孩子"流鼻血"一定不会陌生。许多人对于流鼻血的观念还停留在"这是上火、体质燥热引起的"。让我们来看看，孩子流鼻血会有哪些常见的原因。

（1）**鼻黏膜破损**　这是造成流鼻血最常见的原因，也是习惯性流鼻血的主要原因，出血的位置通常会在手指可以抠得到的鼻腔前段和鼻中隔前段。由于鼻黏膜上密密麻麻地遍布着微血管，只要受到刺激，譬如过敏咳嗽、外部撞击、抠鼻子等外部损伤，微血管就容易破裂。而小朋友的血管更加脆弱，比成人更容易发生流鼻血。造成血管脆弱的原因也有很多，鼻腔黏膜干燥、毛细血管水肿扩张、局部炎症、挑食、营养吸收障碍引起的血管脆性增加等，都会使鼻黏膜微血管更加脆弱易破。

孩子如果有抠鼻子的坏习惯一定纠正，因为脏脏的小手抠破鼻黏膜后，指甲里的细菌病毒就会侵入，造成感染伤害，不仅会流鼻血，还能引发急性呼吸道感染疾病。

（2）**鼻子内部长肉芽发炎**　如果鼻子内部有小肉芽或鼻息肉发炎肿胀，除了会引起疼痛，也可能会流出脓血。

（3）**凝血功能异常**　凝血功能有问题的人，除了会有流鼻血的情况之外，最明显的症状是身上经常会无缘无故出现大大小小的瘀青，并且一旦身体表面有伤口，就很难止血。由于经常失血，往往会伴随缺铁性贫血，脸色苍白，容易疲倦。

凝血功能异常，有可能是血液中的血小板数量太少或不正常，譬如白血病、药物影响。也可能是凝血因子异常，譬如身体缺乏维生素 K、血友病，或者肝功能异常。

（4）**鼻中隔偏曲**　很多人都听过上火会流鼻血，却不知道鼻中隔偏曲也是导致鼻出血的最常见的原因之一。我们的鼻子被分成两个腔室，而分隔两个腔室中间那个部分，就是鼻中隔，是由骨、软骨和黏膜构成。当鼻中隔偏向一侧或扭成 C 形或 S 形时，就是鼻中隔偏曲了（见图 8-2）。

鼻中隔偏曲会导致流鼻血，是因为在偏曲的鼻中隔经常会出现血管畸形。这里的黏膜也相对较薄，血管分布也最为密集，受气流、尘埃等刺激后就容易破损、出血，并且难以痊愈。另外，鼻中隔偏曲的患者发生过敏性鼻炎的概率也非常高，而过敏性鼻炎引起鼻痒、鼻塞等情况，又会养成挖鼻孔的不良习惯，容易损伤鼻黏膜。如此恶性循环，当然就使得鼻出血反复发作。

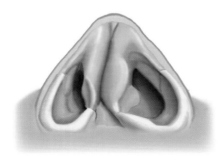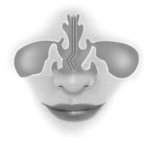

图 8-2　鼻中隔偏曲

四、孩子流鼻血该如何正确止血

孩子突然流鼻血，家长们都会很着急，最常听到"赶快把头往后仰"，有些还会拿冰块敷在孩子的鼻梁上止血。这样的应对措施真的正确吗？

有过敏性鼻炎的孩子对寒气可是非常敏感的，用冰块敷贴在头面部会刺激呼吸道诱发过敏反应。结果就是，孩子不断打喷嚏，把刚刚凝结的伤口又撕扯开来，严重的话还可能发生气管痉挛。而我们通常以为流鼻血就要仰头也是错误的做法，会让鼻血倒流造成恶心呕吐，甚至呛进肺里导致吸入性肺炎。那么孩子流鼻血，我们应该如何处理呢（见图8-3）？

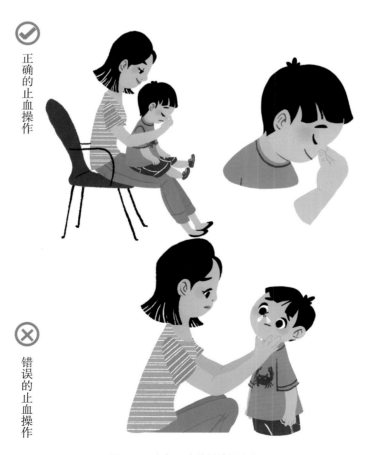

正确的止血操作

错误的止血操作

图8-3 如何正确地给孩子止血

（1）让孩子坐下，保持安静，头微微前倾约15°，使鼻血顺利排出鼻孔外。头向前倾的角度不需要太大，否则会让鼻腔充血，出血量更大。

（2）用手轻轻捏住孩子出血一侧鼻翼的上方，也就是鼻子硬骨和软骨交界的位置。用手按压约10分钟，直到止住鼻血，如果孩子已经足够大了，就可以让他自己做这个动作。在按压的过程中，不要松开手去检查是否已停止流血了，这可能会干扰血液凝结。约10分钟后松开，让孩子保持安静；如果鼻血还是没有停止，就再按压10分钟；假如依然没止住，代表出血位置是在较后端或难以察觉的地方，需由专业的耳鼻喉科或儿科医生检查处理。

（3）如果鼻血比较多又止不住，可以用冰敷鼻根与鼻头，让鼻腔内的微细血管收缩帮助止血。但是**对于过敏性鼻炎或哮喘的小朋友，千万不可以用冰敷**。

（4）不要用棉球或纸巾塞到孩子的鼻孔里来止血。

（5）孩子喜欢蹦蹦跳跳，好动活泼，难免会碰撞受伤。当发生流鼻血时，要随时关注孩子的身体和意识状态改变。如果小朋友哭闹不止、不停呕吐或意识不清，不要忽略这些征兆，代表创伤可能还包括头部的撞击，甚至颅骨骨折，即使鼻血止住，仍应紧急送医治疗，千万不要拖延就医时间，造成难以预料的伤害。

对于病程长、反复出鼻血的孩子，常会有贫血、抵抗力下降的情况，容易发生细菌和病毒感染。医院对儿童流鼻血的常规治疗大同小异，多采用红霉素或凡士林软膏涂于鼻中隔附近黏膜，并口服止血药物。这些方法也只能用于止血收敛伤口，并没有解决鼻出血的根本问题。因此，我积极建议家长们考虑采用中医进行调理。

五、鼻出血的中医分型

鼻出血在中医里称为"鼻衄"，最早见于《黄帝内经》，里面说道："脏腑有热，鼻衄主要由于肺、胃、肝等脏腑火热偏盛，迫血妄行；或脾不统血，气不摄血，以至于血溢出脉外；或肝肾阴亏，虚火上炎，灼伤鼻络，鼻衄量多时，又称为鼻洪或鼻大衄。"对于会反复鼻出血的体质，可以简单分成气虚型、实热型、顽固性阴虚火旺型 3 种（见表 8-1）：

鼻衄的中医临床分型   表 8-1

证型	气虚型	实热型	顽固性阴虚火旺
临床症状	面色白或暗黄，黑眼圈，纳差，嗜睡，容易疲倦，手足无力，大便细软质黏，容易腹泻，容易感冒，容易打喷嚏、流清涕	面色红润，白睛易满布血丝，急躁易怒，胃火上炎，大便干，容易便秘，口臭，口唇易干裂、口角发炎，体温偏高，汗热易出	鼻衄色鲜红，虚火上炎，潮热盗汗，口干咽痛，虚火五心烦热，骨蒸潮热、口渴，易积食，肠胃吸收障碍，鼻痒，脾气急躁，注意力不集中，大便秘结；舌质红，脉数
发病原因	气虚不能统摄血液，而让血溢脉外，流鼻血的情况大多在秋冬季节发生	实热则因火热灼伤鼻络而迫血妄行，流鼻血的情况大多在炎夏及燥秋发生	若肝肾阴不足藏有相火致衄，证属肝肾阴亏，治宜益气滋阴摄血
治疗原则	气血双补，滋阴止血、益气健脾	清热生津，凉血止血	滋阴补血，清肝、肾之相火
治则方剂	①八珍汤阿胶药膳②健脾粥	白虎汤加凉血方：用中成药白虎汤加侧柏叶10克、茜草10克煮水喝	①仙鹤草阿胶饮②中成药：知柏六味地黄丸加仙鹤草、阿胶补血膏

1. 气虚型鼻衄

本证型与典型的过敏性鼻炎症状高度吻合，可能是持续的炎症反复破坏黏膜造成鼻黏膜糜烂。这一证型与血小板低下也有关，因脾主统血，肾司藏精，主骨生髓，脾不摄血是以鼻衄不止，肾精不足，骨髓不充故而血小板低下，需要特别注意孩子是否有血红蛋白偏低、贫血的情况发生。

这类型的孩子需要补气血健脾胃，平时可以多吃药膳"八珍阿胶汤"以及"健脾粥"调理。

八珍汤阿胶药膳

【组成】西洋参10克，白术10克，茯苓10克，炙甘草6克，川芎3克，全当归10克，白芍15克，熟地黄10克（见图8-4）。

【制法】上述药材，加入鸡汤，同炖。

【功效】气血双补，滋阴止血。本药膳由八珍汤化裁而来。西洋参苦甘寒，味厚气薄，补肺降火，生津液。气虚型过敏性鼻炎、咳喘、鼻衄的孩子易上火，所以易原方中的党参为西洋参，取其清虚火又补气的"凉补"之效。

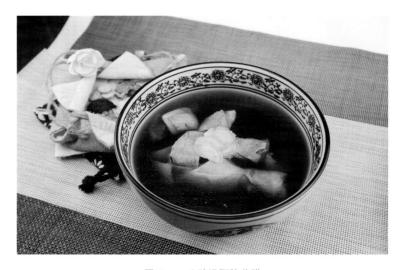

图 8-4　八珍汤阿胶药膳

健脾粥

【组成】山药、薏苡仁、茯苓、芡实、莲子、白术，各 10 克，研末，阿胶 6 克，研末。

【制法】将上述食材加大米煮粥（见图 8-5）。

【功效】补气去脾湿，生脾胃之气。适合大便稀溏不成形的孩子日常食用。

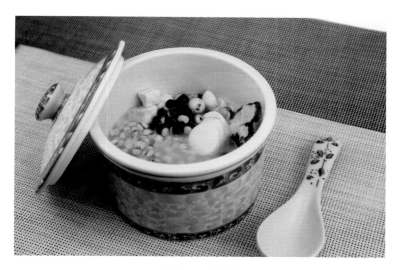

图 8-5　健脾粥

2. 实热型鼻衄

《灵枢·百病始生》说："阳络伤则血外溢，血外溢则衄血。"实热型鼻衄的发生多由于感受外来热邪或者脏腑内热伤及络脉而致出血，其与肺、胃、大肠、肝等实热有密切关系。

外来风热或者燥热之邪气（秋季多见），首先伤及肺部，肺开窍于鼻，壅于鼻窍，损伤鼻中络脉，所以发为鼻衄。平素饮食偏于辛辣或者体内有积热，饮食不化，日久造成胃内热盛，循经上炎，鼻中络脉受损，血随热涌，导致出血。小儿肝经火盛，情绪不舒，久之郁而化火，肝火上逆，血随火动，蒸迫鼻窍，导致血液外溢，而致鼻衄。胃肠传导功能障碍致排便不畅，便燥肠热，而手阳明大肠经循行于鼻部，又为多气多血之经脉，故易出现鼻衄。

所以，我在临床对鼻衄患儿会综合辨证，采用清肝火胃热、疏风散热、润肠通便等方法进行治疗。

白虎汤加凉血方

【制法】用白虎汤加侧柏叶 10 克、茜草 10 克，煎煮取汁，代茶饮。

【功效】清热生津，凉血止血。白虎汤清热生津，解暑毒，解内外之热，清肺金，泻胃火实热。主阳明气分热盛，证见壮热面赤，烦渴引饮，大汗出，脉洪大有力。该方以石膏大寒，用以清胃；知母味厚，用之以生津；大寒之性行，恐伤胃气，故用甘草、粳米以养胃；加侧柏叶 10 克、茜草 10 克，既能凉血又能止血。

3. 顽固性阴虚火旺鼻衄

顽固性鼻衄因肝肾阴虚，虚火上炎，又有胃热积食便秘。清除肺热必须要通便，另外配合仙鹤草阿胶饮以及知柏六味地黄丸。

这种顽固性的鼻衄多数是因为病情迁延日久，或者患儿体质敏感虚弱所致，很多有反复发作鼻衄的患儿大多数是过敏性鼻炎的一种表现。从中医角度来说，鼻衄的原因是内热导致络脉受损，血液外溢，反复出血后必然损伤阴液，或者导致虚火内生，而表面上是一种火热之象；或者是长时间耗伤血液，气随之外脱，日久造成气虚或阳虚后不能固摄血液，加重出血。

所以，我们首先需要向家长详细了解孩子发病以来的各种身体状况变化及生活细节，再做综合判定并进行治疗。家长们有时候分不清状况总以为鼻出血就是上火，乱用寒凉药物止血，这是一种错误的做法。对于反复发作性的鼻衄，情况不能及时缓解需尽快就医。

现在的孩子们体质寒热虚实错杂，家长一般很难辨别。提供治疗思路是希望广大家长面对孩子复杂多变的病情时，能有基本的认知和判断能力。不过，无法准确辨别的情况下，强烈建议家长们寻求专业中医生的帮助，经他们仔细辩证诊治，方能尽早帮孩子摆脱病痛折磨。

仙鹤草阿胶饮

【制法】仙鹤草 30 克加水 300 毫升，煮到约 100 毫升药汁时，再加上阿胶补血膏每次取一茶勺，配知柏地黄丸同服。

【功效】全方滋阴补血止血。尚可清肝、肾相火，止汗调理大概 2 ~ 3 个月就会看到效果。

知柏六味地黄丸（中成药）

【功效】知柏地黄丸由知母、黄柏、熟地黄、山茱萸、牡丹皮、山药、茯苓、泽泻组成。用于阴虚火旺、虚火上炎证，证见潮热盗汗，口干咽痛，五心烦热，骨蒸潮热，舌质红，脉细数。

六、流鼻血的治疗调理方案

当孩子目眵、口唇红肿、口气重、舌苔厚、便秘、咽痛，都是上火的表现。手脚心热、肛周红则是流鼻血的前兆。肺肠同治，一定要尽量避免积食，大便要畅通。同时，还可以做以下治疗。

1. 用中药雾化修复鼻腔黏膜、恢复纤毛正常运动

流鼻血的时候，最重要的是要保护好鼻黏膜，使鼻黏膜局部血管扩张，改善鼻黏膜组织缺血、缺氧状态，减轻鼻黏膜局部组织水肿，抑制细菌生长，缓解局部疼痛。临床中，我自拟的中药配方雾化治疗，直接作用于病灶，具有抗炎止血、祛腐生肌之功，药理研究显示，配方中所含成分扁柏醇有活血化瘀、止血生肌的作用，而烯萜类能显著缩短凝血时间，并有成膜性能，来修复鼻腔黏膜的伤口及恢复纤毛正常运动。通过局部用药可直接作用于病变部位，方法简便，无副作用，孩子多能接受。

如果鼻子干燥的话再加点维生素 E 滋润鼻腔黏膜。流鼻血之后会有一些瘀血在里面，在使用中药雾化过程中会把一些糜烂组织、瘀血排出来，可能会产生轻微出血的情况，所以在修复鼻腔的过程中碰到流鼻血、流鼻涕，或者鼻涕变色，请大家不要害怕，这正是把鼻腔炎性物质排出修复的过程，当黏膜渐渐修复好，这些症状都会消失。关于中药雾化的详细介绍请见第六章第七节。

2. 蒜泥贴敷于涌泉穴引火归原

取大蒜若干瓣（首选紫皮蒜），捣碎成泥膏状。可以根据病症需要，在蒜泥中配入肉桂 3 克、吴茱萸 10 克的中药细末调匀。取 3～5 克贴敷于涌泉穴，外以消毒敷料固定。每次敷 1～3 小时，以局部发痒、发红且不起泡

为度，起泡即止。每日或隔日 1 次，7 次为一疗程。对于急慢性咽喉炎、扁桃体炎、衄血、肺结核病等，贴敷于涌泉穴引火归原，可以让虚火不再上行，回归命门，从而消除一派火热之象。

3. 避免积食及清热不伤阴

流鼻血同时合并有肺胃热盛、积食的症状，要用健胃消食方或益开食通畅排便，并搭配金银花薏仁甘草水服用。

金银花薏仁甘草水

【组成】金银花 10 克，薏苡仁 20 克，生甘草 3 克（见图 8-6）。

【制法】上药加适量水，煮开，代茶饮。

【功效】消积、清热。金银花自古被誉为清热解毒的良药，它性甘寒，气芳香，甘寒清热而不伤胃，芳香透达又可祛邪，既能宣散风热，还善清解血毒，用于各种热性病，如身热、发疹、发斑、热毒疮痈、咽喉肿痛等症，均效果显著。

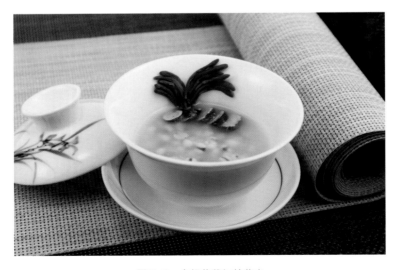

图 8-6　金银花薏仁甘草水

4. 补充针对过敏的益生菌

孩子出现习惯性流鼻血，常常与过敏性鼻炎有着密不可分的关系，因为炎性物质会破坏纤毛上皮细胞，导致呼吸道黏膜破损，纤毛摆动频率变慢[1]，形态结构也出现异常[2]，而研究表明[3]，纤毛结构异常所致的黏液纤毛对分泌物及致病因素的清除率下降，正是导致呼吸道反复感染的重要原因。所以，对习惯性流鼻血合并过敏性鼻炎的治疗，应格外重视，从而做好对过敏性鼻炎的控制减少非特异性炎症。而要调节过敏体质，非常重要的一环就是补充抗过敏益生菌。

在人类的免疫细胞中，有一类淋巴细胞叫作 T 细胞，发挥着细胞免疫和免疫调节的作用，在 T 细胞里有一类亚细胞称为辅助性 T 细胞（Th），在免疫反应中扮演中间过程的角色：当辅助性 T 细胞与抗原提呈细胞（巨噬细胞）结合，会去辨认抗原，识别出其专一性抗原后，就释出一种称为白细胞介素（或简称"白介素"）的物质，使得已经和抗原接触的 B 细胞大量繁殖。辅助性 T 细胞有两种亚群 Th1 和 Th2。正常情况下，Th1/Th2 数量处于一种平衡的状态，但是有过敏性体质的人，Th1/Th2 会发生"平衡漂移"——也就是 Th2 的数量会超过 Th1。Th2 的功能是刺激体液免疫，促进 B 细胞的增殖和诱导抗体的产生，尤其是抗体 IgE，而 IgE 恰恰是过敏反应过程中非常重要的"信息传递员"，可以和嗜碱粒细胞、肥大细胞结合释放组胺，引发炎症反应。摄入抗过敏益生菌后，会使得细胞产生细胞干扰素 γ[4]，这不仅是

1. 李童斐. 慢性炎症影响气道上皮细胞纤毛摆动频率的机制研究 [D]. 华中科技大学. 2013.1.

2. 杨平常. 变应性鼻炎鼻黏膜纤毛形态与功能 [J]. 山西医学院学报. 1994 Vol 25：9-11.

3. 马渝燕、刘玺诚、江沁波、等. 儿童反复呼吸道感染与纤毛结构异常相关性研究 [J]. 中国实用儿科杂志，2001，16(7)：405-407.

4. Pouwels PH et al., The potential of Lactobacillus as a carrier for oral immunization: development and preliminary characterization of vector systems for targeted delivery of antigens[J]. J Biotechnol 1996, 44:183-92.; Kishi A et al., Effect of the oral administration of Lactobacillus brevis subsp. coagulans on interferon-alpha producing capacity in humans[J]. J Am Coll Nutr 15:408-412，1996.

Th1 类细胞会产生的细胞因子，同时也会诱导 Th1 与 Th2 的前体细胞 Th0 分化成 Th1，这样就能恢复 Th1/Th2 平衡，减少引发炎症反应的抗体 IgE 产生，容易过敏的体质也就从细胞层面逐渐被改善了。简单来说，**抗过敏益生菌，恢复了 Th1 和 Th2 这两类细胞数量的平衡，抑制了导致过敏反应的 IgE 产生**。

关于抗过敏益生菌的详细介绍，请见第十章第四节。

5. 无痕刮痧 & 儿童推拿

宝爸宝妈可以用无痕刮痧与儿童推拿给常流鼻血的孩子进行日常调理，退六腑（C6）、泻大肠（C22）、清天河水（C5）、摩腹（D6）。

七、本章小结

（1）孩子流鼻血可不一定都是体质燥热上火的缘故，可能只是暂时的外感风邪热燥，或是外部损伤比如挖鼻孔造成了鼻黏膜损伤。如果家长按照自己的日常生活经验，给孩子吃寒凉药，会损伤阳气，造成肺脾气虚、肠胃功能受损。

（2）儿童流鼻血的常见原因包括鼻黏膜破损、鼻子内部长肉芽发炎、凝血功能异常和鼻中隔偏曲等。

（3）正确的止鼻血方式是头微微前倾15°，捏住鼻翼上方止血。而仰头并向出血鼻孔内塞棉球的做法是错误的。

（4）流鼻血在中医学中称作"鼻衄"，分为气虚型、实热型和顽固性阴虚火旺三种证型。

（5）流鼻血的调治方案包括修复黏膜、蒜泥贴敷穴位、避免积食、补充益生菌、刮痧、小儿推拿等。

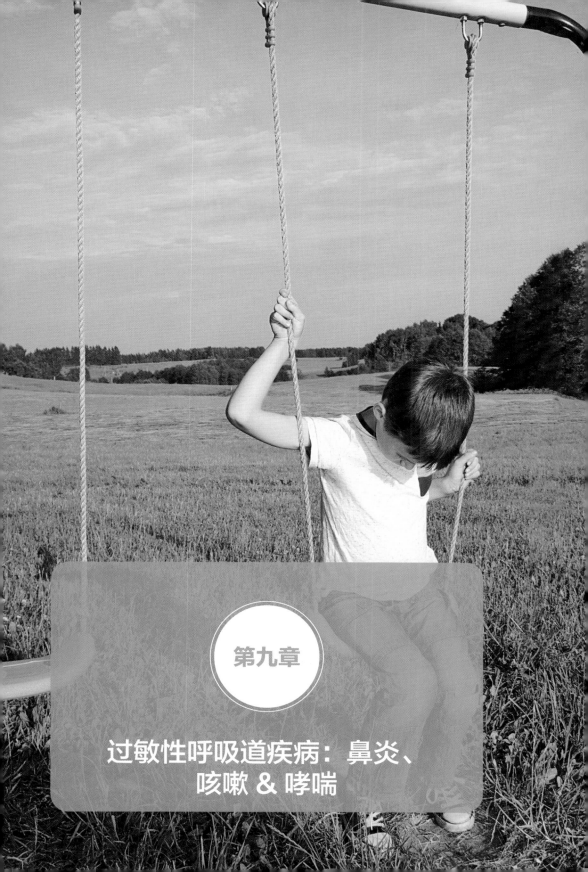

第九章

过敏性呼吸道疾病：鼻炎、
咳嗽 & 哮喘

一、漫漫求医路

一大堆病历摊满了整张桌子，而这些病历上记载的时间几乎没有间断过。面对我询问病情，豆豆妈有些犹豫，她不知道该从何开始说起，也不知道如何鼓起勇气讲述那一段不愿记起的往事。

豆豆来我这里看诊的那年刚满四岁，之所以叫豆豆，是沿袭了老一辈的传统——贱名好养活。可事与愿违，豆豆刚出生的时候新生儿黄疸非常严重，未满月就开始大块大块地起湿疹，从最初的一小点发展到后来从头到脚体无完肤。

豆豆妈为了哺乳，非常注意自己的饮食，因为稍有不慎，豆豆就得受苦。有次豆豆妈吃了颗鸡蛋，导致豆豆全身过敏起疹子，吓得她在哺乳期间不敢再吃任何可能引起豆豆过敏的食物了。彼时的豆豆妈并不知道该如何照顾体弱多病的豆豆。在豆豆湿疹最严重期间，豆豆妈像大多数焦无助的父母一样，只希望赶紧把症状压制住，因此长时间大量给豆豆使用类固醇激素药膏，这让他本就虚弱的小身板变得更加不堪一击。

2013 年的中秋，豆豆妈带着豆豆回奶奶家过节。因为一时疏忽，豆豆得了重感冒，再加上当地的空气污染比较严重，豆豆连续咳了近一个月。期间不断地用抗生素加激素雾化治疗，可每每好转不到一周，咳嗽又会再度爆发。终于在来来回回的折腾中，豆豆被确诊患上了"喘息性支气管炎"。刚刚结束与湿疹斗争的豆豆妈，不得不再次踏上一段与病魔抗争的漫漫旅途，而这一次要面对的敌人，是更加难以对付的过敏性呼吸道疾病。

只要一听见有孩子咳嗽的声音，豆豆妈就会下意识地心头一紧，浑身汗毛竖起冷汗直流。在豆豆病情最严重的那段期间，他根本不能活动，连玩滑梯都会无法抑制地剧烈咳嗽、喘息。一旁家长总会投来异样的眼光，好心的会来提醒豆豆妈："你儿子咳得太厉害了，你给他吃点药吧。"而一些比较自我的家长就直接会说："你的孩子病了，赶紧把他带走，别传染给大家了。"还有更刻薄的家长，甚至当面指责起来："你根本不是一个称职的好母亲！"

一开始豆豆妈也会为这些流言蜚语感到难过，但经历多了，她也渐渐能看开。作为一名哮喘患儿的妈妈，为了孩子，她愿无怨无悔地承担一切，她知道自己必须勇敢地与豆豆的哮喘顽强缠斗下去，但外表的坚强依然掩盖不住她内心的无助：每当豆豆咳喘发作恶化时，豆豆妈就得带他去医院输液打头皮针，尽管难受到泪珠在眼眶直打转，但懂事的小豆豆还会故作无事地安慰妈妈："妈妈，我不疼——我不疼。"每每发生这一幕都会让这位坚强的母亲失去最后一丝镇定，抱着儿子痛哭："对不起，是妈妈没有照顾好你……"

在此后的两年里，豆豆妈和豆豆的生活就是在市里有名的医生、临近城市的大医院间来回穿梭，甚至还远到北京儿童医院挂特需的专家门诊。无数次的辗转，但病历上始终都是至今仍能让豆豆妈心惊恐惧的两个字"哮喘"，而用的药也从未改变过：沙美特罗气雾剂以及孟鲁司特钠咀嚼片。

凡是和呼吸道疾病斗争过的妈妈都很了解这两种药，沙美特罗气雾剂一天2次，早、晚各1次，孟鲁司特钠咀嚼片也是每天都吃。豆豆妈的小姨父是一位擅长中西医结合诊治疾病的大夫，他告诉豆豆妈，沙美特罗就是一种支气管扩张剂，如果长期使用，支气管壁会变薄，以后会影响孩子运动功能，甚至咳嗽都可能发生气管出血的情况……他建议豆豆妈，要尽量减少给豆豆的用药次数。

然而，谁又比豆豆妈的心里更清楚呢？一旦继续用药，副作用不可忽视：多动、脾气暴躁[1]；如果停药，孩子咳嗽剧烈支气管痉挛，胸腔里的痰鸣音以及拉弦样呼吸音，无时无刻都会让豆豆妈想永远捂上自己的耳朵——也许听不到就不会感到痛苦。内心的那种巨大矛盾，没有亲身经历过的父母们是无法懂得的！

就在这样的煎熬中，豆豆接受了一年的西药治疗，直到一段吊点滴的经历让豆豆妈惊觉不能再继续这样下去了。那一次，豆豆咳喘发作，豆豆妈刚好不在家，外婆带着豆豆去医院，被大夫当作感冒直接输液，从那以后豆豆妈就发现一个规律：儿子只要输液，不出一个月，所有症状就会重新来一遍。豆豆妈之前其实是排斥中医的：吃中药也没吃好啊，西药尽管会产生依赖性，至少还能让儿子的病情平稳，可是这次豆豆输液让她意识到，西药虽然作用快，但只是强行把症状压制下来，如果遇到新的病毒细菌或者简单的环境变化，症状又会气势汹汹地卷土重来。

既然西医控制病情这条路走不通了，那只能再试试中医的法子，死马也要当活马医！为了豆豆，豆豆妈开始埋头研究中医，自学推拿和艾灸，并通过各种途径和渠道了解能够帮助豆豆的良方。也就是在这个时候，豆豆妈找到了我……

二、气喘鼻塞何时了，过敏知多少

每一位听我讲述豆豆妈遭遇的宝爸宝妈们，都不禁同情她曲折的经历，

---

1. 多项研究显示，孟鲁司特钠可诱发儿童患者精神系统不良的（psychiatric adverse effects,PAE）Wallerstedt S M, Brunlöf G, Sundström A, et al. Montelukast and psychiatric disorders in children[J]. Pharmacoepidemiol Drug Saf, 2010, 18(9):858–864.Bygdell M, Brunlöf G, Wallerstedt S M, et al. Psychiatric adverse drug reactions reported during a 10–year period in the Swedish pediatric population[J]. Pharmacoepidemiology & Drug Safety, 2012, 21(1):79–86.Marchand M S, Jonville–Béra A P, Autret–Leca E. [Psychiatric disorders associated with montelukast: data from the National Pharmacovigilance Database][J]. Archives De Pediatrie, 2013, 20(3):269–273.

而家里有过敏宝宝的父母更是会产生强烈共鸣："黄医生，小豆豆这种情况太普遍了，我家孩子也是这样！"想要战胜过敏性呼吸道疾病，我们要知己知彼方能百战百胜！从这一章节开始，让黄医生带着大家把"过敏"这个让许多父母闻之色变的问题一解到底！

"过敏"在专业医学术语里称为"I型变态反应"，也叫"速发型变态反应"，是变态反应的四种类型之一[1]。鲜有机会与医学生物名词打交道的朋友在初次听到"变态反应"时会忍不住发笑："变态"不是女性朋友碰到流氓色鬼的时候骂人的词吗？不过在这里，"变态"可不是说得了过敏性疾病的患者心理扭曲，而是指身体免疫功能存在异常。但在与患者沟通的过程中发现，讲"变态反应"很多人听不懂，但一说"过敏"大部分就都能知道，所以很多时候也会直接用"过敏"指代所有变态反应类型，譬如在打针的时候，医护人员会问家长"孩子有没有青霉素过敏呐"，而不会说"孩子有没有青霉素变态反应"。

在正常情况下，免疫系统是身体的守卫者，抵御致病物的侵犯。但过敏宝宝的免疫系统偏偏"不走寻常路"，除了对细菌病毒格杀勿论，对无意中接触到的花粉、鸡蛋、麦麸、粉尘这些"打酱油的路人"，也通通当成了"恐怖分子"无差别打击，这些既无辜又没什么威胁的"路人"，就是引起过敏反应的"过敏原"。当过敏原通过饮食、呼吸或皮肤直接与机体接触的时候，免疫系统就迅速拉响警报："不好啦，有恐怖分子侵入啦，免疫系统特警队出动"，于是身体里的肥大细胞就会释放出一种叫作"组胺"的化学物质，引起毛细管扩张、血管通透性增加、腺体分泌增加等一系列应激反应，过敏症状就轰轰烈烈地发生了——反应在上呼吸道的鼻子就是过敏性鼻炎，在咽喉就是变应性咳嗽，在下呼吸道就是支气管哮喘，在皮肤表面就是湿疹

1.1963 年起 Gell 与 Coombs 按变态反应发生发展的近代知识，首先提出了四型分型法，即 I 型——速发型（immediat type），II 型——细胞毒型（cytotoxic type）/ 细胞溶解型，III 型——免疫复合物型（immunecomplex type），以上三型均由抗体所介导；而 IV 型——迟发型（delayedtype）或细胞介导型（cellmediated type）。

荨麻疹。

所以通俗点解释，**过敏就是免疫系统在小题大做，错误地把"路人"当成了"敌人"**！但好奇的我们不禁要问，为什么我们的免疫系统会如此过度反应呢（见图 9-1）？在三四十年前，我这代人小时候听到罹患过敏病，大家就像看"珍稀动物"一样感到特别新奇，觉得吃个花生、闻闻花香就会生病，真是不可思议。但现在情况完全不一样了，物质生活水平提高了，有过敏体质的孩子却一抓一大把，并且越是发达的地区发病率越高，一二线大城市几乎成为过敏疾病的"包邮区"[1]。

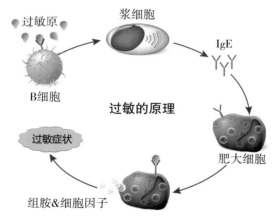

参与Ⅰ型超敏反应的主要成分包括过敏原、Ⅰ型细胞受体、肥大细胞、嗜碱性粒细胞和嗜酸性粒细胞。当变应原进入机体后，诱导特异性B细胞产生IgE类抗体应答，IgE及其Fc段与肥大细胞或嗜碱性粒细胞表面的FcRI结合，使机体处于对该变应原的致敏状态。当再次接触该变应原时，变应原与致敏的肥大细胞或嗜碱性粒细胞表面的IgE相结合，释放生物活性物质，作用于效应组织和器官，导致平滑肌痉挛、小血管通透性增加、黏膜腺体分泌增加、神经末梢敏感，从而引起局部或全身的过敏反应。

图 9-1　过敏产生的原理

---

1. 中国城市婴幼儿过敏流行病学调查结果显示，有 40.9% 的 0 ~ 24 月龄婴幼儿家长自报孩子曾发生或正在发生过敏性疾病症状，0 ~ 24 月龄婴幼儿过敏性疾病总患病率为 12.3%。我国儿童过敏性疾病患病呈不断上升趋势。数据来源：中国疾病预防控制中心，http://www.chinacdc.cn/mtbd_8067/201510/t20151008_120885.htm（访问日期：2018 年 11 月 28 日）

"过敏"真的是一种富贵病吗？真的是如此！ 早在一百年前美国的医生就发现，过敏性呼吸道疾病中的"经典疾病"花粉症就只会发生在常年生活在室内的贵族之中，而接触植物的农民却很少发病[1]。原来认为空气污染在诱发过敏体质中是非常重要的因素，但后来发现不是这样，拥有更好的生活环境与生活水平的发达国家和地区，譬如澳大利亚、新加坡、中国香港、中国台湾、韩国等地过敏人群的比例都要超过 30%，反而更高！

在 20 世纪 80 年代末提出关于导致过敏的"卫生学假说"[2]，虽然提出时间很早，但是直到最近才逐渐得到学界圈的认可。这个理论认为，在生命早期大量接触感染有助于免疫系统的发育成熟，使人们日后避免患上哮喘病和过敏症。老人们常挂在嘴边一句话"不干不净吃了没病"，从某种角度来说是有道理的。在以前抗生素、卫生消毒剂还没有普及的年代，身体的免疫系统需要充分调动起来应对周围的一切威胁，单是对抗流感病毒、支原体、细菌感染就已经很吃力了，根本没空去搭理花粉、花生、冷空气这些过敏原。可是现在卫生条件极大改善了，又有抗生素这样大杀器，在前几年动不动就吊针挂水（即静脉点滴）的时候，不管什么病先挂了这瓶"水"再说，根本没有免疫系统锻炼发挥的机会，于是"毫无经验"的免疫系统连谁是敌人都分不清，"打酱油的路人"无辜躺枪，过敏体质[3]就这么形成了。

1. 尹佳. 过敏也是一种富贵病 [N]. 家庭医生报 .2010.10.18（3）.

2. "卫生学假说"提出的一个观点是，频繁且轻微的呼吸道感染，在机体形成有效的抗病毒防御过程中起到关键作用，使得免疫系统中的辅助 T 淋巴细胞数量平衡，是影响免疫应答从 Th1 型过渡到 Th2 型的关键因素 J. Yoo et al., Microbial manipulatioin of immune function for asthma prevention inferences from clinical trials[J]. Proc Am Thoracic Soc. 2007 Vol 4:277-282.

3. 过敏体质是指在禀赋遗传基础上形成的一种特异质，在外在因素的作用下，生理机能和自我调适力底下，反应性增强，其敏感倾向表现为对不同过敏原的亲和性和反应性呈现个体体质的差异性和家族聚集的倾向性。王琦，骆庆峰. 过敏体质的概念、形成与调控原理 [J]. 北京中医药大学学报，2004, 27(2):6-8.

三、过敏因素千千万，先天后天都有关

在和宝爸宝妈们交流过程中，常会听到许多关于过敏原因的疑惑，像是"为什么小宝宝也会有过敏性鼻炎？""为什么本来孩子在北方念幼儿园好好的，到南方上学后就开始过敏了？"（或者反过来，原来在南方好好的来北方就不舒服），"为什么有些孩子只是在季节变化的时候才发病，我家孩子却整年都消停不下来？"

要回答父母们提出的十万个为什么，就得说说造成过敏的因素，那真的是要天时、地利、人和三者兼备：

1. 天时：遗传因素——基因决定是否发生过敏

过敏是一种遗传性疾病，只要存在与过敏性疾病有关的基因，在内外环境符合一定条件时就会产生过敏症状。通过基因筛查是最为准确的判断方式，但临床中往往通过调查家族遗传病史便能大致判断患病风险。

在严格的遗传病史调查里，三代之内能攀上血缘亲戚的过敏性疾病史都要纳入考量。所以，七大姑八大姨叔伯舅公的影响绝不局限在春节回老家的家长里短，也在"冥冥之中"反映了你容易发生过敏的程度。不过，遗传危险因子的大小主要还是由直系亲属的情况来决定，如果孩子的父母或者兄弟姐妹中有过敏性疾病史，包括过敏性鼻炎、哮喘、过敏性皮炎（如荨麻疹、湿疹）等，那么这个孩子发生过敏的概率是20%~40%；如果父母双方都有过敏史，孩子发生过敏的可能性就将提升至60%~80%。而就算父母都不是过敏体质，婴儿仍有15%的概率出现过敏反应。

2. 地利：环境因素——外界环境中存在过敏原引发变态反应

除了怪自己基因不好连累孩子，外部环境和生活习惯对过敏的发生也起到了推波助澜的作用。我有个小患者原来在北方上幼儿园的时候挺正常，到南方读书后就像被施了打喷嚏的魔咒，一打便一发不可收拾。她妈妈百思不得其解就来找我约诊。其实道理很简单，南方潮湿温暖的气候适合万物生长，当然也是真菌跟尘螨肆意疯长的乐土，而真菌和尘螨正是诱发过敏性鼻

炎的两大过敏原。

过敏性疾病在全球的发病率不断升高和全球城市化工业化浪潮有关，越是城市化的地方，过敏性鼻炎和哮喘患者人数就越多、症状表现也越严重。一方面，城市里建筑物密集，室内光照不足，空气流通差，容易滋生真菌微生物，加之城市交通尾气排放、工厂污染物排放极易诱发过敏性鼻炎和哮喘，或加重病情；另一方面，城市里孩子鲜有机会接触大自然，免疫系统得不到应有的锻炼。

3. 人和：体质因素——身体状态有利于过敏发作

除了先天遗传和外界环境的影响，饮食习惯生活作息也影响着过敏性疾病的发病率。譬如，贪凉喜欢重口味，进食冰品大快朵颐，让体质变得虚冷阳气不足；长期劳累过度，肺脾肾三脏亏损，导致人体正气虚弱卫阳不固；紧张、焦虑不安等精神刺激，会造成机体阴阳气血失调。饮食习惯和生活作息能使机体在遗传基础上的过敏相关基因的表达与调控发生改变，从而促使过敏体质的形成，使身体处于易受过敏原激发的体质状态。

有研究发现[1]，过敏性呼吸道疾病患者由于存在持续的气道炎症，支气管上皮表面受损，使上皮细胞间紧密结合位点下的迷走神经末梢感受器暴露并易被激惹，其兴奋阈值低于正常人，对于各种刺激的敏感增高，所以会引起顽固性的咳嗽。

四、感冒了还是过敏了？傻傻分不清

过敏性鼻炎症状和感冒初期症状非常相似，基本都会有上呼吸道卡他症状"豪华全家桶"：流清涕、鼻塞、鼻痒、打喷嚏。许多父母都会错把孩子的过敏性鼻炎当成普通感冒去治疗。常常有听到家长说："我的孩子经常感冒，去药店买了些感冒药就不发作，但过几天又不行了，鼻涕白天流晚上也流，就是好不了……"感冒药中含有抗过敏抗组胺的成分，对缓解过敏症状

---

1. 李明华，殷凯生，朱栓立 . 哮喘病学 [M]. 北京：人民卫生出版社，1998.79– 81.

确实能起到作用，但感冒药给孩子的肝肾代谢造成很大的负担。美国食品药品监督管理局（FDA）禁止 2 岁以下儿童使用感冒药，也不建议 12 岁以下儿童使用，而你还心大地给孩子喂感冒药片当饭吃，坑娃水平连腰椎间盘都没有你突出啊！

那么该怎样区别宝宝是感冒还是过敏性鼻炎呢？通过一张表格你就能懂（见表 9-1）！

鉴别感冒与过敏性鼻炎

表 9-1

区分指标	感冒（急性上呼吸道感染）	过敏性鼻炎
病因	病毒感染	I 型变态反应
病程	从发作到缓解，大约要 1 周左右时间	可以反复发作，连续数天到 1 年，但是单次发作可能只有 1 ~ 6 小时
症状	感冒前兆症状虽然与过敏性鼻炎类似，大多数先有鼻和咽部灼热感，鼻黏膜变红、水肿，出现鼻塞、打喷嚏等，但症状会从轻度逐渐变严重，大约在感冒第 2 ~ 4 天左右是症状最严重的时候，之后逐渐趋于缓解。较少出现连续打喷嚏和鼻痒的情况	主要表现为流涕、鼻塞、鼻痒、喷嚏等，且每天重复发作。喷嚏是最典型的症状，会有连续打多个喷嚏的情况发生，鼻涕呈清水样，鼻痒感觉像有蚂蚁在爬，重者则难以忍受，还会伴有眼、耳、咽喉、硬腭等多处发痒，鼻塞多在晚上明显，随体位而改变。另外伴有鼻黏膜的高敏状态
鼻黏膜	充血肿胀	苍白水肿或灰蓝色
发作时间	全天都可能会有感冒症状	发作时间不固定，接触过敏原后触发症状
并发症	可能会合并引起咽部红肿疼痛、恶心呕吐腹泻、发热、全身酸痛	往往只有咳嗽、鼻痒、清水样鼻涕、鼻塞症状，不会有其他并发症
传染性	具有传染性	没有传染性
鼻分泌物涂片	主要为中性粒细胞	嗜酸性粒细胞，肥大细胞
血清 IgE 水平	不高	升高
对外貌影响	感冒症状会在短期内缓解，对外貌几乎没有影响	由于长期鼻塞要张口呼吸，孩子面部表情可出现"痴呆样面容"，有的孩子因鼻塞引起面部静脉回流受阻，使眼睑下方皮肤色素沉着，会形成黑眼圈。

豆豆妈："我家孩子平时不熬夜，睡眠也还行，但黑眼圈却特别重，眼睛周围黑黑的一圈看起来没精神，能调理调理吗？"

黄医生："这是过敏性鼻炎呀。"

豆豆妈："啥？黑眼圈还能和过敏性鼻炎有关系？黄医生，我书读得少，你别骗我……"

过敏性鼻炎不仅鼻子不舒服，还附赠一对又黑又肿的熊猫眼。

诊断过敏性鼻炎时，典型症状除了鼻涕流得像坏掉的水龙头根本停不下来，中医望诊中还会特别关注眼部的症状。五脏六腑精气上注于目，眼睛就是五脏的晴雨表。清代儿科著作《幼幼集成》中提道："小儿久嗽，其目两眶肿黑。"肿，即眼袋，黑，就是黑眼圈，也就是说，过敏性鼻炎可是会让你的孩子变成眼睛又肿又黑的"熊猫眼"（见图9-2）！

明明是两个器官，怎么得个鼻炎，眼睛也不好了呢？

由于鼻泪管连接着眼睛和鼻腔，鼻腔里的过敏反应可通过鼻泪管蔓延至眼，引起眼睛发红、流泪、眼涨，眼周肌肤的皮下血管的微循环变差，沉积在肌肤内部的代谢废物和水分无法正常排出就会催生出眼袋和黑眼圈。

从经络学角度分析，足阳明胃经和手阳明大肠经途经眼目眶下及鼻，而阳明经具有多气多血的特点，气多就是火，气不足就是虚，气推动着血，气行血就行，气滞血就瘀堵。肺主气，司呼吸，朝百脉，有充足的肺气才能形成宗气以推动血行，而肺开窍于鼻，无论是过敏性鼻炎的鼻塞、咳嗽变异性哮喘的久咳，还是支气管哮喘的喘息，都是肺气虚不利的表现，肺虚肺气不足，助心行血功能失常，血液运行受阻，眼脉瘀血内停，这就产生黑眼圈和眼袋了。

再从脏腑关系看，肺与大肠相表里，肺气虚就使宣发不足，宣发肃降失常导致手阳明大肠经运化功能不好。而肺为水之上源，肺的调节功能差，水气不得宣散，溢于体内则成水湿留饮水，气血不畅上犯，导致眼脉瘀血阻滞，两目黯黑。所以，当过敏性呼吸道疾病发展到"两眶肿黑"的阶段，消化功能也常会出现障碍。在一些调查研究中发现[1,2]，有黑眼圈的小朋友，肺虚或者脾虚体质的发生率明显高于对照组。这也是我在治疗呼吸道疾病时，特别强调"肺肠同治补脾胃"理念的原因。

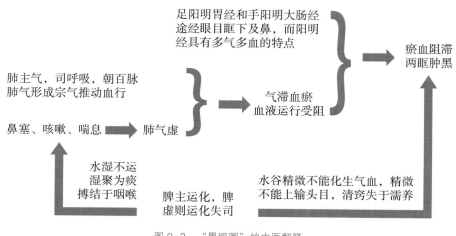

图 9-2　"黑眼圈"的中医解释

五、学习差，长不高，过敏的危害吃不消

1. 脾胃功能受损

过敏性鼻炎患儿鼻涕倒流吞到胃里，就会恶心、食欲差，伤及脾胃功能。通常，这类患儿会伴有食物不耐受、吸收功能差，营养不良，构成身体肌肉骨骼的原材料不足，当然生长发育也不会好。鼻腔分泌物除了会流进咽喉之外，也有可能会进入食道。当分泌物长期侵及胃、十二指肠，就会造成肠胃障碍，常见腹痛、腹泻、绞痛，以及胀气等症状。

2. 睡眠品质低下

过敏性鼻炎患儿还会受到鼻塞、咳嗽的困扰，造成睡眠品质不佳。而人

1. 陶琼，彭玉，曹华，等. 小儿肉轮形色变化与小儿易患疾病的分析［J］. 贵阳中医学院学报，2013，35（2）：28-30.

2. 钱楠. 儿童"黑眼圈"与肺、脾关系探讨[J]. 浙江中西医结合杂志. 2017. 27(4):311-313.

体在睡眠时候，会分泌生长激素和褪黑色素。如果睡眠受到干扰，生长激素分泌不足，生长发育就会受到不良影响；褪黑激素分泌不足，人体的免疫系统无法发挥正常的机能，就容易"小病不断"。这些恰好都是中医里肾脏虚损的表现。虽然过敏性鼻炎的症状表现大多都是在肺系，但是病理机制与其他脏腑也有关联，尤其是在脾与肾。

3. 学习能力下降

过敏性鼻炎最常见的症状就是：打喷嚏、流清涕、鼻塞和鼻痒。有的人还会有眼睛痒、鼻子痒的症状，没几分钟就忍不住揉一揉眼睛，擤一擤鼻子。这种情况下，连成人都很难专心工作了，更何况是注意力不容易集中的孩子呢？上课时，他们一会儿擤鼻涕，一会儿揉眼睛，刚要专注的时候又被打断，学习效果当然会比同学差一些。另外，因为鼻塞、鼻涕倒流等原因，也会造成睡眠品质不佳、记忆力变差等问题。

4. 身体素质孱弱

有很多患儿在外出接触一些致敏物质，或者参加剧烈的体育活动后会有咳嗽或严重的哮喘发作，因为气道高反应性在剧烈运动时容易诱发哮喘发作，在哮喘缓解期要积极用绿色疗法调理，并可以多做深呼吸运动，例如儿童瑜伽、气功、太极拳、柔道之类，避免剧烈运动。也不要游泳，水性偏寒，容易使气管、血管收缩，诱发哮喘发作。

5. 情绪障碍

过敏性鼻炎会导致嗅觉障碍[1]，而在人体大脑，嗅觉中枢和"记忆 & 情绪"中枢解剖位置高度重叠[2,3]，引发焦虑、紧张、暴躁、忧郁等不良情

---

1. Stuck B A, Hummel T. Olfaction in allergic rhinitis: a systematic review [J]. J Allergy Clin Immunol, 2015, 136 (6): 1460–1470. DOI: 10.1016/j.jaci.2015.08.003.

2. Neville, K. R., & Haberly, L. B. (Eds.). (2004). Olfactory cortex. The synaptic organization of the brain. New York: Oxford University Press.

3. Dolan, R. J. (2002). Emotion, cognition, and behavior. Science[J]. 298, 1191–1194.

绪[1]（详见第一章第九节）。

六、过敏性鼻炎与其他呼吸道疾病的关系

呼吸道有一套自我保护清洁的机制——"黏液纤毛清除运动"，也就是人们常说的"鼻涕倒流"。黏膜表面的杯状细胞会分泌黏液形成"黏液毯"，通过纤毛摆动，带动黏液毯将空气中过滤拦截下来的颗粒和微生物连同其他分泌物运到咽喉，然后形成痰液通过咳嗽吐出，或者进入胃部由胃酸分解。用一个非常形象的比喻来描述这个过程，鼻涕倒流就像是一条"垃圾传送带"，鼻涕黏液毯是上方的皮带，而纤毛就是下方的转轴，转轴不断运动使传送带能将呼吸道里的脏东西及时排出。

因为鼻涕倒流这条垃圾传送带的存在，鼻涕黏液就会带着各种分泌物和致病物途径整个上呼吸道（有时候还会影响下呼吸道），鼻腔是"垃圾传送带"的上游，咽喉是中游，食道和气管是分叉的下游，当"垃圾传送带"上游混入了感染鼻腔鼻窦的细菌病毒或者过敏反应释放出的变应性物质，中下游的其他组织和器官就要受到影响，引发感染、发炎、淋巴腺体增生等各种呼吸道病症[2]，这就是我常和患者们说的"**鼻部炎症好不了，呼吸道疾病滚滚来**"。

1. 过敏性鼻炎与哮喘

过敏性鼻炎与支气管哮喘是儿童最常见的呼吸道过敏性疾病，过敏性鼻炎会不会发展成哮喘？这是家长们常会担忧的。

从位置上看，过敏性鼻炎发病在鼻腔，哮喘发病在气管，中间隔着一个咽喉，从距离上看两者好像玩不到一块儿去；从医院分科室的方式来说，大部分过敏性鼻炎患者挂的是耳鼻喉科，而哮喘患者挂的是呼吸科，更是斩断

---

1. 薛金梅，赵长青，常丽萍. 变应性鼻炎患者的心理因素分析 [J]. 中国药物与临床. 2010 10(8):866–867.

2. 殷明德. 变应性鼻炎对耳鼻喉科的影响 [J]. 临床耳鼻咽喉头颈外科杂志.2007，21 (17):769–770.

了广大吃瓜群众对这两种疾病的最后一丝联想。可是临床治疗中却发现，这两个家伙关系其实不一般！

在大多数哮喘发作前，会发生过敏性鼻炎一样的上呼吸道卡他症状"全家桶"：鼻痒、打喷嚏、流鼻涕。研究数据表明[1]，68% 以上过敏性鼻炎患者伴有气道反应性增高，发生哮喘的危险性比正常人高 4 ~ 20 倍；而哮喘患者中伴有过敏性鼻炎的比例可达 60% 以上，儿童中这个比例则高达 80%。看似缺乏联系的两种病竟然有着如此紧密的关联？美国变态反应、哮喘和免疫学会制定的《过敏性鼻炎诊断和管理指南》以及《过敏性鼻炎对哮喘的影响》中提出"**同一个气道，同一种病**"，过敏性鼻炎和哮喘本是同根生，都具有多种相同的过敏原和触发因素，都具有相同的病理生理表现，都是以 IgE 介导的呼吸道慢性炎性疾病。简单来说就是，过敏性鼻炎和哮喘，除了发生位置不同，其他基本都一样！

儿童处于生长发育阶段，免疫系统还不成熟，只要出现过敏性鼻炎或支气管哮喘其中一种，很容易演变为支气管哮喘合并过敏性鼻炎，对儿童的身体健康造成严重的影响。所以回到最初那个问题，"过敏性鼻炎会不会发展成哮喘？"答案是"会"，而且是十分可能。因为呼吸道黏膜解剖结构上的连续性，鼻部变应性炎症很容易自上而下蔓延发展成支气管哮喘，并且在呼吸道过敏反应过程中"连线打 call"：

（1）鼻腔具有过滤和清洁空气的作用，但是过敏性鼻炎会影响鼻腔正常功能，还会造成鼻塞，被动张口呼吸，从而会导致下呼吸道接触过敏原的机会增多，哮喘更容易发生（见图 9-3）。

（2）过敏性鼻炎发作时产生的变应性介质，也会引起支气管收缩，使哮喘发作。

（3）过敏性鼻炎常伴发鼻涕倒流，刺激咽部，引起支气管平滑肌收缩和下呼吸道炎症。

1. 徐文刚，李明华 . 过敏性鼻炎与哮喘的关系 [J]. 中国临床医学杂志 . 2015. 12(12): 5-6.

（4）鼻和肺之间可能存在"鼻肺反射"，骨髓反应、血液循环可能是联系上下呼吸道的途径。

对于哮喘的治疗，采用和过敏性鼻炎基本一致的治疗方法即可。顺带提一句，咳嗽变异性哮喘与过敏性鼻炎、支气管哮喘也是一回事，只是发作位置在咽喉。关于哮喘的更多介绍，在本章后面小节有详细阐述。

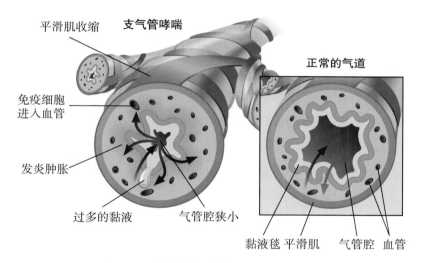

图 9-3　支气管哮喘的气管和正常的气管比较

2.扁桃体、腺样体肥大

过敏性鼻炎是腺样体肥大的主要原因之一[1]，与扁桃体慢性炎症也密切相关。过敏性鼻炎会造成鼻腔黏膜异常，黏液细胞增多，受损黏膜释放出变应性化学物质如组胺、嗜酸性粒细胞阳离子蛋白，反复刺激扁桃体和腺样体发生过敏变态反应并不断增殖。有很多重度扁桃体、腺样体肥大的孩子，即使做了腺体切除手术后还会复发，就是因为仅仅切了淋巴器官，但根源"鼻炎"却没有处理，带着炎性分泌物的鼻涕倒流，继续刺激残留的淋巴组织，

1. Ameli F, Brocchetti F, Tosca MA, et al. Adenoidal hypertrophy andallergic rhinitis: is there an inverse relationship[J].Am J Rhinol Allergy，2013，27(1)：e5–10.

造成扁桃体、腺样体肥大复发。关于扁桃体、腺样体肥大的讨论，会在第十一章、第十二章详细介绍。

3. 容易发生肺炎、支气管炎等呼吸道感染

有过敏性呼吸道疾病的患者，会更容易发生支气管和肺部的感染。

当病毒侵入呼吸道时，健康人体能够通过一系列精细的调节控制，把感染扼杀在"摇篮"里，这个机制就是"细胞凋亡"，又称"细胞程序性死亡"，即被感染细胞主动"自杀"与病毒同归于尽。当肺细胞遭到病毒攻击时，人体通常会赶在病毒增殖和炎症性化合物释放之前，在被感染的细胞内启动细胞凋亡程序，然后由巨噬细胞等白细胞吞噬掉死亡细胞的残骸。这一高效的清理工作是由细胞干扰素发起的，它是天然的抗病毒蛋白，能激发早期的细胞程序性死亡，从而终止感染，这便是正常、健康地响应侵入肺部的感冒病毒的关键。

但是研究人员发现[1]，细胞干扰素在易感性较高的过敏性鼻炎、哮喘患儿身上分泌量极少，细胞凋亡反应却明显不足。因此，被感染的肺细胞无法发生凋亡，导致病毒在感染细胞内疯狂增殖，然后破裂释放出一大群病毒后代，继续肆意感染相邻细胞。在病毒扩增的同时，还释放出大量的致炎性化合物，这些化合物会让更多可诱发哮喘发作的白细胞集中到肺部诱发过敏反应。所以说，过敏性呼吸道疾病患儿是肺炎、支气管炎的高风险人群。

七、喘息还是哮喘？判定标准在这里

豆豆妈对我说："黄医生，豆豆在半夜睡觉的时候啊，一下子就突然哭闹醒了过来，'呜呜呜'地说难受喘不过气，我听豆豆呼哧呼哧的喘气声音，心一下子就提到嗓子眼儿了，你说我家豆豆是不是得了哮喘呢？"

---

1. Talbot TR, Hartert T, VMitchel E, et al. Asthma as a risk factor for invasive pneumococcal disease[J]. N Engl J Med, 2005, 352(20):2082–2090.

在回答这个问题之前，我们先来弄清楚两个词："哮喘"和"喘息"（见表 9-2）。

哮喘，也称为支气管哮喘，是一种以慢性气道炎症为特点的异质性**疾病**[1]，主要特点包括多变的呼吸道症状（如喘息、气促、胸闷及咳嗽）和可变的呼气气流受限，呼吸道症状和强度可随时间发生变化[2]。

喘息，是一种呼吸困难的**症状**，因为内源性或外源性的刺激，导致呼吸道狭窄或阻塞，肺功能下降，通常的表现包括咳嗽、胸闷、哮鸣、呼吸急促困难等。幼儿阶段是喘息症状的高发期，但是宝爸宝妈们通常难以辨别喘息发生的原因，对于孩子"胸闷""喘不过气""喘息"的描述，都以为是哮喘病发作。在治疗上，有喘息症状的疾病虽然相似，但也不完全相同，区分病因有助于宝爸宝妈们了解孩子病情并给予针对性的治疗。

喘息和哮喘的比较

表 9-2

区别点		喘息	哮喘[3]
区别点	类型	一种症状	一种疾病
	频率	偶发或反复	反复
	原理	受刺激而导致气道狭窄或阻塞	慢性炎症和过敏反应
	起因	呼吸道疾病（包含哮喘）、循环系统疾病、中毒、脑部疾病、血液病等都可引起喘息	由变应原等引起，环境、药物及生理因素促发哮喘发作
共同点		都表现为咳嗽、胸闷、喘息、呼吸急促困难，通常在夜间或凌晨发作	

1. 异质性疾病一般是指对于某种疾病的病因不是很清楚，在现有的研究结果中还没发现一个统一的病因机制解释。

2. 2014 版全球哮喘防治创议（GINA）。

3. 中西医对"哮喘"的定义上存在差异。呼吸有声为"哮"。《证治汇补·哮病》说："哮即痰喘之久而常发者，因内有壅塞之气，外有非时之感，膈有胶固之痰，三者相合，闭拒气道，搏击有声，发为哮病"。呼吸急促为"喘"。喘即气喘、喘息，是以呼吸困难，甚则张口抬肩，鼻翼煽动，不能平卧等主要的临床特征。中医所说的"哮喘"除了西医定义的范畴，还包含了肺气肿、过度换气症候群、慢性阻塞性肺病以及部分肺炎等。

判断孩子是不是有哮喘，不能仅凭一次喘息发作。在哮喘辨证时，非常关键的一个指标就是症状反复发作。可以从以下几个方面来判断：

◆反复发作的喘息：大于每月 1 次的发作频率。

◆活动诱发的喘息：比如跑步后诱发咳嗽、喘息。

◆非病毒感染导致的夜间咳喘症状。

◆喘息发作持续到 3 岁以上。

◆喘息发作伴有明确的过敏性体质或相关家族史。

◆抗哮喘治疗有效，但停药后又复发。

那么喘息的孩子会不会发展成哮喘？《儿童支气管哮喘诊断与防治指南》[1] 认为，儿童哮喘危险度临床预测指数（API）能有效预测 3 岁内喘息儿童发展为持续性哮喘的危险性。如果 3 岁以下的幼儿在过去 1 年喘息 ≥ 4 次，且具有 1 项主要危险因素或 2 项次要危险因素，家长们就必须引起足够的重视了。

儿童哮喘发生的危险因素 表 9-3

主要危险因素	次要危险因素
父母有哮喘史	有食物变应原致敏的依据
经医生诊断为特应性皮炎（湿疹）	外周血嗜酸性粒细胞 ≥ 4%
有吸入变应原致敏的依据	与感冒无关的喘息

*API 阳性的喘息婴幼儿在 6 ~ 13 岁时发展为哮喘的概率为 77%
*API 阴性的喘息婴幼儿在 6 ~ 13 岁时发展为哮喘的概率只有 3%

八、哮喘发作了！要不要用激素治疗

很多宝爸宝妈都知道，使用激素药物不好，医学研究也证实，儿童长期大量使用激素类药物会对生长发育、脑垂体分泌、骨质代谢等造成不可

---

1. 中华儿科杂志编辑委员会 . 儿童支气管哮喘诊断与防治指南 2016 年版 [J]. 中华儿科杂志，2016，54(3):167–181.

逆的负面影响。作为一个崇尚绿色疗法的医生，对于激素、抗生素当然是不鼓励使用的，但也不能一概而论！哮喘不同发作时期需要采用不同的治疗策略（见表 9-4）。

有很多家长问过我："黄医生，孩子哮喘发作的时候，要不要用激素啊？"在哮喘的急性发作期，这是会危及性命生死存亡的时刻，我们必须优先选择激素快速缓解症状。但在哮喘的慢性持续期和缓解期，症状没有那么凶险了，就要避免依赖激素和抗生素，可以用食疗、益生菌、小儿推拿等非药物绿色疗法进行调理。

不同时期的哮喘症状与应对治疗策略　　　　　　　　表 9-4

时期	症状	策略
急性发作期	突然发生喘息、咳嗽、气促、胸闷等症状，或原有症状急剧加重	危险：需要快速缓解症状，进行平喘、抗感染治疗
慢性持续期	近 3 个月内不同频度、不同程度地出现过喘息、咳嗽、气促、胸闷等症状	防止症状加重和预防复发。推荐使用绿色疗法调理
临床缓解期	经过治疗或未经治疗，症状、体征少时，肺功能恢复到急性发作前水平，并维持 3 个月以上	

在哮喘急性发作期常用的药物是糖皮质激素，而且是采用"雾化吸入"的方式给药，能够快速缓解哮喘症状，减轻气道阻塞，控制气道炎症。吸入疗法，可以直接将药物输送到发作的气管，和口服激素比较，雾化吸入效果更直接，激素剂量远远要小，产生的副作用也更少。下表是儿童喘息发作严重程度的判断，要特别注意，**发作时有没有哮鸣音并不是症状严重程度的准确判断依据**，因为在重度发作时，儿童失去意识，哮鸣音反而会减弱甚至消失（见表 9-5）。

哮喘急性发作时严重程度的分级[1]   表 9-5

临床特点	轻度	中度	重度	危重
气短	步行、上楼时	稍事活动	休息时	—
体位	可平卧	喜坐位	端坐呼吸	—
讲话方式	连续成句	单词	说单字（说明缺氧）	不能讲话
精神状态	可有焦虑，尚安静	时有焦虑或烦躁	常有焦虑或烦躁	嗜睡或意识模糊
出汗	无	有	大汗淋漓	—
呼吸频率	轻度增加	增加	常 >30 次 / 分钟	—
哮鸣声	散在，呼吸末期	响亮、弥漫	响亮、弥漫	减弱甚至消失

注：只要符合某一严重程度的某些指标，而不需要满足全部指标

　　听着孩子喘着粗气，发出拉弦一样的哮鸣声，嘴唇脸颊逐渐变成惨淡的蓝紫色，宝爸宝妈能够自己不吓到瘫倒就应该要颁发奖状了，如果能随机应变，那更是要加封英雄父母。所以，不怕一万就怕万一，我们平时一定要多学习，这样在危险来临的时候才能镇定自若拯救爱娃。

　　孩子哮喘发作时，急救就靠接下来这四步：

步骤一：远离过敏原，保持周围空气流通

步骤二：调整孩子姿势，安抚孩子紧张情绪

　　哮喘突发时，要马上调整孩子的姿势，采取"半卧位"，或者让孩子坐下抱着枕头身体前倾（见图 9-4），这两种姿势有利于打开气道通畅呼吸。调整姿势的同时，也要保证周围空气流通条件好。孩子哮喘发作时经常会出现一群大人把孩子围得密不透风的情况，这不仅会阻碍新鲜空气的流动，还会导致孩子情绪紧张，非常不利于气管痉挛的缓解。

---

1. 中华医学会呼吸病学会哮喘学组，中华医学会全科医学分会 . 中国支气管哮喘防治指南（基层版）[J]. 中国使用内科杂志 . 2013, 33(8):615-22.

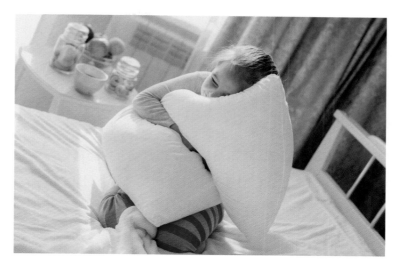

图 9-4　哮喘突发时，采用抱枕前倾姿势

步骤三：使用气管扩张剂

　　β$_2$受体激动剂是目前最有效、临床应用最广的支气管舒张剂。根据作用快慢分为速效和缓慢起效两大类，根据维持时间长短分为长效和短效两大类。吸入速效 β$_2$受体激动剂疗效可维持 4 ~ 6 小时，是缓解哮喘急性症状的首选药物，严重哮喘发作时第一小时可每 20 分钟吸入一次，以后每 2 ~ 4 小时可重复吸入。药物剂量按照每次沙丁胺醇 2.5 ~ 5.0 毫克或特布他林 5 ~ 10 毫克。急性发作病情相对较轻时也可选择短期口服短效 β$_2$受体激动剂。

步骤四：让患儿持续深呼吸，紧急情况下吸氧、人工呼吸和心肺复苏

　　哮喘发作时，患儿嘴唇、面颊、鼻尖、牙床、耳郭、指甲等部位呈现紫蓝色现象，这就是常说的"紫绀"。发生"紫绀"，是因为哮喘发作气道阻塞，患儿吸入的氧气减少，血液中与氧分子结合的血红蛋白减少，血液颜色变深，在皮肤薄毛细血管又丰富的地方，就会呈现蓝紫色。这是一个患儿缺氧的危险信号，所以有哮喘患儿的家里要常备氧气瓶、氧气袋或氧气机，吸

氧浓度 40%，吸氧流量 1 ~ 3 升 / 分钟。

　　配合穴位按摩 & 磁贴：按揉天突（D3）、丰隆（F2）、膻中（D2）、孔最（C24）等穴位，并贴砭石磁贴（见第十章）。

九、黄医生答患者问

　　提问 1：哮喘如何治疗，是不是要喝中药，配合中药雾化？

　　哮喘患者多为寒性体质，必须要温经散寒，可以通过中药进行调理。平时用艾叶、生姜、紫苏叶各 15 克煮水泡脚，配合推拿温灸（若对艾烟过敏，可以改用远红外线灯），每天捏脊 10 分钟，并揉膻中穴 5 分钟。

　　应对哮喘这种疾病，养护的功夫要下在平时，保暖一定要做好。因为哮喘在缓解期也会伴有鼻部不适、咽痒、咳嗽等症状，所以要配合中药雾化、滴鼻、滴喉。

　　有呼吸道症状伴有便秘问题的孩子，可以适当服用健胃消食方或我自拟的"益开食"避免便秘，然后配合服用抗过敏益生菌。

　　详见第十章系统讲解调理方案。

　　提问 2：孩子的哮喘发作期怎么处理？可以用绿色疗法吗？

　　绿色疗法仅适用于哮喘缓解期，在急性发作期建议首选激素控制症状。

　　提问 3：我儿子六岁，两三岁时在当地医院诊断为"哮喘"。这几年一到春秋季，就会咳嗽发热、喘得很厉害，前几年一直在吃孟鲁斯特纳。我想问下哮喘该如何防治和根治？我需要接着给他吃孟鲁斯特纳吗？

　　医学没有"根治"这种说法，但可以控制，以改善生活品质。

　　孟鲁斯特纳是一种口服有效的选择性白三烯受体拮抗体，能特异性抑制半胱氨酰白三烯受体，不建议用于治疗急性哮喘发作。由于神经系统没发育健全，有些孩子吃久了会变得脾气暴躁，而且记忆力学习力会下降。若有精神系统紊乱表现，包括攻击性行为或敌对性的兴奋、焦虑、抑郁、夜梦异常、幻觉、失眠、易激惹、烦躁不安、梦游、自杀的想法和行为、震颤等，就建议停用。

提问4：孩子十岁了，夜里经常踢被子，睡得很不安稳。最近感冒反反复复一个月，伴有咳嗽和鼻涕，挑食，一到秋冬季容易感冒。请问应该怎样调理？

有时候你在生活中见到的症状不一定就是感冒，因为鼻炎和感冒也有很多的相似症状，需要进行鉴别。夜里睡得不安一般会先考虑孩子有积食（建议晚餐减量）或者阴虚有内热，如果孩子脾气也很暴躁，可能还有肝火。反复感冒才考虑是过敏体质，可以服用抗过敏益生菌，配合中药雾化。有咳嗽和痰的话可以尝试熬梨水喝，里面加适量川贝粉。

提问5：六岁孩子哮喘缓解期怎样调理，需要吃中药吗？

缓解期可以用四君子汤合玉屏风散。四君子汤组成包括人参、白术、茯苓和甘草；玉屏风散组成是黄芪、白术和防风。凡是哮喘、过敏的孩子，建议用西洋参凉补，不上火，再加一些刚才说白术10克、茯苓10克、防风10克、甘草5克、黄芪25克（此处剂量仅供参考，须经医生诊断病情后确定），用养生壶熬成汤汁喝。一般哮喘是寒化火虚热体质，补了容易上火，太凉又容易伤脾胃。就把人参改为西洋参。平时吃药膳就好了，配合中药雾化和抗过敏益生菌调理。注意不能积食、不能便秘，多推拿及温经散寒。

提问6：孩子支原体肺炎后引起的变应性咳嗽中医怎么解释？

支原体主要是通过呼吸道传播，是介于细菌与病毒之间的微生物。支原体肺炎在我国冬春季节是儿科的一种高发病，但是因为支原体肺炎的耐药性比较高，所以可用于治疗的药物不多，大环内脂类中以阿奇霉素为首选药物。但是因为药物偏于苦寒，对脾胃伤害很大，加上孩子本来可能就是过敏体质，易感外邪，又容易迁延不愈。

中医根据临床症状进行诊断，以"邪气"统称外界对人体所有的致病因素，包括风、寒、暑、湿、燥、火等。至于有强烈传染性，症状发作迅猛严重、能够引发瘟疫的超级的病毒细菌叫作"疠气"。

不管咳嗽的原因为何，中医里面都是以"咳嗽"论治，根据体质把咳嗽分为寒咳、热咳、阴虚、痰湿、痰热、气虚咳嗽来治疗的（详见第五、六章）。

提问 7：医院通常把一直咳嗽诊断为变应性咳嗽，那鼻涕倒流的咳嗽是变应性咳嗽吗？

鼻涕倒流和变应性咳嗽是两回事。

鼻涕倒流是正常的生理现象，过敏性鼻炎产生的炎性物质经鼻涕倒流至咽喉导致反复咳嗽是上气道咳嗽综合征。上气道咳嗽综合征的诊断要求同时有鼻部和咽部症状。

变应性咳嗽发病部位在咽喉，由于外界过敏原刺激引发咳嗽，与鼻涕倒流无直接关系。

提问 8：孩子 5 岁 4 个月了，平时有鼻塞，经常"吭哧吭哧"。今年已感冒 7 次，平均隔一个半月就突然咳嗽，3 月份咳嗽吃中药加消炎药大概 10 天才好，没有发热，但有喘息反复好几次，医院诊断为"喘息性支气管炎"，有过敏体质，这种情况怎么办？

这已经属于变应性咳喘，比变应性咳嗽更严重。第一，在不发病的时候用中药雾化，把痰排出；第二，急性发病的时候用激素控制住，以免引发更严重的支气管痉挛哮喘；第三，平常吃抗过敏益生菌调理过敏性体质；第四，因为肺与大肠相表里，注意不能积食，避免导致肺热；第五，缓解期的时候给孩子喝健脾粥，平时要好好调养身体，提高免疫力，减少发病次数；第六，学会乐观心态面对，给予孩子正能量。系统的绿色疗法调理方案详见第十章。

提问 9：孩子 2 岁 9 个月，7 月份的时候开始咳嗽，推拿 1 个月没有明显好转，在医院诊断为肺炎，用抗生素雾化了 8 天，好了之后就慢性干咳到现在，每天白天阵发性咳嗽，肺纹理增粗。黄医生，我该怎么办？

很多孩子在过度使用消炎药后会转变为变应性咳嗽，咳嗽反复不好，超过 1 个月慢性干咳就要怀疑是变应性咳嗽。从中医角度判断应该是肝火旺的咳嗽，咳嗽发作时会伴有急躁易怒、胸胁胀痛等。因为是燥咳，会出现痰少干咳，咽喉干痛，口鼻干燥，可以用黄医生自拟的中药配方雾化调理孩子的呼吸道炎症；同时，使用润肺茶饮方，用乌梅、五味子煮水加到玄麦甘桔汤中，一天 3 次。若不清楚建议约诊专业医生。

提问 10：孩子变应性咳嗽，平常经常有鼻塞的症状，有鼻涕但不多，这段时间饮食清淡，扁桃体红肿，有舌苔，大便每天一次前干后稀，为什么会这样？

感冒或鼻塞，体内多存在寒阻经络，要每天泡脚温经散寒。大便会前干后稀代表脾虚，食物不容易消化吸收，要少量多餐，饮食清淡。

很多家长知道要孩子饮食清淡，但却不能理解饮食清淡的含义，以为只吃青菜萝卜就行了。其实，除了选择易消化易吸收的食材，要少油少盐少调料，忌食辛辣和刺激性食物，烹调方式更是重要，不能爆炒煎炸，因为高温烹调不仅会造成营养物质损失，更会产生有毒有害物质。

提问 11：孩子有过敏性鼻炎、鼻窦炎、腺样体肥大，断断续续咳了一个冬天，最后发现他打鼾才知道是鼻子的问题。从今年 8 月份开始吃抗过敏益生菌并进行中药雾化，不打鼾了，呼吸通畅一直保持得很好。9 月份幼儿园开学后再次感冒，期间我一直使用中药雾化。10 月份出现干咳，直到 11 月份咳得很严重。医生说是变应性咳嗽，怎么样才能解决这个问题？

抗过敏益生菌和中药配方雾化需要 3 个月以上的治疗，才能让孩子鼻黏膜恢复至理想状态；在孩子没有彻底痊愈前，应该让孩子居家隔离，因为在幼儿园反而容易交叉感染，加重病情。你家宝宝症状比较严重，本来已经控制住，现在病情又卷土重来，只能继续使用中药雾化。我没有见过孩子本人，不太清楚孩子体质，如果是肝火旺的话脾气会比较暴躁；肺热，咳起来的时候嘴唇会红红的，咳的脸会发胀发红，这种大部分属于过敏性干咳。调理方法首先要润肺，用玄麦甘桔（玄参、麦冬、桔梗、甘草）加五味子和乌梅各 10 克，煮水敛肺止咳，给孩子一天喝 3 次，一般咳嗽会缓解很多。如果孩子情况复杂，建议由专业医生帮助您做绿色疗法治疗。

提问 12：过敏性鼻炎与血管运动性鼻炎有什么区别？

有一种与过敏性鼻炎很像，但又不属于过敏的呼吸道疾病，叫"血管运动性鼻炎"。这种疾病患者通常早上起来一直打喷嚏、流清鼻涕，甚至持续到中午，和过敏性鼻炎症状很像。然而，他们的区别是：过敏性鼻炎是过敏原引发的过敏反应，"血管运动性鼻炎"属于自主神经紊乱，是由非特异性的刺激所诱发，无特异性变态原参加，不是免疫反应过程，患者机体内也不存在抗原 – 抗体反应，脱敏疗法、激素或免疫疗法也没有疗效。通常这种"血管运动性鼻炎"的 IgE、嗜酸性粒细胞都不会高，也检测不出过敏原，就是什么检测指标都正常，但稍微一刺激就紊乱，会一直打喷嚏、流清涕，整个鼻腔的功能都脱序了。目前唯一的治疗方法就是手术。

十、本章小结

（1）过敏，即速发型变态反应，其实是免疫系统的"小题大做"，把基本没有危害的"路人"当成了"敌人"。

（2）过敏是一种"富贵病"。根据"卫生学假说"，过度干净的环境会使得免疫系统缺乏锻炼导致过敏。

（3）过敏的发生需要"天时地利人和"，即遗传因素、环境因素，以及身体的状态。

（4）过敏和感冒初期的症状非常相似，并且感冒药对过敏也有缓解的作用，因此容易混淆，父母们需要仔细观察孩子的症状加以区别。

（5）有过敏性鼻炎的孩子，通常也会有黑眼圈，肺虚和脾虚的发生率也较一般孩子高。

（6）变应性呼吸道疾病对孩子们造成许多不良影响，包括脾胃功能受损、睡眠品质低下、学习能力下降、身体素质孱弱、情绪障碍等。

（7）过敏与其他呼吸道疾病存在着千丝万缕的联系：过敏性鼻炎与支气管哮喘实际上是同一种疾病，只是发生在呼吸道不同的部位；过敏性鼻炎会引发腺样体肥大，与扁桃体慢性炎症也密切相关；有过敏性鼻炎和哮喘的患儿，更容易发生呼吸道感染。

（8）哮喘和喘息不一样，哮喘是疾病，喘息是症状，一次喘息发生并不能认定为哮喘。

（9）哮喘发作需要使用雾化吸入激素给药，以快速缓解气管痉挛的症状，在慢性持续期和缓解期才可以采用绿色疗法进行调理。

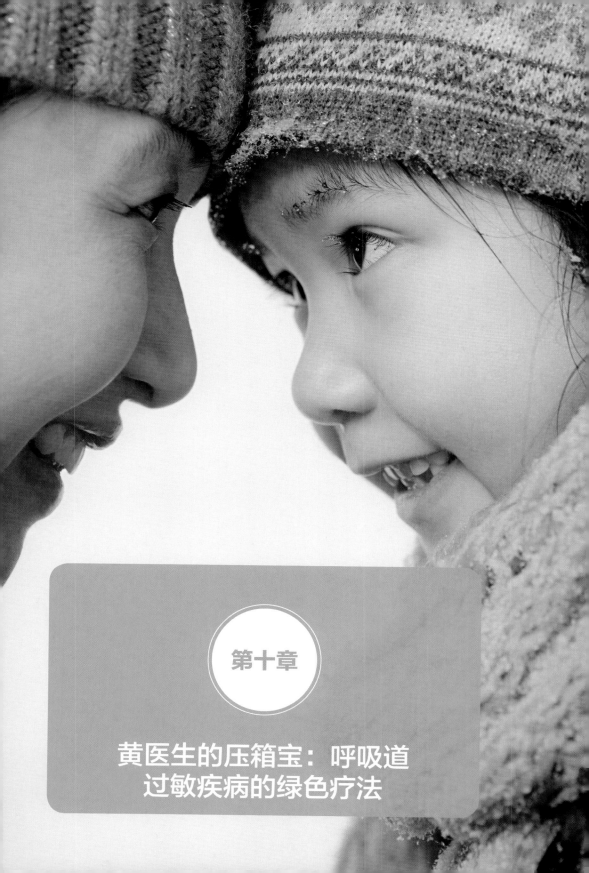

第十章

黄医生的压箱宝：呼吸道
过敏疾病的绿色疗法

一、过敏性呼吸道疾病发作期症状紧急缓解措施

在能明确过敏原的情况下，治疗过敏性疾病的首要措施是避开过敏原。当不能确定过敏的诱发因素，或者即使主动避免过敏原但症状改善有限，甚至造成严重的身体不适，就需要药物对症状进行缓解[1]。

（1）抗组胺药物 推荐口服或鼻用第二代或新型 H1 抗组胺药，可有效缓解鼻痒、喷嚏和流涕等症状，是轻度间歇性和轻度持续性变应性鼻炎的首选治疗药物。口服 H1 抗组胺药对缓解眼部症状也有效。疗程一般不少于 2 周，5 岁以下推荐使用糖浆制剂，5 岁以上可口服片剂，剂量按年龄和体重计算。

（2）鼻用糖皮质激素 是治疗中 – 重度持续性变应性鼻炎的首选药物，也可应用于轻度患者，对改善鼻塞、流涕、喷嚏及鼻痒等症状均有效，疗程至少 4 周。对不同年龄段的儿童应按照各类药物说明书推荐的方法使用。皮质类激素可以通过吸入的方式进行治疗，作用强，全身不良反应较少，但是有报道反应长期高剂量吸入可引起 4 ~ 10 岁患儿发育迟缓，而且长期应用激素存在很多的不良反应，如"满月脸""水牛腰"等。亦有很多家长不能接受长期应用激素进行治疗控制。

（3）肥大细胞稳定剂 为色酮类药物，阻断肥大细胞释放介质，主要为眼部、鼻部的局部用药，但起效较慢。可用于对花粉过敏者的花粉播散季节前预防用药。

（4）抗白三烯受体 是中 – 重度过敏性鼻炎治疗药物，适用于伴有下呼吸道症状的患儿（如同时合并气道高反应性、支气管哮喘等），常与鼻喷剂或吸入糖皮质激素联合使用。

---

1. 中华医学会耳鼻咽喉科学分会鼻科学组，小儿学组，《中华耳鼻喉头颈外科杂志》编辑委员会鼻科组，《中华儿科杂志编辑委员会》. 儿童变应性鼻炎诊断和治疗的专家共识 [J]. 中华儿科杂志，2011，49(2):116–117–753.

二、黄医生的压箱宝：呼吸道过敏性疾病的绿色疗法

临床上针对过敏性疾病的治疗手段其实很有限。以上提到的抗组胺药物、皮质激素、肥大细胞稳定剂和抗白三烯受体，都只能起到控制症状缓解不适的作用，必须长期或在发作期持续使用，一旦停药症状就可能再次出现。

目前有望治愈过敏的主流治疗方法仅有免疫疗法，也就是我们所说的"脱敏治疗"。

脱敏治疗，即标准化的特异性免疫治疗，是世界卫生组织（WHO）针对过敏性疾病"四位一体"治疗体系中唯一能改变免疫机制的对因治疗方法。其原理是经过正确检测获得患者过敏原（变应原）类型后，将该变应原制成变应原提取液并配制成各种不同浓度的制剂，经皮下反复注射或舌下含服，或通过其他给药途径与患者反复接触，剂量由小到大，浓度由低到高，达到维持剂量后，维持足够的疗程，从而提高患者对该种变应原的耐受性，当再次接触此种变应原时，过敏现象得以减轻或不再产生过敏现象。

简单地说，脱敏治疗就是提高过敏患者的耐受性，使得原来对某种物质过敏的，经过脱敏治疗后变得不再那么敏感，方式就是通过浓度由低到高的过敏原制剂不断加量刺激。

好像很抽象难以理解？我们来打个比方让大家更容易理解脱敏的过程，譬如：孩子原来胆子特别小，非常害怕动物，不管大的、小的，什么动物都怕。怎么办呢？采取"渐进式"的练胆法——先让孩子和小老鼠待一段时间，心里能接受不感到恐惧了，把老鼠换成小猫再待一段时间，又能接受了，换大狗、换豹子、换老虎、换狮子，就像闯关游戏一样不断升级，当最后连老虎、狮子都不害怕的时候，好啦，治疗成功，没有动物能吓着他了。

尽管免疫疗法可以影响过敏的致病机制、改变疾病发展进程从而达到治疗的目的，但适合脱敏治疗的条件相当苛刻，而其治疗过程也是险阻重重。

（1）变应原制剂种类少 目前能够进行脱敏治疗的过敏原种类非常有限，曾有报道，目前全中国的医院能合法用于脱敏治疗的过敏原制剂仅有9

种可选[1]，而过敏的孩子其致敏清单往往是长长的一串，这在很大程度上限制了脱敏治疗的适用范围。此外，如果脱敏过程中又发现导致变态反应的其他过敏原，那么治疗的最终效果还要打非常大的折扣。

（2）需要准确找到过敏原　脱敏治疗的前提是要找到准确的过敏原（诱因），但这并不是一件容易的事情。就拿常见的荨麻疹来说，尘螨、食物、药物、感染、自身免疫性疾病、恶性肿瘤、内分泌疾病、压力增大等都可以是诱发因素，但在众多荨麻疹患者中，仅有 10% 找到了明确的诱因。在下一小节中，就会详细分析过敏原检测的局限性。

（3）脱敏治疗疗程长　随着临床研究和经验的不断丰富，最新的专家共识推荐脱敏治疗周期为至少 3 年，一般 3 ~ 5 年，每周或者每月需要到医院取药或注射，这对接受脱敏治疗的患者来说是一项艰巨的耐力考验。

（4）患儿依从性低　治疗过程中会出现很多不良的局部反应，甚至强烈的全身反应，患儿会感觉比较痛苦，且治疗周期长达 3 ~ 5 年，中间不能有间断。许多脱敏失败的案例的原因，就是孩子无法长时间忍受治疗过程中产生的不良反应，因此对治疗产生了抗拒心理。

（5）合并有其他疾病　呼吸道疾病往往是"组团作案"的，很多案例中患儿除了有过敏性鼻炎的问题，还伴有鼻窦炎、鼻中隔偏曲、腺样体肥大等其他疾病，如果没有同时治疗，脱敏疗法的效果可能达不到预期。

那么对于过敏性呼吸道疾病真的束手无策了吗？

在我临床 20 年医生生涯中不断摸索与创新，通过分析疾病发生机理并结合小儿的生理特性反复进行临床实践，总结出针对儿童过敏性呼吸道疾病的组合绿色疗法，能够在不开刀、不用抗生素、不用激素、不用减充血剂的情况下，在开始治疗的 1 个月内控制缓解过敏症状，6 个月后对于原本会造成严重过敏反应的过敏原，接触后症状明显减轻，治疗 12 个月左右达到基本与健康人无明显差异的状态。在遵循医嘱坚持完成治疗的案例中，达到治

---

1. 徐婷婷, 张斯文, 林敬. 1 亿人过敏仅九种制剂可选 [N]. 健康时报. 2017.8.22(第三版).

愈标准的比例率超过 9 成。下面介绍一下我临床治疗的思路。

（1）避开过敏原　进行过敏原检测判断导致过敏反应的诱因，然后尽可能避开过敏原。

（2）修复黏膜缓解炎症　过敏性呼吸道疾病会破坏黏膜的正常结构，容易引发呼吸道感染造成慢性炎症。因此，要减轻过敏性疾病造成的伤害，必须要修复受损呼吸道黏膜，恢复纤毛正常运动。治疗思路就是要阻断对纤毛上皮细胞的破坏因素，一方面消炎修复黏膜减少炎性物质释放，同时清除堆积在呼吸道里面的分泌物，恢复纤毛正常运动。采用中药配方雾化，同时进行半导体激光照射和盐水洗鼻，多管齐下，使症状缓解。

（3）调理体质　使用抗过敏益生菌恢复细胞免疫平衡减少过敏反应，同时从"论肝治肺"和"肺肠同治"的中医辨证思路出发进行调理。中医学认为，过敏性鼻炎、咳嗽变异性哮喘、变应性咳嗽、支气管哮喘等变应性呼吸道疾病都与肝失疏泄、肝气犯肺及横犯脾胃有关。可通过小儿推拿、温灸、中药改善体质，清肝理肺，疏肝理脾，活血化瘀。

（4）日常养护　关键是饮食控制。父母需要遵照科学喂养方式，保证孩子不积食、正常排便，同时注意保暖和呼吸道防护，搭配呼吸锻炼增强肺功能。

使用绿色疗法治疗的患儿还是存在一些失败的案例，一个很重要的原因在于家长的"速成"心态，且依从性不佳，时常是在孩子症状初见好转的境况下便放松警惕、恣意饮食，导致前功尽弃。

治病，其实与学校教育在许多方面很类似。教育需要家庭与学校协作，治病更需要获得家庭的配合。我们的初心都是为了孩子的健康，那么我们的所思所为理应围绕、守护好这颗"初心"。

三、关于过敏原检测，你想知道的都在这里

父母们带宝宝去医院筛查过敏原，可是去了才知道，过敏原检测竟然还分好多种方法，到底要选哪个才对呢？**对于不同的变态反应类型，就要采用**

不一样的检测手段（见表 10-1）！

Ⅰ型变态反应：呼吸道过敏反应都是由免疫球蛋白 IgE 介导的Ⅰ型变态反应，也叫速发型变态反应，即只要接触过敏原便立马过敏发作。譬如，碰到杨柳絮鼻子就发痒打喷嚏，吃海鲜气管就痉挛，都是属于这一类。

Ⅲ型变态反应：由免疫球蛋白 IgG 介导的、引发食物不耐受症的Ⅲ型变态反应，全世界约有 20% 的人遭受食物不耐受的困扰，而婴幼儿的发病率更是高于成人。食物不耐受并不是食物过敏，而是吃了某些特定的食物后，出现慢性腹泻腹痛、消化不良，或者伴有湿疹、气喘、鼻塞加重的情况。食物过敏则是速发型变态反应，会立即引发皮疹、腹泻甚至呼吸困难等症状，其严重程度要大于食物不耐受。很多有呼吸道过敏的孩子同时也存在食物不耐受的问题。

Ⅳ型变态反应：引发皮炎湿疹的Ⅳ型变态反应，是由 T 细胞介导的，在接触过敏原后并不会马上反应，而是要过十几个小时甚至几天后才发作。因此，该类型的变态反应也被称作迟发型变态反应。

一个萝卜一个坑。对于呼吸道变态反应（Ⅰ型变态反应）的过敏原筛查，要采用点刺试验或血液检测；如果是检测皮炎湿疹（Ⅳ型变态反应）的过敏原，就只能用斑贴试验；而检查食物不耐受（Ⅲ型变态反应），则需要血液检测。如果选错了方法，检测出来的结果就不可靠了，甚至可能会呈现假阴性而无法测出。

过敏原检测手段对比　　　　表 10-1

	点刺试验	斑贴试验	血液检测
适用变态反应类型	Ⅰ型变态反应（速发型变态反应）	Ⅳ型变态反应（迟发型变态反应）	Ⅰ型和Ⅲ型变态反应
介导物质	IgE	T 细胞	IgE 或 IgG
适用病症	吸入性过敏原的首选检测方法，譬如因吸入花粉、尘螨而引起的呼吸道过敏。	适用皮肤接触性的过敏原，是检测接触性皮炎最简单也最准确的方法，也适用于湿疹的过敏原筛查。	呼吸道过敏、速发型食物过敏和食物不耐受症

续表

	点刺试验	斑贴试验	血液检测
检测方法	将点刺液滴注在皮试处，点刺部位一般选择前臂曲侧，然后用电磁针穿入滴液，刺入皮肤（不用扎出血），观察可能的风团和红晕反应。	将检测成分加入斑试器后，贴敷于背部脊柱两侧或前臂屈侧。贴敷48小时（2天）后去除斑试器，然后在第72小时（第4天）和第96小时（第5天）观察皮肤出现的反应，必要时可增加观察次数（如第7天再次来访），最终通过对皮肤反应的判读得出结果。	采取少许的静脉血液即可。特异性IgE抗体检测可由仪器全自动完成，可筛查600多种过敏原。
注意事项	（1）点刺试验比传统皮内试验更加安全，灵敏度和准确度也高。但是，对于已知对某种物质高度过敏、身体虚弱、哮喘发作期以及不合作的儿童，不适合做点刺试验；（2）如果出现严重的过敏反应如过敏性休克，应该立即给予患者抗休克的治疗；（3）在试验前2周及受试期间不能使用类固醇皮质激素，试验前3天及受试期间停用抗组胺类药物。	（1）脂溢性皮炎、荨麻疹、痤疮等不适用斑贴试验；（2）敷贴部位不能有皮损，斑试期间不能洗澡、搔抓斑试部位，不宜过度活动，出太多汗会导致斑试物移位或脱落；（3）在皮炎急性发作期，不能进行试验；（4）尽量避免在炎热季节做试验，因为气温过高会影响局部散热，会产生特异性刺激，影响检测结果；（5）在试验前2周及受试期间不能使用类固醇皮质激素，试验前3天及受试期间停用抗组胺类药物；（6）试验期间，如果敷贴局部剧痒或刺激，要立即去除敷贴物，用清水清洗，对症处理。	（1）因为血液检测既能筛查IgE介导的变态反应、也能筛查IgG介导的变态反应，二者对应的过敏类型不同，所以在检测前要询问清楚，是做哪类项目的检查；（2）过敏原血液检查一定要将血清与红细胞分离后才加入试剂检测，否则会影响检测的准确性。

很多父母会问："到底要不要做过敏原检查呢？"**如果是非常严重的过敏症状，还是建议去做过敏原检测**。曾经有个小患者经常过敏，但就是找不到原因，检查后才发现，原来是平时学乐器拉二胡，对松香过敏了，从此避免接触过敏原就没再发病，所以过敏原检测能够起到关键的指引作用。**但客观地说，过敏原检测也存在很大的局限性**，包括以下4个方面原因：

（1）过敏原检测不舒服　血液检查算是痛苦指数最低的，只需一次性抽几毫升血，但小孩子就没有不讨厌打针抽血的。点刺试验要用小针扎皮肤，虽然扎不出血但也得刺破皮，那些说感觉像蚊子叮的都该去会会容嬷嬷再来发表意见。至于斑贴试验就更不说了，得贴着斑试器好几天，不能洗澡不能流汗，痒了也不能抓，让那些小家伙们怎么能受得了。

（2）**检测出过敏原不容易**　能检测出来的过敏原数量非常有限。日常生活中能接触到的物质数也数不清，要在上千万种可能里面找到过敏原，就和中彩票一样困难。检测试剂也就那六七百种最常见的，而一次筛查只能选择几十种来检测，因此是不可能穷尽所有过敏原的。另外，检测试剂是不是能真正对应实际中的那种物质也是打问号的。譬如，对于海鲜虾蟹过敏的孩子，究竟是虾蟹中的什么物质造成了过敏呢？构成一个生物的分子那么多，制作成的检测试剂是不是正好包含了那个"始作俑者"呢？

（3）**过敏原低头不见抬头见**　找到过敏原后，就万事大吉了？考验才刚刚开始！过敏原清单往往是长长的一串，食物不耐受的孩子这个不能吃、那个不能吃，粉尘过敏的孩子家里要天天清灰打扫，外出还要戴口罩，这对宝爸宝妈们都是艰巨的挑战。

（4）**过敏反应是变化的**　现在有过敏症状，不代表将来也会过敏，但现在没有过敏症状，将来还是有可能过敏。在第九章介绍造成过敏的原因时，说到过造成过敏的"天时地利人和"。导致过敏的遗传基因虽然不会改变，但是生活环境与体质因素是不断变化的，这就决定了过敏症状是否会表现出来。

四、抗过敏益生菌真的有用吗

有过敏宝宝的父母们或多或少听过抗过敏益生菌，就有不少小患者的家长来问我："黄医生，给孩子吃抗过敏益生菌，到底有没有用啊？"

益生菌是一类对宿主有益的活性微生物的总称，定植于人体内能产生健康功效，改善宿主微生态平衡，发挥有益作用。别看这些微生物又小又不起眼，随着研究的不断深入，科学家们发现它们对人体健康起到举足轻重的作用！人体自身约有 3×10^{13} 个细胞，约有 25 000 个基因，而共生微生物的数

量达到 4×10^{13} 个，每种微生物一般有几千个基因，成百上千种微生物累加起来，有几百万个基因，总数超过人自身基因的数百倍！微生物的数量和基因数是如此巨大，它们强烈影响甚至主宰着人的命运。随着共生微生物的秘密被逐渐揭示，引发了健康和医疗领域的巨大革命（见图 10-1 ）。

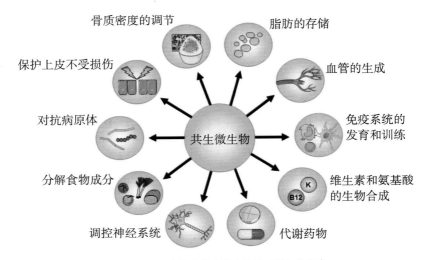

图 10-1　人体内共生微生物的功能与作用 [1]

很多宝爸宝妈们知道，益生菌能够调节肠道功能、促进肠胃蠕动而帮助消化，殊不知益生菌的功效其实远不止于此，绝大多数慢性疾病都与肠道微生物环境息息相关（见图 10-2 ）！其中就包含过敏性鼻炎、支气管哮喘等呼吸道过敏疾病。

大家可能会感到疑惑，益生菌吃进肚子里面，怎么和呼吸道过敏联系起来呢？呼吸道与消化道可是一对好朋友，中医学说"肺与大肠相表里"，我在第二章阐述"肺肠同治"理念时，就分别从组织胚胎学、神经—内分泌—黏膜免疫系统、呼吸道感染与肠道菌群微环境关系三个角度来阐述两者的联

---

1. Debby L, Brinkman B M, Jeroen R, et al. Heterogeneity of the gut microbiome in mice: guidelines for optimizing experimental design[J]. Fems Microbiology Reviews, 2016, 40(1):117–132.

系。有多项研究显示[1,2,3]，**早年接受抗生素治疗的人在后期更容易发生过敏反应**。研究者认为，这种现象的背后机制是抗生素的免疫调节作用，因为抗生素干扰了肠道的微生物组群，从而导致免疫反应下降。

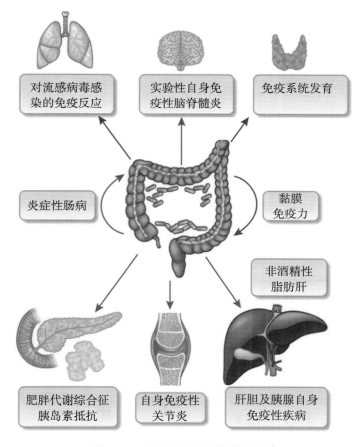

图 10-2　肠道菌群与慢性疾病的关系[4]

1. Hirsch A G, Pollak J, Glass T A, et al. Early-life antibiotic use and subsequent diagnosis of food allergy and allergic diseases.[J]. Clinical & Experimental Allergy Journal of the British Society for Allergy & Clinical Immunology, 2017, 47(2).

2. Love B L, Mann J R, Hardin J W, et al. Antibiotic prescription and food allergy in young children:[J]. Allergy Asthma & Clinical Immunology Official Journal of the Canadian Society of Allergy & Clinical Immunology, 2016, 12(1):41.

3. Han Y Y, Forno E, Badellino H A, et al. Antibiotic Use in Early Life, Rural Residence, and Allergic Diseases in Argentinean Children.[J]. J Allergy Clin Immunol Pract, 2017.

4. Goldszmid R S, Trinchieri G. The price of immunity.[J]. Nature Immunology, 2012, 13(10):932–8.

原来呼吸道和肠道还有那么密切的关系！那么，摄入肠道的抗过敏益生菌，是如何调节过敏反应的呢？

在人类的免疫细胞中，有一类淋巴细胞叫作 T 细胞，发挥着细胞免疫和免疫调节的作用。在 T 细胞里有一类亚细胞称为辅助 T 细胞（Th），在免疫反应中扮演中间过程的角色：当辅助性 T 细胞与巨噬细胞结合，会去辨认抗原，识别出其专一性抗原后，就释出一种称为白细胞介素（或简称"白介素"）的物质，使得已经和抗原接触的 B 细胞大量繁殖。辅助 T 细胞有两种亚群 Th1 和 Th2，正常情况下，Th1/Th2 数量处于一种平衡的状态，但是有过敏性体质的人，Th1/Th2 会发生"平衡漂移"（见图 10-3）——也就是 Th2 的数量会超过 Th1，Th2 的功能是刺激体液免疫促进 B 细胞的增殖和诱导抗体的产生，尤其是抗体 IgE，而 IgE 恰恰是过敏反应过程中非常重要的"信息传递员"，可以和嗜碱粒细胞和肥大细胞结合释放组胺引发炎症反应。

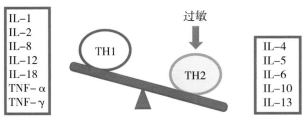

图 10-3　Th1 与 Th2 平衡漂移导致过敏

摄入抗过敏益生菌后，会使得细胞产生细胞干扰素 γ[1]，这不仅是 Th1 类

---

1. Pouwels PH et al. The potential of Lactobacillus as a carrier for oral immunization: development and preliminary characterization of vector systems for targeted delivery of antigens[J]. J Biotechnol 1996，44:183-92; Kishi A et al. Effect of the oral administration of Lactobacillus brevis subsp. coagulans on interferon-alpha producing capacity in humans[J]. J Am Coll Nutr 1996，15:408-412.

细胞会产生的细胞因子，同时也会诱导 Th1 与 Th2 的前体细胞 Th0 分化成 Th1，这样就能恢复 Th1/Th2 平衡，减少引发炎症反应的抗体 IgE 产生，容易过敏的体质也就从细胞层面逐渐被改善了。简单来说，**通过摄取抗过敏益生菌，恢复了 Th1 和 Th2 这两类细胞数量的平衡，抑制了引发过敏反应的 IgE 产生。**

在 2018 年初美国《科学》杂志上，有一项研究成果发现 [1]，有一类参与到 Th2 型免疫的天然淋巴细胞亚类（ILC2）能通过淋巴循环系统入血并穿过上皮屏障，从肠道迁移到肺部。用一句话总结就是：**能引发过敏反应的一类免疫细胞，竟然是从肠道迁移过来的！**这为解释抗过敏益生菌平衡免疫调节过敏提供了一种全新的思路。

应该怎么选择优质有效的抗过敏益生菌？可以从下面这几个方面来判别：

（1）菌种的选择与各菌种含量比例 首先要看配方中选择的菌种是不是符合国家卫健委规定的《可用于食品的菌种名单》，这决定了使用益生菌的安全性。有些配方中含有粪肠球菌这样的条件致病菌，其具有潜在致病性 [2]。

此外，益生菌配方中菌种的产地以及各菌种的比例也非常重要。经常出差旅游的朋友可能有这样的经验，到一个遥远而陌生的地方，喝了那边的水吃了那里的食物，出现肠胃不适，比如胀气甚至腹泻这样"水土不服"的症状，其原因就是肠道菌群紊乱了！因为异国他乡的饮食结构与食物种类是适合当地人消化道共生菌的，但你的肠道菌群与当地人不同，所以出现了这种暂时性的不适应，这说明不同地区、不同人种、不同饮食结构的人群，肠道

---

1. J Mjösberg, A Rao, Lung inflammation originating in the gut[J].Science, 2018 , 359 (6371) :36.

2. 肠球菌感染是新生儿败血症的第 3 位病因，近几年新生儿和儿童肠球菌败血症的发病率增加了 6 倍。据报道肠球菌是内源性和外源性医院感染的第二大病原菌，检出率仅次于大肠杆菌。有资料统计，在引起尿路感染的致病菌中，肠球菌感染居第 2 位；腹腔、盆腔感染，肠球菌居第 3 位；败血症，肠球菌居第 3 位，病死率 12.6% ~ 57%。

菌群构成是不同的 [1]。**我们在选择益生菌产品的时候，要尽量选择本地菌种、适合亚洲人肠道微生物菌群环境的配方**，来自欧美国家的益生菌产品，并不一定适合在东方人肠道内发挥作用。

（2）**菌株编号** 世界卫生组织强调"益生菌的标示应该包括菌株名，因为益生菌的功效更多地取决于是什么菌株"。菌株编号就像人的身份证一样，有抗过敏功能的益生菌必然是有菌株编号的。有编号的益生菌，意味着做过大量的筛选和研究，经过测序的微生物基因序列信息和固定的遗传性状；相反的，没有编号的菌株，他的功能和作用就不明确，也就是说，**并不是所有益生菌都具有抗过敏效果**。譬如，具有抗过敏专利的 GMNL-133 菌株是副干酪杆菌 [2]，GM-090菌株是发酵乳杆菌 [3]。但是并非所有的副干酪杆菌和发酵乳杆菌都有抗过敏作用，虽然是同样的菌种，但是专利菌株和普通菌株的基因序列是不一样的，而遗传上的区别决定了功能上的差异。就好比大家都是人，但是你没有姚明长得高、没有刘翔跑得快，人与人之间的差异都如此之大，更何况微生物这种基因变化更迭那么快的生物。

（3）**益生菌数量 & 活性** 是不是补充的益生菌数量越多越好呢？人体肠道内的益生菌数量是如此庞大，达到上万亿个菌落单位，如果摄入的益生菌数量过少，可能达不到期望的效果。所以日常补充，每天至少需要摄入50 ~ 150亿单位的益生菌。

---

1. 有研究发现，各个人群的肠道菌群存在差异，但相同种族背景的个体具有相似的肠道菌群构成，而不同种族背景的人群的肠道菌群丰度与特异性均存在差异。地域迁移变化可能不足以引发肠道微生物组组成的重大改变，这可能导致个体对其所在环境适应能力较弱。M Deschasaux, KE Bouter, A Prodan et al. Depicting the composition of gut microbiota in a population with varied ethnic origins but shared geography[J]. Nature medicine. 24, 1526–1531(2018).

2. 许清祥，吕英震. 发酵乳酸杆菌 GM-090 及其在生产刺激 INF-γ 分泌及 / 或治疗过敏的药物中的用途：中国 ZL200510059978.6[P].2005.4.4.

3. Ying-Chen L, Feng-Ching H, Composition and use of Lactobacillus Paracasei Strain GMNL-133 in treating atopic dermatitis or other allergic diseases: US 8753624B2[P]. 2014.6.17.

不过比起数量，益生菌活性、有多少活菌能够定植肠道，才是真正决定效果的关键。曾有评测机构对市售的多款畅销益生菌产品进行模拟胃消化实验[1]以检测益生菌耐受胃酸的能力，结果几乎所有产品益生菌存活率低于0.125%，甚至有几近"全线阵亡"的情况发生。如果益生菌无法成功通过肠胃分泌的胃酸胆盐消化酶，那么孩子吃下去的不过是糖粉/糖水而已。因此，一款好的益生菌产品，其菌株是要能耐受恶劣的消化道环境，并且生产中要经过多层包埋技术处理，能够最大限度保护益生菌定植肠道。

最后来说说，补充抗过敏益生菌过程中，患者常会出现的几点疑虑：

（1）从什么时候开始补充抗过敏益生菌比较好？什么时候开始补充抗过敏益生菌比较好？答案是"越早越好"！益生菌补充有两个"黄金时期"：

◆**母亲怀孕期间**　在怀孕期间，孕妇肠道菌群内的菌种和含量的平衡对于维护孕妇体内正常的新陈代谢至关重要，甚至会直接影响到新生儿的肠道菌群平衡（尤其对于顺产和母乳喂养的婴儿）。

◆**婴儿从出生到2岁以前**　婴儿自身免疫系统的成熟直接受肠道菌群的影响，在胎儿期肠道内是无菌的，从出生以后菌群才开始逐渐在肠道内定植。2岁以前定植在婴幼儿肠道的有益菌是肠道的"原住民"，能够长期共生在人体消化道中，所以在这一期间建立健康的肠道菌相非常关键！如果能在这一时期为孩子肠道微生态平衡和调节肠道黏膜免疫功能奠定良好的基础，生长发育阶段父母就会比较轻松，孩子没那么容易生病。等到2岁后肠道能够定植微生物的地方基本都被占满了，再摄入的益生菌就只能是"外来人口"，每隔一段时间就会流失。在2岁以前这段时间，益生菌可以通过母乳和其他食物进入宝宝的体内，所以妈妈在母乳喂养时要补充益生菌[2]，之后

1. http://www.sohu.com/a/207548204 99993890（访问日期：2019.4.2）。

2. 母乳中含有约每毫升1000cfu的共生菌，主要菌种为双歧杆菌和乳杆菌。母乳中的益生菌来源于妈妈的肠道，但其中的机制尚未研究透彻，目前公认的假说为"肠—乳腺途径"。Martín R, Langa S, Reviriego C, et al. Human milk is a source of lactic acid bacteria for the infant gut[J]. Journal of Pediatrics, 2003, 143(6):754–758.

孩子开始吃辅食了，就要在宝宝的辅食中添加益生菌[1]。

如果错过了这两个补充益生菌的"黄金时期"，是不是就没有效果了呢？也并不是，但相比较"黄金时期"，调理周期会变长，但只要能坚持下来，症状改善还是显而易见的。

（2）抗过敏益生菌需要长期使用吗？会不会产生依赖？活性益生菌一般7～12天才开始在肠道内发挥作用，人体细胞新陈代谢周期90～120天，这也是菌株定植在体内菌群逐渐平衡的周期。**所以一般建议，服用益生菌需要持续3～4个月，切勿断断续续，吃吃停停。**孩子经过3～4个月的调理期，如果过敏症状已经消失了，还是建议继续服用做一个长期地补充，这时服用的频次和剂量就可以酌情减少。

有的父母担心"服用益生菌会不会产生依赖"？答案是不会。

曾听到过一种说法："吃进去的食物经过肠道消化、分解和发酵可以产生益生菌，如果人体长期使用人工合成的益生菌产品，会导致肠道功能逐步丧失自身繁殖有益菌的能力，久而久之人体肠道便会有依赖性，而人体一旦对益生菌产生依赖，终生都将依靠使用益生菌产品来维持生命的健康状态。"乍听之下，似乎很有道理，但仔细一推敲就会发现这个观点根本站不住脚。

首先，人体内的微生物，本来就是从外界获取而并非人体自己产生的。胎儿时期肠道是几乎无菌的，出生后随着母乳、辅食等食物的摄入，开始不断有微生物定植，因此说"人体丧失自身繁殖益生菌的能力"的说法就是错误的。再来看，定植在人肠道内的益生菌，会不会因为不断补充益生菌而丧失自我繁殖的功能？这也不会，因为自我繁殖是益生菌作为一种生物的本能，与人体是否补充益生菌完全不相干。那为什么我们需要长期补充益生菌？如果孩子能避免接触过敏原、呼吸道消化道保持健康、肠道菌相有良好的构成，那么是不需要额外持续补充益生菌的，但现实情况中往往没办法做

---

1. 夏利平，姜毅. 益生菌在儿童变态反应性疾病中的防治作用 [J]. 中国当代儿科杂 . 2016
   18(2).

到。饮食结构有问题，经常出现腹泻、腹胀、嗳气，肠道中坏菌多好菌少，那么就只能通过"外援"益生菌来调整菌相。在"健康"这件事上是非常公平的，平时不愿多花心思注意，生病时就得多花钱买单。

五、想要过敏好得快，修复黏膜很重要

除了使用抗过敏益生菌调节免疫系统，过敏性呼吸道疾病还需要修复呼吸道黏膜。

呼吸道有一条"垃圾传送带"，鼻涕黏液毯是上方的"皮带"，纤毛是下方的"转轴"，"转轴"不断运动带动传送带将呼吸道里的脏东西及时排出。在一些有害因素作用下，譬如病毒细菌感染或者持续炎症状态的时候，传送带的转轴就会出现故障了（见图10-4）！

首先，反复的呼吸道感染或过敏反应产生的非特异性炎性物质会破坏纤毛上皮细胞，使得纤毛摆动频率变慢[1]，形态结构也出现异常：一个显著的特点就是纤毛间会相互粘集，有些粘集成束，有些粘集成团，所指方向也变得凌乱，尽管纤毛仍然能节律性运动，但已经无法在排除鼻腔异物的过程中起协同作用[2]。就好比传送带的转轴虽然还在转，但不仅转速减慢了，每个转轴转的方向也不统一，有的向前有的向后，这样运输效率就会大打折扣，各种分泌物和致病物运不出去就积存在呼吸道里面，致使感染和炎症反复出现，分泌物变得更多，这又进一步加重纤毛结构与功能的异常，形成了恶性循环[3]。研究表明[4]，纤毛结构异常所致的黏液纤毛对分泌物及致病因素的清除率

1. 李童斐. 慢性炎症影响气道上皮细胞纤毛摆动频率的机制研究 [D]. 华中科技大学. 2013.1.

2. 杨平常. 变异性鼻炎鼻黏膜纤毛形态与功能 [J]. 山西医学院学报. 1994，25:9–11.

3. BIgart E, Pritchard K，Wilson R，et al. Primary ciliary dyskinesia syndrome associated with abnormal ciliary orientation in infants[J]. Eur R espir J, 2001，17:444–448.

4. 马渝燕，刘玺诚，江沁波等. 儿童反复呼吸感染与纤毛结构异常相关性研究 [J]. 中国实用儿科杂志，2001，16(7)：405–407.

下降，正是导致呼吸道反复感染的重要原因！此外，慢性非特异性炎症导致的黏膜上皮表面受损，还会使得神经末梢感受器敏感容易被激惹，这也是为什么支气管哮喘、变应性咳嗽在轻微刺激下就会突然爆发的原因之一。

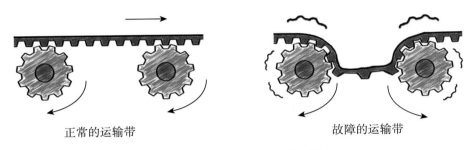

正常的运输带   故障的运输带

图 10-4   正常的转轴和不正常的转轴

所以呼吸道黏膜受损、纤毛功能结构异常怎么办？黄医生在临床中采用自主研发的中药制剂做雾化，收效良好。雾化治疗可以直接抗感染，减少炎性分泌物的释放，还可以溶解黏液、清除堆积在呼吸道中的分泌物，并刺激纤毛摆动加快运送"垃圾"的传输能力，同时，中药雾化配方原材料多为具有芬芳气味的植物，气味怡人，具有纾解压力调节情绪的作用，这对过敏性呼吸道疾病的康复有诸多益处（情绪对过敏性疾病的影响下文将详细介绍）。此外，也可以配合半导体鼻激光与盐水洗鼻，促进鼻部血管循环清除鼻腔分泌物，详细可见第六章相关部分。

六、中医论"肝"治过敏

在中医学中虽然没有"过敏"或"变应性疾病"这样的概念，但与呼吸道过敏疾病症状特征相关的描述在许多中医典籍中都有出现：支气管哮喘属于"哮病"的范畴，《金匮要略》中将之称为"上气"，《诸病源候论》中称为"呷嗽"，至《丹溪心法》始称为"哮喘"，从明虞抟《医学正传》开始将

"哮""喘"分开，称"哮以声响言，喘以气息言"；过敏性鼻炎在中医学中属"鼻鼽"范畴，《黄帝内经》中就有"岁金不及，民病鼽嚏"的记载，刘完素对"鼽嚏"进一步注解，认为"鼽者，鼻出清涕也"，"嚏者，鼻中因痒而气喷作于声也"。

过敏性呼吸道疾病从中医学的角度分析该怎么去调理？要"论肝治肺"[1]！有的朋友可能会产生疑惑：过敏性呼吸道疾病，从感觉上来说应该是属于"肺病"，为什么会和"肝"扯上关系呢？而且黄医生还说，过敏要以"肝"论治，从"肝"出发进行治疗。

1. 为什么过敏性呼吸道疾病要"论肝治肺"

中医学从症状出发辨证治疗，过敏性呼吸道疾病以"咳嗽""喘息""流涕"作为主要特征，通常从两个角度来辨证：一个是外来的邪气侵袭肺系导致发病，肺气不足，卫外功能不固，外来之邪侵袭人体，人体正气与之抗争，故而喷嚏连连，阳气不足，寒水不能温化，以致流清水涕；另一个是全身脏腑功能失调，引起肺气宣降失常而致咳嗽。

根据我自己多年的临床经验结合文献资料综合分析，除了外感风寒等邪气侵袭肺系导致发病外，在论治呼吸道过敏性疾病中认识"肝脏"在发病过程中所起到的作用非常关键！过敏性疾病发作具有许多特点，譬如发病迅速，一接触过敏原就会出现鼻子眼睛痒、打喷嚏、流鼻涕等症状，呈现阵发性且反复发作，来得快去得也快，来来去去反复不定，这些都与中医里面"风"的特性类似，"风为百病之长，善行而数变""其性轻扬，风盛则挛急"……这个"风"在中医里面有外风和内风之分，肝气对应于春天，一旦郁结或阳亢就会化火生风，所以**内风生于肝气。小儿肝常有余，无论是外来邪气还是内生脏腑病变，都很容易引发肝气上逆，外风引动内邪，导致机体气机失调而发病。**

---

1. 本节所提到的"肺""肝""脾""肠"等都是中医里面功能集合体的概念，而并非解剖意义上的器官。

《灵枢·师传》曰："肝者主为将，使之候外。"肝木不仅在生化气血、协调脏腑经络方面起着重要的作用，亦担负着捍卫机体、抗御病邪的职责，这与过敏性疾病中由过敏原激惹身体免疫系统的过程在概念上十分类似。**咳嗽变异性哮喘气道高反应，可认为肝气侵犯肺金，阳气被遏制，导致邪热不能外达至肺宣肃失常**：肺主气，司呼吸，调节全身之气；肝藏血，主疏泄，调节全身的血量，这样气血相互配合一起调节人体气机的升降，肝主升而肺主降，二者一升一降形成气的枢纽。肺属金，肝属木，在正常状态下，肺金克制肝木气机运转顺畅，但在肺气与肝气的阴阳消长中，若肝气过旺或肺气太虚，肺金的肃降抑制不住上升的肝火，木火刑金，肺脏受到肝气的扰动，就会引发咳喘导致发病。再者，肝为刚脏，其在志为怒，咳嗽变异性哮喘患儿往往情绪易激动还会任性耍脾气，夜晚翻来覆去睡不安稳，一哭闹就容易引起咳嗽，且多在夜间和清晨发作，这些症状与功能异常都与肝脏关系密切。

2. 过敏性呼吸道疾病的中医临床分型

我在临床中辨证从"论肝治肺"的思路出发，将过敏性体质分为脾虚肝旺和肺虚肝旺两种证型（见表 10-2）。无论哪种证型，症状都会以顽固性咳嗽为主，肺虚肝旺证主要表现在不能固摄汗液，会经常流汗，并且咳嗽多为干咳或顿咳；而脾虚肝旺证主要表现在消化功能紊乱及容易倦怠，大便不是便稀，就是前干后稀；易疲劳，经常喊累，宝宝走几步路便要爸爸妈妈抱不肯自己走。此证型在调肝的基础上还要重点调脾虚。

过敏性呼吸道疾病的中医临床分型　　　　　　　　　　　表 10-2

脾虚肝旺型	肺虚肝旺型
咳嗽久作，痰黄白黏稠，咯吐不爽，烦躁不宁，困倦纳呆，大便有时溏烂有时干结，舌淡红，苔薄腻等	干咳无痰或少痰，咳时面赤唇红，神烦易怒，或伴潮热盗汗，手足心热，唇干，大便干结，舌红少苔或无苔等

3. 过敏？那是因为身体里有位生气的"大将军"

进入中医学辨证治疗的章节，许多不了解中医学基础的宝爸宝妈就一个头两个大：黄医生，你说的我每个字都认识，但放在一起就是看不懂，咋办呀？没关系，听黄医生讲故事学中医，故事的名称就叫《生气的"大将军"》。

话说，人体就是一座五脏庙，各个脏腑排资论辈各有官职。我们故事的主角——肝脏，可是这五脏庙里威风凛凛的大将军，担当着身体中多项重要职责：

一方面，肝与肺一起调节着人体气机的升降，肝主升，肺主降，一升一降形成气的枢纽。气行才能推动血行，是人体正常运转的动力来源，气虚不足或者气逆乱窜，都会导致疾病。《灵枢·经脉》言："足厥阴之脉……其支者，复从肝别出贯膈，上注肺。"肝与肺经络相联，生理相通，肺主气，统摄一身之气，肝主疏泄，以保持全身气机疏通畅达。凭什么"肝升肺降"，反过来不行吗？因为肝五行属木，树木充满着勃勃生机，你们看树冠树枝的轮廓，都是从下往上生长的，所以肝脏代表的功能是上升；而肺呢，其五行属金，金属嘛，沉甸甸的。另外，肺在中医里称作"华盖"，华盖就是古时候皇帝出门郊游身旁礼官举着的遮阳伞，你看伞的形状，边沿都是垂塌下来的，由此也意指肺的功能就是肃降。中医学的表述，都是这样以形来会意的。

另一方面，肝主情志，代表着人的情绪变化。我们常说，情绪要"发泄""宣泄"，肝这个"大将军"作为一个快意走江湖的武夫，喜欢条达顺畅、自由自在，就像树木一样要不断向外舒展才能长得枝繁叶茂，你限制它、把它捂住了就会发生肝气郁结，大将军旺盛的精力（阳亢）疏泄不出去就化热化火，火暴脾气一旦上来见谁怼谁，谁碰谁遭殃。

再有一点，肝主藏血，在晚上睡觉的时候，血液会在肝脏汇聚储存，是旧血回流新血纷发的中心，一边净化血液修复组织，一边把血液中的营养物质储存起来。肝脏可是重要的代谢解毒器官，譬如朋友聚会小酌，喝进身体里的酒精就要经过肝脏代谢成二氧化碳和水后才不会对人体造成伤害，所以说清除毒物排除毒素的肝脏，像不像驰骋疆场保家卫国的大将军呢？真是太贴切了！长辈常常告诫我们"熬夜伤肝"，因为当身体得不到休息时，血液无法回流肝脏，一来气血得不到净化，二来肝脏得不到血液滋养，气属阳，血属阴，肝阴缺损，阴阳失调，就会产生阳亢。

　　细心观察的读者们会发现，"论肝治肺"过敏性呼吸道疾病将证型分为"肺虚肝旺"和"脾虚肝旺"两型，但无论哪一型，疾病的源头都是肝脏"旺旺"，难道大将军是吃货附体的仙贝狂魔？小儿"肺脾肾不足，而肝常有余"，大将军天生就比较蛮横，在与其他脏腑的阴阳对比中处于强势地位，当外邪侵入肺虚、饱腹中脘脾虚，或者肝气郁结阳亢的时候，这种不对称就会更加明显，大将军化热化火冲冠一怒，一个火药桶碰上一堆"没骨气的"，结局就是大将军把顶头上司"肺脏"和处于中焦的同事"脾胃"一起按在地上"教训"，导致"木火克金"或"肝气横犯脾胃"的惨剧发生。又由于肝主情志，所以当肝气来犯时，人就会变得急躁没耐心，你看那些有过敏的小祖宗们，又吵又闹，撒泼起来甚至直接摔玩具躺在地上不起来。此外，肝开窍于目，所以肝火旺盛会致双目红赤、眼睛发痒不断揉眼。

肺虚肝旺：木火克金

　　尽管肺脏贵为"相傅之官"，是五脏庙的宰相、大将军的"顶头上司"、皇帝的遮阳伞，奈何自身"气势"不足，照样被大将军凌厉的肝火烧得难以自处。肺主气，主表卫固摄皮毛，司呼吸，肺虚，则这些功能便全要掉链子，症状表现为毛孔排汗功能亢进，出汗很多，白天没怎么运动也大汗淋漓，而体液损失则会让大肠拼命回收水分，大便干结肠燥便秘。又肝郁化火致肺不得肃降，会出现干咳、顿咳，面赤唇红，肝火上炎灼伤肺阴（把肺的津液都烧干了），所以咳嗽多无痰或少痰，有痰也是浓痰，总是觉得喉咙里有东西吐不出来，甚则痰中带有血丝，这就称作"肝火犯肺"或"木火刑金"。

　　在病理上，肺肝升降失常可互为因果，相互影响。肝经净化能力下降，也就是说身体毒素太多了肝脏来不及清除，肝郁化火，肝经将不净的气血在经络循行过程中交接给肺经，肺宣发肃降失常气逆而产生咳嗽，因此咳嗽变异性哮喘常发生于丑时、寅时（凌晨三点到五点左右），原理即"来源不净"。详见第五章咳嗽变异性哮喘相关介绍。

脾虚肝旺：肝横犯脾胃

肝脏这个大将军，除了干"忤逆上司"的活儿得心应手，"欺负同僚"的勾当也没有少做，和他同属中焦、仅一个"工位"之隔的脾胃也是叫苦不迭。《血证论》说："食气入胃，全赖肝木之气以疏泄之，而水谷乃化。"胃主腐熟，脾主运化水谷，脾胃是人体的主要消化器官，肝脏的疏泄功能是保持脾胃正常消化吸收的重要条件。如果脾气健旺，运化正常，水谷精微充足，气血生化有源，肝体就得以濡养，使肝气冲和条达，有利于疏泄功能的发挥；但如果脾气虚弱，则血液生化无源而血虚，或统摄无权而出血，就会导致肝血不足，郁而化火，阴虚火旺。肝、脾、胃同属中焦，彼此相邻，肝气盛则疏泄太过，横逆克犯脾胃，又反过来影响到机体的消化与吸收功能。

有脾虚肝旺证的孩子，其症状主要会表现在消化功能上，如食物过敏或者是食物不耐受，面色萎黄，不想吃饭，因为脾胃运化不足，即使感觉胃口很好、吃得很多，可还是很瘦弱，吸收不好并且常消化不良，容易出现腹胀、嗳气、反酸，甚至腹痛；舌苔也很腻，或者有明显的齿痕舌，津液代谢失常，体内容易生痰，如果合并有呼吸道问题，咳嗽持续时间较长不易恢复；大便不规律，有时候便秘，有时候又腹泻，粪质不是偏稀就是前干后稀。

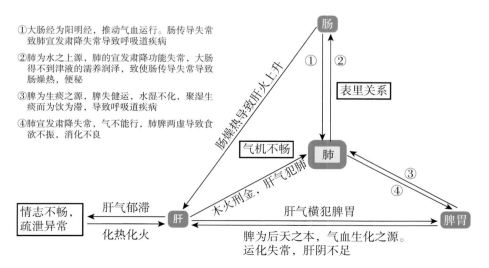

①大肠经为阳明经，推动气血运行。肠传导失常致肺宣发肃降失常导致呼吸道疾病

②肺为水之上源，肺的宣发肃降功能失常，大肠得不到津液的濡养润泽，致使肠传导失常导致肠燥热，便秘

③脾为生痰之源，脾失健运，水湿不化，聚湿生痰而为饮为滞，导致呼吸道疾病

④肺宣发肃降失常，气不能行，肺脾两虚导致食欲不振，消化不良

图 10-5　中医看过敏

七、过敏性呼吸道疾病的中医治疗思路

肝火犯肺犯脾，病程日久还会累及肾，所以肺脾肾三脏皆须调理，又因肺与大肠相表里，若肺宣发肃降失常，肠道功能也会受到影响。过敏性呼吸道疾病牵扯的脏腑比较多，但无论何种证型，病变重心还是在肝。清肝火视为首重，在治疗上是要像剥洋葱一样，一层一层调理。

1. 柔肝滋阴

肝为刚脏，因其具有刚强之性，其气急而动，需要依靠阴精的涵养才能发挥正常的生理作用。儿童肝常有余，阴血不足，容易发生肝阳亢盛、肝气上逆之象。在治疗肝火犯肺证如气管炎、支气管炎、肺炎、支气管扩张、过敏性哮喘等疾病时，用药宜采用清肝泻肺诸药，穴位可选用肝俞、太冲，方剂应用黛蛤散加减，并根据病情加用玄参、麦冬、生地黄、地骨皮等养阴清热之品。儿童脏腑娇嫩，用药不宜苦寒，否则伤及脾胃，所以用药要偏于柔润滋阴、补益肝血，即滋肝阴以制肝阳，制肝阳以凉肝热，肝热得清，诸脏得和。选用乌梅、五味子、白芍等酸味药入肝经，配合选用甘草、饴糖、甜叶菊、大枣等甘味药，取其酸甘化阴之意，增强治疗效果。

肝主疏泄，除了具有调畅气机的功能，还有调节情志的作用[1]。这里的"情志"就是指人的精神活动、情感变化等，包括喜、怒、忧、思、悲、恐、惊，称之为"七情"。任何情绪上的变化都会引起肝疏泄功能的异常，对孩子而言影响更为显著。现代临床研究也印证了中医学的这一观点，发现哮喘的发作与心理因素和情绪有很大关系[2]，比如肝郁化火。要引导患儿正常宣泄

---

1. 现代研究发现，肝主疏泄之"疏泄"，在整体上与调节下丘脑垂体肾上腺轴有关，具体而言，可能与调节慢性心理应激反应（情志活动异常）过程中中枢多种神经递质及其合成酶、神经肽激素、环核苷酸系统以及蛋白表达的变化有关，表现出多层次、多靶点以及多环节的作用特点。严灿，徐志伟.肝主疏泄调畅情志功能的中枢神经生物学机制探讨[J].中国中西医结合杂志,2005,25(5):459-462.

2. 陈学彬，王文，刘琦，等.心理干预在哮喘儿童治疗中的作用[J].中国妇幼保健,2011,26(22):3423-3426.

情绪，甚至教育家长与孩子良性沟通也是治疗的一个环节。

2. 肺肠同治

肺与大肠在经络关系上相互络属，是互为表里的两经。大肠经属于阳明经，其特点为多气多血，具有很强大的行气活血能力，能够快速推动全身阴阳气血的运行，若大肠传导功能障碍、阴阳气血不畅，就会影响肺的宣发肃降。反过来看，肺为水之上源，肺的宣发肃降功能失常，大肠得不到津液的濡养润泽，传导功能就会异常，犹如河道没有水源无法承载行船。所以，肺虚肝旺会造成大肠热盛便秘，而肠燥又回过头来导致肝火上升。

《医学入门》谓"肝与大肠通，肝病宜疏通大肠，大肠病宜平肝"，所以，有过敏性呼吸道疾病者排便一定要通畅，不能出现排便前干后稀或一粒粒的"羊屎蛋"的情况。我在临床上会格外关注小患者的排便情况，在自拟处方中酌情加用玄参、麦冬等配合应用，以"增水行舟"加强滋阴清热、润燥滑肠之效。此外，我也根据经络原理选择相应的穴位配伍以加强治疗效果，比如肺经的鱼际穴、列缺穴，大肠经的曲池穴、合谷穴，肝经的太冲穴，这五个穴位配合应用，在治疗肺肠肝之间的气机不顺畅有显著效果。

3. 补肺脾肾

《诸病源候论》说："肺气通于鼻，其脏有冷，冷随气入乘于鼻，故使津涕不能自收。"若加上脾气虚弱，无以化生精血以供肺中所需之精气，更可使肺气不足，变生鼻病。又肾主纳气，为气之根，主命门之火，若肾中精气不足，气不归元，肾失摄纳，气浮于上，亦可致喷嚏连连。若肾之阳气不足，寒水上泛，更可致流清涕不止。因此，过敏性呼吸道疾病除了与肺气虚寒有关外，还跟脾气虚弱不能化生精血，以及主命门火之肾也有重要的关系。所以，治疗过敏性鼻炎所造成的气管炎、支气管炎、肺炎、支气管扩张、过敏性哮喘等疾病要补肺散寒之外，还要温中补脾、补肾纳气，才能够加强治疗效果。

八、干货看过来：过敏性呼吸道疾病调理方法

1. 肝旺肺虚型

凡是呼吸道疾病首重肺肠同治。对于肝旺脾虚证伴有大便硬结者，我在临床中使用自拟方"益开食"，促其排便，再补充抗过敏益生菌，配合食疗方沙参麦冬雪梨汤，清热润肺，化痰止咳，疏肝柔肝，养阴缓急。

沙参麦冬雪梨汤

【组成】柴胡10克，北沙参8克，麦冬、乌梅、五味子、防风、白芍、炙甘草，各6克（见图10-6）。

【制法】将上述药材放入500毫升水中，煎汁至300毫升后，切块雪梨入汤中同煮，加适量蜂蜜或饴糖饮用。

【用量】每日1～2次。

【功效】本方对肝气犯肺导致的肺热阴虚之新久咳嗽均有良效。沙参、麦冬润肺养阴、润肺止咳；防风能祛风；乌梅、五味子，并有止盗汗的作用；白芍酸寒，能敛阴止汗、养血柔肝；炙甘草酸甘化阴。需注意沙参有南、北二种，北沙参质坚性寒，南沙参力弱，二者科属虽不同，但主治相同。若合并有脾虚症状，在此方基础上再加消积健脾粥。

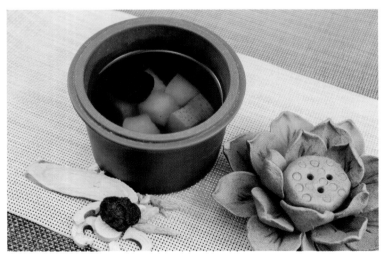

图10-6　沙参麦冬雪梨汤

玄麦甘桔茶

【组成】玄参、麦冬各 10 克，桔梗 10 克，甘草 5 克（建议剂量按儿童年龄酌情使用，1 岁以内使用成人量的 1/6，1 ～ 3 岁使用成人量的 1/3 ～ 1/2，3 岁以上及幼童使用量 / 成人的 2/3，学龄期儿童可以使用成人量）。

【制法】将上述药材用水煮开，加少量冰糖调味（见图 10-7）。

【用量】代茶饮，1 次 200 毫升，每天 2 次。

【功效】玄麦甘桔茶出自清代顾世澄所著《疡医大全》，是一款非常经典的中医茶饮方，能润肺化痰、生津止渴。玄参能滋阴降火以解毒；麦冬味甘，性微寒，能清肺热、补肺阴；桔梗宣肺止咳，且有化痰之效；生甘草清热益气，与桔梗相伍，能利咽止咳。四药配合使用，共奏润肺止咳、生津止渴之效，故可用于治疗肺阴不足所致咳嗽。对于春季虚火过重引起的口舌生疮、咽喉肿痛、口鼻干燥、咽喉肿痛和便秘等症状，也都有很好的缓解作用，可以清热滋阴、祛痰利咽。

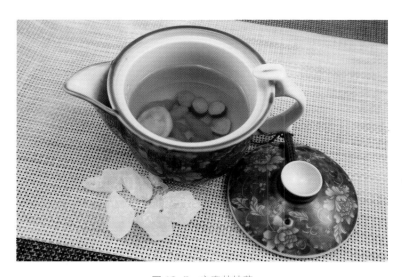

图 10-7　玄麦甘桔茶

黛蛤散

【组成】青黛，蛤壳。

【功效】能降逆除烦。主治肝火犯肺、痰火上逆所致的头晕耳鸣、心烦易怒，口干口渴、咽膈不利，咳痰咳血、胸胁作痛等症。方中青黛清肺、肝之热，凉血解毒，为君药；蛤壳清泻肺热、化稠痰，为臣药。二药合用善清肺、肝经之热，共奏清肝利肺、凉血化痰、降逆除烦之功。**该方需要由医生开具。**

2. 肝旺脾虚型

本证选用四君子汤配合玉屏风散。

四君子汤

【组成】人参3克，茯苓10克，炒白术9克，炙甘草6克（见图10-8）。

【功效】主治脾胃气虚证，如气短乏力、食少便溏等。

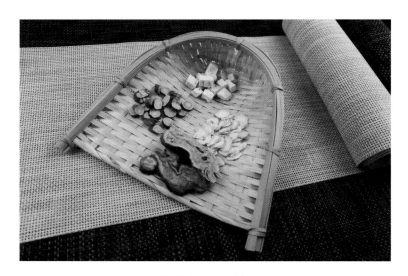

图 10-8 四君子汤

玉屏风散

【组成】防风9克，黄芪15克，炒白术9克。

【功效】补脾敛汗固表。方中黄芪益气固表止汗，白术健脾益气，防风散表邪，祛邪气不伤正气。常用于过敏性鼻炎、上呼吸道感染中容易感受风邪者。

3. 通用食疗方

（1）哮喘者，用苦杏仁（切薄片）约1汤匙入老萝卜汤，酌加适量鸡肉（首选散养鸡）和紫苏梗。本方可消积行气、润肺止咳，孩子们会喜欢这款鲜美的鸡汤（见图10-9）。

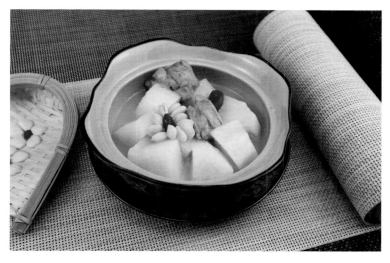

图10-9　苦杏仁老萝卜鸡汤

（2）上呼吸道感染合并便秘者可以使用天竺黄、贝母、瓜蒌仁，各10克，研末，炖梨子清汤给孩子吃。

（3）气血虚，面色㿠白，痰多阻肺，痰白黏稠者，用黄芪四物汤炖乌骨鸡（见图10-10）。黄芪60克，当归12克，川芎6克、熟地黄12克，白芍10克，炖乌骨鸡。周岁以内患儿药量减半。

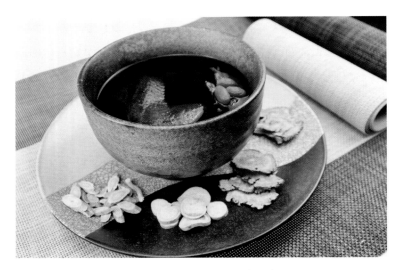

图 10-10   黄芪四物汤炖乌骨鸡

4. 小儿推拿

每日 1 次，连续 5 次为 1 个疗程，休息 2 天后进行下 1 个疗程。

5. 穴位磁石贴敷

穴位磁石贴敷法是指在某些穴位上贴敷药物，通过药物和腧穴的共同作用以治疗疾病的一种方法。此疗法若选择于恰当的节气施行，可对很多疾病起到很好的防治作用，尤其适宜于肺系疾病。磁贴治疗支气管哮喘简便易行，行之有效，值得临床推广。

哮喘的治疗多结合肺、脾、肾三脏，所以治疗上选取手太阴肺经的孔最穴、足阳明胃经的丰隆穴，若久病治疗不及时，形成虚劳性质的咳嗽，亦可配合天突穴、膻中穴进行砭石磁贴的治疗。痰多需配合选用丰隆穴。临床中常说"百病皆由痰作祟"，痰邪的形成多由津液代谢失调所致，丰隆穴是治疗一切痰病的基础选穴。

肝旺脾虚型

取穴：大肠经的曲池（C23）、合谷（C27）、三阴交（F6）、足三里（F7），肝经上的太冲（F3）。

肝旺肺虚型

取穴：风池（B2）、肺俞（E3）、肝俞（E4）、鱼际（C19）、列缺（C16）、大肠经的曲池（C23）、合谷（C27），肝经上的太冲（F3）。

九、日常养护：过敏宝宝可以吹空调和电风扇吗

很多带孩子来治疗过敏性鼻炎的宝爸宝妈不约而同地问过我一个问题："过敏体质的孩子，夏天可不可以吹电扇、空调？"

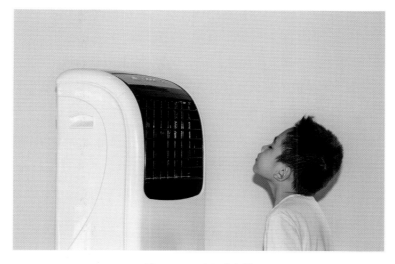

图 10-11　孩子吹空调

站在中医的立场来讲是不建议吹冷气的。《黄帝内经》认为"春夏养阳，秋冬养阴"，夏天应该是身体储存阳气的季节，以应付秋冬的寒气，如果夏天吹了过多冷气、阳气的温煦功能受到影响，到了冬天就容易受寒邪侵袭生病。再加上易出现过敏的孩子"形气未充，肺脾气虚"，底子先天不足，夏天没养好，冬天就受罪。另外，孩子体温调节能力较差，夏天从炎热的室外一下子进到空调房，虽然凉爽舒服，但是忽冷忽热身体来不及调节适应，就

会出现冷气病，也就是中"阴暑"。还有在睡觉的时候，因为人体处于休息静止状态，产生的热量要比白天活动的时候少，冷气开得和白天一样强就容易着凉感冒。

但在现实生活中，全球"温室效应"气候异常，动不动就出现"百年一见""千年一遇"破纪录的高温，再加上大城市"热岛效应"缺乏绿地树荫的调节，满是车辆和空调排放的废气和热气，柏油马路和水泥建筑都被热"化"了，如果不开空调、不吹电扇，分分秒秒都是煎熬，高温下易出现热衰竭中"阳暑"。有些家长也尝试过不让孩子吹冷气，结果宝宝热得汗流浃背整晚都睡不着。而且过敏性鼻炎的孩子常常会合并出现湿疹，湿热的环境令他们奇痒难忍，睡觉的时候会不自觉地拼命搔抓，早上起来一看，都抓得皮破血流。要想不开空调电扇让孩子好眠一夜，看似也是一项不可能的任务。

开也不是、不开也不是，真是愁死了操碎心的父母们。怎么办？折中之后，就是可以吹空调，但温度始终要控制在28℃以上。28℃虽然还是会热到流汗，但也只是微微出汗，算是可以忍受，并且微微出汗也可以帮助身体来排毒。吹电风扇也可以，但需要注意两点，第一是不能直接对着人体吹，吹久了会着凉的；第二就是电风扇会扬起灰尘、尘螨等过敏原，在吹电风扇之前，要打扫房间保持清洁。

过敏性体质日常注意：

◆禁食冷饮、冰品，以及寒性食物，例如西瓜、椰子、水梨、奇异果、火龙果等。

◆空调设定温度不低于28℃，避免冷气和电风扇直吹，尤其是头部。

◆定时清洗床单被套，至少每周清洗1次。

◆定期清洗空调滤网、电风扇叶片，以免积累灰尘滋生细菌。

◆雾霾天尽量待在室内，外出一定要佩戴口罩。

◆经常开窗通风，保持环境清洁干燥，避免使用绒毛玩具和地毯。

◆室内宜长时间启用空气净化器。

◆家中不要养宠物，动物毛发也是过敏原。

◆家长有吸烟习惯的，不能在室内吸烟，在厨房间抽油烟机下面也是没用的，建议去室外吸烟。

◆长期服用抗生素及清热解毒苦寒中药后，体质都以寒性为主，一感冒即易引动伏痰而致喘咳，所以要注意保暖（但也不建议穿很厚捂到出汗）。

◆避免积食，保持排便顺畅。

十、本章小结

（1）过敏性呼吸道疾病发作期，可以采用抗组胺药物、皮质类激素、肥大细胞稳定剂、抗白三烯受体等药物进行缓解。

（2）脱敏治疗是世界卫生组织针对过敏性疾病"四位一体"治疗体系中唯一能改变免疫机制的对因治疗方法，其原理是通过浓度由低到高的过敏原制剂不断加量刺激以提高过敏患者的耐受性。这个治疗过程漫长而难受，且目前国内治疗制剂种类缺乏，因此接受脱敏治疗对患者来说是一项艰巨的耐力考验。

（3）我在临床治疗过敏性呼吸道疾病过程中总结出四个关键点：避开过敏原，修复黏膜缓解炎症，配合调理体质，注意日常养护。若都能做到，就能很好控制住过敏症状，减少发病，即使疾病发作症状也很轻微。

（4）不同类型的变态反应，需要采用不一样的检测手段。如果是非常严重的过敏症状，建议做过敏原检测，这对治疗能够起到关键的指引作用，但同时也要认识到过敏原检测存在局限性。

（5）益生菌对身体健康起到举足轻重的作用。通过摄入具有抗过敏功能的益生菌，可以调节辅助 T 细胞的 Th1/Th2 数量恢复平衡，抑制引发过敏反应的 IgE 产生。

（6）在选择抗过敏益生菌时，需要注意菌种的选择和菌种含量比例、是否有菌株编号、益生菌的活性和数量。补充益生菌并不会产生依赖性，而且

"越早越好"，有两个黄金时期，即母亲怀孕期间，以及孩子从出生到2岁以前。

（7）呼吸道反复感染或慢性炎症会破坏黏膜功能，使"黏液清除运动"发生障碍，造成疾病进一步恶化。因此，治疗过敏性呼吸道疾病需要修复黏膜，恢复其正常功能。

（8）从中医学的角度治疗过敏性呼吸道疾病要"论肝治肺"，证型分为"脾虚肝旺"和"肺虚肝旺"两种，在治疗时有三个重点：柔肝滋阴，肺肠同治，补肺脾肾。

（9）从中医学的角度不建议孩子，特别是过敏体质的孩子使用空调、风扇。若确实有必要使用，建议将空调温度设定在28℃以上，风扇不能直吹人体。

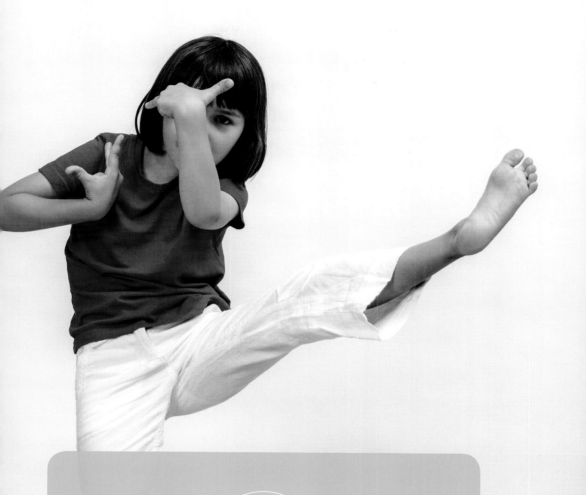

第十一章

腺样体与扁桃体肥大：
宝爸宝妈们，请"刀下留人"

可怜的豆豆又生病了，豆豆妈赶紧带着豆豆来找我。"黄医生，不好啦，豆豆检查出来扁桃体和腺样体都三度肥大了，检查医生说这个情况需要手术。黄医生，腺样体肥大是什么，做这个手术有没有风险，我现在真是急得脑子嗡嗡响！"

一、扁桃体和腺样体，你可知是何物

有句话说"一想到为人父母居然不用经过考试，就觉得真是太可怕了"，很多宝爸宝妈在孩子睡觉打呼噜，甚至憋气憋到哭醒时，才意识到带孩子来医院检查。一检查发现坏了，腺样体堵塞 70% ~ 80%，扁桃体也红肿发炎，但家长却连"腺样体"听都没听过（见图 11-1）。现在的孩子腺样体扁桃体肿大发病率越来越高，曾有一个班里 45 个孩子，竟然有 25 个都中招！

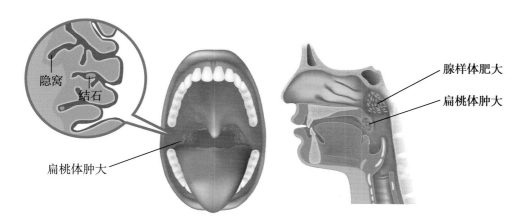

图 11-1　腺样体与扁桃体肥大

1. 扁桃体和腺样体是什么

腺样体又称为咽扁桃体，是附着在鼻咽顶壁和后壁交界处的淋巴组织，含有各个发育阶段的淋巴细胞。腺样体处在鼻腔、耳道、咽喉的交叉路口，是上呼吸道进入下呼吸道的免疫屏障。

扁桃体则是一对扁卵圆形的淋巴器官，位于口咽外侧壁，在腭咽弓和腭舌弓之间的三角形凹陷中，向上与鼻腔耳咽管相连，向下与气管、食管相通，向外就是口腔，与腺样体、咽鼓管、扁桃体和舌扁桃体共同构成了咽淋巴环，就像警卫岗哨矗立在上呼吸道四通八达的交汇处，是免疫防御的重要门户。

与成人相比，儿童的免疫系统还没有发育完全，扁桃体和腺样体起到了非常重要的作用。8岁以前，咽淋巴环的淋巴器官对儿童的免疫防御作用是必不可少的。

孩子刚出生时，扁桃体和腺样体都还很小，无法自己发挥免疫功能，需要依赖胎儿时期从母体获得的抗体来保护自己。随着抗体"库存"逐渐消耗，扁桃体和腺样体作为免疫"工厂"就得赶紧开工生产免疫细胞和免疫抗体。但工厂生产前总得添置设备呀，于是扁桃体和腺样体就会逐渐"扩张产能"，增殖增大。

孩子3～6岁，到了幼儿园的阶段。他们在旺盛的好奇心驱使下探索周围环境，接触到的人越来越多，感染疾病的概率增加，进入"卡他期状态"。这个阶段的特征就是孩子会"三天两头生病"，一会儿咳嗽感冒，隔三岔五又拉肚子患中耳炎，特别"多病"。孩子生病虽然麻烦，但家长们也不必过于担心，"儿童期卡他状态"是非特异性的、自限性的、能自行缓解的良性过程，通俗地讲就是，孩子在卡他期虽然多病，但是大多可以自行恢复，或稍加干预治疗而恢复。另外，卡他期也是增强孩子免疫系统功能的阶段，在这样一个多事之秋，为了保障身体健康，扁桃体和腺样体会加足马力"生产"其增殖水平会达到最高峰。

孩子7～8岁，身体对外界环境变化相对没那么敏感，扁桃体和腺样体的发育趋向成熟面对病毒、致病菌的攻击已经驾轻就熟了。

到10岁以后，身体免疫系统发育成熟，咽淋巴环完成"历史使命"后就要光荣退休了：腺样体会逐渐萎缩，而扁桃体也不再作为主要的免疫腺体，其功能被其他免疫组织所替代。

所以说，儿童时期是免疫系统"大开发""大建设"的阶段，扁桃体和腺样体生理性肥大是正常现象。只有当病理性肥大严重影响到正常呼吸的时候，才需要进行干预治疗。从另外一个角度来说，咽淋巴环的扁桃体和腺样体是儿童免疫的"生产中心"，具有非常重要的免疫功能。8岁以前，孩子出现扁桃体和腺样体肥大应尽量采用保守治疗控制等待腺体自然萎缩，做摘除腺体手术一定要慎重再慎重。

2. 扁桃体与腺样体具备的功能

（1）4周岁以前，孩子的扁桃体、腺样体对抗原刺激反应的结果是淋巴滤泡增生所致扁桃体增生性肥大及腺样体肥大，是免疫功能的代偿表现。4岁以后，年长的孩子扁桃体、腺样体仍是与其他淋巴组织一样，尤其能分泌IgA，对下呼吸道有保护作用。

（2）扁桃体中存在巨噬细胞，具有吞噬外来抗原的作用。

（3）扁桃体具有神经反射功能，支配扁桃体的自主神经和感觉神经为免疫系统直接向中枢神经系统传递信息的通路。扁桃体同脾脏和淋巴结等淋巴组织一样，受多种神经肽支配。

（4）扁桃体与甲状腺关系密切。发炎的扁桃体对甲状腺可发生毒性影响，引起甲状腺肿及甲状腺功能亢进。也有人认为扁桃体病变先直接影响肾上腺皮质及垂体，再间接影响甲状腺。扁桃体还可能有抑制发育生长的内分泌素，或有调节钙离子和碳水化合物新陈代谢的作用。

（5）扁桃体有消化作用。在生理关系上，扁桃体似应属于消化系统，在消化过程中，有大量的单核细胞由扁桃体内形成而进入口腔，且有产生吞噬细菌和酶的作用。

二、扁桃体、腺样体肥大的前世今生

扁桃体和腺样体在孩子成长发育阶段发挥了重要的免疫防御作用，生理性增生肥大是正常现象。但在呼吸道慢性炎症，如鼻炎、鼻窦炎、反复感冒等刺激下，扁桃体和腺样体就会出现病理性增生肥大，造成鼻咽腔和气道狭窄。孩子的气管本来就比较细，再搁置两个"大球"在气道中间，使气体进出的空间就更加狭小了，所以扁桃体、腺样体肥大的孩子常有憋气、胸闷的感觉，睡觉张嘴呼吸。孩子打呼噜、张嘴睡觉，往往就是扁桃体和腺样体肥大的征兆，千万不要错失早期发现治疗的机会。

> 豆豆妈：黄医生，你这么一说我才想起，豆豆一年前开始会"呼哧呼哧"地打呼噜，睡觉总是张着嘴巴。我去给他合上，不到3秒自己又张开了。起初我觉得大人也打呼噜，没什么大不了的，但后来小家伙打呼声音越来越响，我突然意识到不太对劲便去看了儿科，医生说没什么大碍，调整睡姿再看看。因为没有鼻塞流涕的症状，我从来没有想过要看耳鼻喉科。直到最近2周，孩子一直和我说鼻子堵，特别是临睡前和刚睡醒的时候，白天则会头晕头痛，我才为他挂了耳鼻喉科，拍片检查结果是腺样体肥大，堵塞后鼻孔80%。

我们一起来看看，扁桃体、腺样体肥大的三部曲（见图11-2）。

第一步：身体免疫力下降　在身体过于疲劳、寒湿刺激、营养不良或长期患病等因素的影响下，身体免疫力降低，为上呼吸道感染提供有利条件。研究显示[1]，慢性扁桃体炎患者中性粒细胞和巨噬细胞的吞噬能力均会下降，提示身体免疫力的降低。

第二步：细菌病毒感染　免疫力下降后，细菌病毒就要乘虚而入，而糟糕的是，扁桃体和腺样体生理解剖结构中，不仅没有气道局部免疫"护城

---

1. 王正敏，陆书昌，主编 . 现代耳鼻咽喉科学 [M]. 北京：人民军医出版社，2001.

河"和"拦截网"那样的防御机制，反而有利于细菌病毒滋生窝藏：扁桃体游离部有 6 ~ 20 个内陷呈分枝盲管状的隐窝[1]，而其"难兄难弟"腺样体长得也是让人不忍直视，就像半个扒了皮的橘子表面还有 5 ~ 6 条纵槽。这些隐窝、纵槽正是藏污纳垢的好场所、病毒细菌的好去处，脱落的上皮以及角蛋白碎屑积存于此，有吃有喝，三餐管饱，细菌病毒从此过上了幸福快乐的生活；再加上鼻涕倒流提供"班车服务"，让居住于"五星级酒店"般隐窝纵槽的细菌病毒还能穿梭在扁桃体与腺样体之间免费旅游。这也就不难怪扁桃体、腺样体这对好基友常常"要肥（大）一起肥，要发（炎）一起发"，情比金坚，荣辱与共。研究发现[2]，扁桃体与腺样体组织内部核的厌氧微生物有着相当高的一致性，感染病毒类型主要为腺病毒[3]，而感染细菌的种类包括 A 组乙型溶血性链球菌、草绿色链球菌、金黄色葡萄球菌、肺炎双球菌、流行性感冒杆菌，及其他一些厌氧菌[4,5,6]。反复发作的急性扁桃体炎会让腺体隐窝内的上皮坏死，病菌和炎性渗出物聚集在这里，导致扁桃体隐窝引流不畅，使扁桃体炎不断恶化。

第三步：自身变态反应　扁桃体因为反复感染出现慢性炎症时，扁桃体

---

1. 李在兵，陈隆辉 . 扁桃体及隐窝上皮结构的研究进展 [J]. 西南军医，2008，10（6）：103-104.

2. 黄振云，刘大波，钟华敏，等 . 睡眠呼吸障碍儿童扁桃体及腺样体组织细菌学分析 [J]. 中国耳鼻咽喉头颈外科，2017，24(3):116-119.

3. 郑中立 . 耳鼻咽喉科诊断学 [M]. 北京 : 人民卫生出版社，2006 年 .

4. 朱笑频，楼正才 . 慢性扁桃体炎细菌学培养及临床应用价值 [J]. 现代中西医结合杂志，2007.4,16(11):1533-1585.

5. 兰兰，姚红艳，徐桂兰 . 慢性扁桃体炎细菌培养应用价值分析 [J]. 中国医学创新，2000.3,6(8):102.

6. 崔鑫，李薇，周得，等 . 儿童扁桃体及腺样体肥大细菌学分析 [J]. 齐鲁医学杂志，2009，24(3):267-268.

隐窝上皮下的毛细血管网就会直接暴露在隐窝内的炎性渗出物中，使得聚集在隐窝内的渗出物抗原与扁桃体组织长期接触，产生细菌性变态反应及内源性变态反应。一些研究也证实了变态反应与扁桃体、腺样体肥大有着密切关联[1]。在正常情况下，扁桃体、腺体是不会有IgE⁺细胞的，但反复发炎的扁桃体和腺样体组织中会有较多的IgE⁺B淋巴细胞，而IgE正是过敏变态反应的主要介质。也就是说，**扁桃体、腺样体发炎产生的物质又引起了自身过敏反应，这反复长期的慢性炎症致使淋巴腺体不断增殖肥大。**

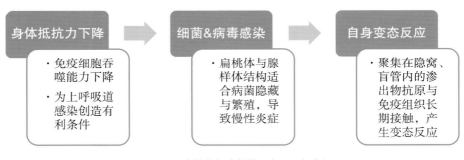

图 11-2 扁桃体与腺样体肥大 "三部曲"

此外，儿童过敏性鼻炎也是引起腺样体肥大的主要原因之一，而腺样体肥大也会进一步加重过敏性鼻炎，两者互为因果形成恶性循环[2]。

过敏性鼻炎常伴有上气道咳嗽综合征，当这些含有炎性分泌物的鼻涕反复刺激腺样体（也包括扁桃体）的时候，就容易导致腺样体肥大。有不少像豆豆妈这样的家长会发现，自己孩子好像没有过敏性鼻炎的症状呀，那是因为当腺样体肥大堵塞鼻咽部后，空气没法通过鼻子吸入，减少了鼻黏膜接触

1. 杨珍. 扁桃体组织中 IL-4 与 IL-5 的表达和意义 [J]. 内蒙古医学杂志，2011，43（4）：398-400.

2. Ameli F,Brocchetti F,Tosca MA,et al. Adenoidal hypertrophy and allergic rhinitis: is there an inverse relationship[J]. Am J Rhinol Allergy,2013,27(1): e5-10.

过敏原的机会，所以典型的"上呼吸道豪华全家桶套餐"（流鼻涕、打喷嚏）会减少甚至消失，仅仅表现在睡觉打鼾、鼻痒、眼痒，孩子会揉鼻子、揉眼睛[1]。

三、扁桃体和腺样体，几度肥大几度愁

豆豆妈：医生说豆豆的腺样体3度肥大是什么意思呢？是在说这个病的严重程度吗？

扁桃体和腺样体的"度数"就是在描述肥大造成气管阻塞的程度。根据肥大程度的不同，医学上分为4个等级，1度是正常，2度属于中度肥大，3度就是病理性肥大，4度属于显著肥大了（见表11-1）。

扁桃体与腺样体肥大程度　　　　　　　　　表 11-1

	1度（正常）	2度（中度肥大）	3度（病理性肥大）	4度（显著肥大）
扁桃体肿大	局限于扁桃体窝	扁桃体内侧面位于腭咽弓、腭咽弓与口咽中线的中点线之间	扁桃体内侧面超出腭咽弓与口咽中线的中点线，但未超出口咽中线	超出口咽中线，两侧扁桃体几乎对合
腺样体肥大 *（鼻咽侧位片）	A/N ≤ 0.6	A/N= 0.6 ~ 0.7	A/N= 0.7 ~ 0.8	A/N> 0.8
腺样体肥大 **（鼻内镜检查）	0 ~ 25% 后鼻孔通畅	25% ~ 50% 腺样体组织占据鼻咽腔上部 1/2	50% ~ 75% 腺体扩展到鼻腔后端，阻塞后鼻孔及部分咽鼓管咽口	75% ~ 100% 腺样体组织占据鼻腔全部，后鼻孔下缘及咽鼓管咽口均被遮挡

*腺样体肥大鼻咽侧位片检查，按照腺样体厚度 / 鼻咽宽度比值（A/N）进行分度
**腺样体鼻内镜检查，按照咽鼓管咽口黏膜肿胀占据后鼻孔的程度进行分度

---

1. 李明华 . 过敏性鼻炎与腺样体肥大 [J]. 中国临床医生杂志 . 2014，42(12):9–10.

　　要确诊扁桃体肥大比较简单，只要让孩子张开嘴巴，用压舌板压住其舌头，就能看清扁桃体肥大的程度。而要确诊腺样体肥大，就需要仪器检查，通常采用3种检查方法：鼻咽内镜、鼻咽侧位片和CT（见图11-4、11-5、11-6）。鼻咽内镜，虽然会使用麻醉，但还是会有异物感；鼻咽侧位片就是利用X射线检查，是目前诊断儿童腺样体肥大最常用的方式，辐射剂量相对小，看得也清楚；CT准确率最高，但辐射剂量大，价格也相对贵一些。

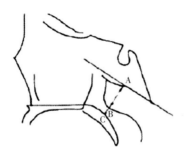

A点位于枕骨斜坡颅外面切线上，B点为腺样体最凸点，腺样体宽度A=线段AB的长度，为腺样体最凸点到枕骨斜坡颅外面切线的垂直距离，C点为线段AB向下延长与硬腭后端或软腭前中部上缘的交点，鼻咽腔宽度N=线段AC的长度，代表腺样体最凸部鼻咽腔的宽度。

图 11-3　鼻咽侧位像上 A/N 比值的测量[1]

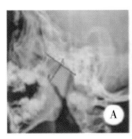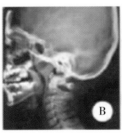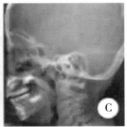

重度腺样体肥大的患儿鼻咽 X 线侧位片经测量 A/N=1，气道完全受阻（图A）；中度腺样体肥大的患儿鼻咽 X 线侧位片经测量 A/N=0.64，气道部分受阻（图B）；正常腺样体大小的鼻咽 X 线侧位片经测量 A/N=0.30，气道通畅无受阻（图C）。

图 11-4　各组患儿鼻咽 X 线侧位片

1. 刘姣, 孙德强. 儿童分泌性中耳炎与腺样体肥大的相关研究 [J]. 中国医科大学学报 .2010，39(1):61-63.

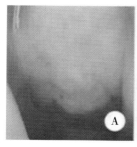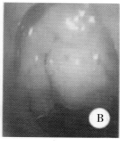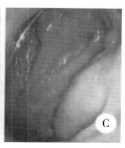

重度腺样体肥大直接压迫咽口阻塞咽鼓管圆枕（图A）；中度腺样体肥大，超过鼻咽腔半部并部分阻塞咽鼓管咽口（图B）；正常大小腺样体鼻咽部黏膜光滑，咽隐窝、咽鼓管圆枕、咽口光滑，咽口开放良好（图C）。

图 11-5　各组患儿电子鼻咽镜检查

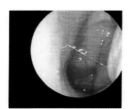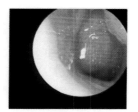

腺样体Ⅱ度肥大　　　　　腺样体Ⅲ度肥大

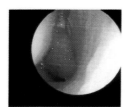

腺样体Ⅳ度肥大

根据鼻内窥镜下腺样体组织占据鼻咽腔大小划分为 4 度：
Ⅰ度阻塞：腺样体组织占据鼻咽腔上部 1/4，后鼻孔通畅；
Ⅱ度阻塞：腺样体组织占据鼻咽腔上部 1/2；
Ⅲ度阻塞：腺样体组织占据鼻咽腔上部 3/4，腺样体扩展到鼻腔后端，阻塞后鼻孔及部分咽鼓管咽口；
Ⅳ度阻塞：腺样体组织占据鼻咽腔全部，后鼻孔下缘及咽鼓管咽口均被遮挡。

图 11-6　鼻内窥镜下腺样体肥大 [1]

1. 乔静 . 腺样体肥大中医辨证分型的临床观察及评价研究 [D]. 中国中医科学院 , 2013.

四、看颜值的时代，腺样体面容真的伤不起

　　豆豆妈："黄医生，你看我们家豆豆，上嘴唇好像有点短有点厚，鼻子还有点塌，是不是有腺样体面容了？现在真的是又自责又后悔没能早点发现。"仔细看看小豆豆的脸，再瞧一眼豆豆妈，我心里暗暗知道，其实和腺样体肥大没什么关系。但是大家请注意，腺样体肥大真的会让你的孩子变得又笨又丑！早发现，早治疗，早康复，即使不是天生丽质，也不能破罐破摔，对不对？

　　腺样体位于鼻腔和咽喉的中间，腺样体肥大会阻碍从鼻到咽喉这一段空气流动的通路，鼻子吸不了气就只能用嘴巴呼吸。因此，有腺样体肥大的孩子睡觉时就会打呼噜，长期下来会形成腺样体面容。而扁桃体肿大，就是红肿充血，不仅仅会感觉喉咙又痛又难受，也会导致感冒、鼻炎等反复不愈，甚至进一步往下呼吸道发展会演变成支气管炎和肺炎。

　　不看不知道，一看吓一跳，扁桃体和腺样体肥大可真是危害多多！

1. 诱发慢性鼻炎、鼻窦炎

　　腺样体肥大会堵塞后鼻孔和咽喉之间鼻咽部，当鼻腔里的鼻涕混合着炎症渗出物发生倒流的时候，就会被堵在鼻腔、鼻窦和鼻咽部中，造成鼻炎、鼻窦炎反复发作，而肥大的腺样体淋巴组织，则会在炎症刺激下进一步增生肥大，二者常常互为因果造成恶性循环。有些带孩子去做扁桃体、腺样体切除手术的家长会发现：手术后又复发了！因为仅仅切除了淋巴腺体，而炎症和致敏因素依然存在，淋巴腺体肥大是好不了的！

2. 打鼾影响生长发育

　　孩子"打呼噜"（即打鼾）在医学上被称为"儿童阻塞性睡眠呼吸暂停低通气综合征"，而腺样体肥大就是打呼噜最常见的原因之一。由于孩子发育需要大量的氧，腺样体肥大会引起气道狭窄，使睡眠时出现缺氧，长此以往，会导致脑部供氧不足，引起促生长激素分泌减少，不但影响孩子的身体

发育，也会使他们的免疫力下降，而且还将影响孩子的智力，学习能力记忆力也会不好（见表 11-2）。

判断阻塞性睡眠呼吸暂停低通气综合征严重程度　　表 11-2

程度	血氧饱和度（%）
轻度	85% ~ 91%
中度	75% ~ 84%
重度	<75%

氧饱和度监测[1]　　使用过腕式动态氧饱和度监测仪，将设备固定于患儿右侧手腕处，将粘贴式数据采集器固定于患儿右手尺侧。检查次日，使用分析软件获取患儿氧饱和度监测数据，记录患儿最低血氧饱和度数值。

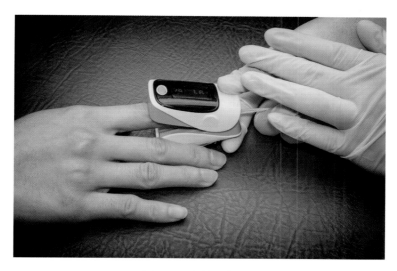

图 11-7　氧饱和度监测

1. 中华医学会呼吸病学分会睡眠呼吸障碍学组 . 阻塞性睡眠呼吸暂停低通气综合征诊治指南 (2011 年修订版)[J]. 中华结核和呼吸杂志 , 2012, 35(1):162-165.

3. 诱发中耳炎

腺样体肥大会压迫到咽鼓管咽口引起咽鼓管阻塞。在咽鼓管阻塞和炎症并存的情况下，鼻咽部分泌物中的病原微生物容易进入耳室，从而引起中耳炎，产生耳痛、耳闷、听力下降等症状。肥大的腺样体容易堵塞咽鼓管咽口，使咽鼓管、中耳腔引流，出现中耳渗液，引起分泌性中耳炎，导致听力下降和耳鸣，有时还会引起化脓性中耳炎。

4. 颌面骨发育异常，越长越"歪"

长期腺样体肥大，若不加以干预治疗，当心孩子会有"腺样体面容"！由于孩子鼻咽部狭小，当腺样体肥大导致鼻塞严重时，孩子只能张口呼吸。采用这种呼吸方式时，气流冲击硬腭使硬腭变形拱起来，久而久之，面部的骨骼变形，容貌出现改变：上唇变短变厚上翘，下颌骨下垂，鼻唇沟消失，硬腭高拱，牙齿不整齐，上切牙突出、咬合不良，鼻中隔扁曲，面部肌肉不易活动、缺乏表情，医学上称为"腺样体面容"（见图11-8、11-9）。

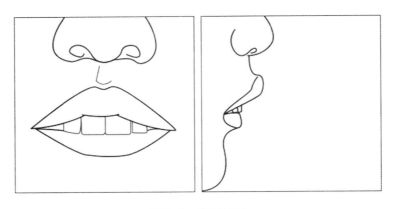

图11-8 腺样体面容

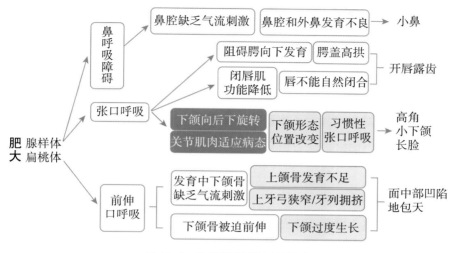

图 11-9　造成腺样体面容的原因[1]

5. 心理认知损伤

腺样体肥大是孩子认知功能损害的重要因素，主要表现为孩子的社交出现障碍，比如和别的孩子处不来，脾气暴躁，经常会闹别扭，另外也会有多动、注意力不集中，认知速度、记忆能力损害的情况。及早治疗，可以减少对患儿认知功能的损害。

五、扁桃体、腺样体肥大的中西医治疗方案及比较

1. 西医治疗

（1）保守治疗　扁桃体和腺样体肥大由慢性炎症引起，常见原因包括细菌感染、病毒感染和过敏等因素。对于扁桃体和腺样体肥大，目前没有特异性的药物。在扁桃体肥大的急性发作期，通常会使用头孢类抗生素消炎；而对于腺样体肥大，在临床上保守治疗最常用的是局部喷的鼻用激素（一般选用安全性比较高的糠酸莫米松鼻喷雾剂）和口服的孟鲁斯特钠，这两种药物

---

1. 卢晓峰, 朱敏. 扁桃体和腺样体肥大 – 张口呼吸 – 腺样体面容的序列治疗 [J]. 临床耳鼻咽喉头颈外科杂志, 2016(6):451–454.

的作用是减轻鼻黏膜水肿，以及消除腺样体局部的水肿。这两种药联合使用两周到一个月后，再观察一下孩子的打鼾、流鼻涕等临床症状，是否有缓解。有临床医生在治疗中将激素布地奈德与抗生素氧氟沙星混合滴鼻，但氧氟沙星已经列为儿童禁用药，可致骨关节病变，特别是负重骨关节软骨组织的损伤。

（2）手术治疗　对于症状相对轻微或病程较短的患儿，经上述药物保守治疗后症状基本能够消除，但对于处于卡他期，存在反复呼吸道感染或慢性炎症刺激的情况则容易复发。若在 1 ～ 2 周内西医保守治疗后症状仍不见好转，全国绝大部分正规的耳鼻喉科医生都会建议手术治疗。

目前，扁桃体切除手术已形成明确的手术指征[1]（见表 11–3），但腺样体切除的手术指征至今还存在争议。

扁桃体切除手术的适应证

表 11–3

适应证 1	**基本条件**：反复咽喉感染（以下之一）	· 过去 1 年发生 7 次咽喉感染 · 过去 2 年平均每年发生 5 次咽喉感染 · 过去 3 年平均每年发生 3 次咽喉感染
	增强条件：符合基本条件且每次感染伴有以下之一（有病理记录）	· 发热超过 38.3℃ · 颅面部异常 · 扁桃体炎性分泌物渗出 · A 型链球菌阳性
适应证 2	**修正因素**：发生咽喉感染，不满足适应证 1 基本条件但仍适合扁桃体切除术	· 多种抗生素过敏或不耐受 · PFAPA 综合征（周期热 – 阿弗他口炎 – 咽炎 – 淋巴结炎） · 发生过 1 次以上扁桃体周围脓肿
适应证 3	扁桃体肥大，存在阻塞性睡眠呼吸障碍综合征（oSDB），年龄大于 2 岁，且没有合并症状	**阻塞性睡眠呼吸障碍综合征：** · 白天症状：注意力不集中，过动或嗜睡，学习能力下降 · 夜晚症状：打鼾，张口呼吸，睡眠呼吸障碍甚至中止，继发性遗尿 **合并症状**：肥胖、唐氏综合征、颅面部异常、神经肌肉疾病、镰状细胞贫血、黏多糖病等疾病

---

1. Mitchell R B, Archer S M , Ishman S L , et al. Clinical Practice Guideline: Tonsillectomy in Children (Update)[J]. Otolaryngology--head and neck surgery : official journal of American Academy of Otolaryngology–Head and Neck Surgery, 2019, 160(1_suppl):S1.

续表

建议进行多导睡眠监测（PSG）	进行多导睡眠监测的好处 ①避免不必要或无效的手术 ②确认当前阻塞性睡眠呼吸障碍能通过手术解决 ③界定睡眠呼吸障碍程度以协助术前规划 ④提供与术后对比的基线	情况 1：有阻塞性睡眠呼吸障碍（oSDB），年龄小于 2 岁或者存在合并症状 情况 2：不确定是否适合扁桃体手术，或者生理检查与患者自述的阻塞性睡眠呼吸障碍症（oSDB）状不一致的病童 情况 3：有阻塞性睡眠呼吸暂停（OSA）

2. 中医治疗

中医对扁桃体、腺样体肥大倾向于保守治疗，采用保留免疫腺体非手术的治疗方案。

扁桃体炎属于中医学"乳蛾"范畴，以咽喉两侧的扁桃体红肿疼痛、形似乳头、状如蚕蛾为主要特点。因气候急剧变化，机体寒热失调，肺卫不固，同时风热病邪从口鼻进入体内，侵犯咽喉，或因过食辛辣肥甘、保养过温，形成湿热内蕴，或因外感风热失治、反复发作等原因，邪毒由外内传至肺胃，耗伤阴液，无力托毒外出，且虚火上灼喉核，而导致本病。临床上对扁桃体炎的辨证分型的认识比较一致，多分为三种：即风热外袭，肺经有热；或肺胃热盛，燔灼喉核；以及较为少见的肺肾阴虚，咽喉失养。治疗手段通常采用中药调理、小儿推拿、中药含漱等方式。随着近年来对于传统中医技艺的研究，源自唐朝的"扁桃体灼烙与啄治疗法"经现代医学研究后，重新用于扁桃体肥大的临床治疗，在保留扁桃体的基础上取得了非常好的疗效。关于扁桃体灼烙与啄治疗法将在第十二章章详细介绍。

对于腺样体肥大所引起的症状，散见于古代医籍中[1]，但并没有关于本病

1.《灵枢·忧恚无言》中有"颃颡者，分气之所泄也……人之鼻洞涕不收者，颃颡不开，分气失"的论述，所描述的症状与本病类似。《黄帝内经太素·卷第八》记载："喉咙上孔名颃颡。"张志聪注"颃颡者，腭之上窍，口鼻之气及涕唾，从此相通，故为分气之所泄，谓气之从此而出于口鼻者也"。汉代张仲景进一步解释道"颃颡之窍不开，则清气不行，清气不行，则浊液聚而不出，由于分气之失职也"。

辨证分型及治疗的详细论述。当前对于腺样体肥大的中医治疗，通常分为三种证候：肺肾阴虚、虚火上炎，肺脾气虚、痰湿凝结，以及邪毒久留、气血瘀阻。治疗手段通常采用中药调理、小儿推拿和中药雾化等方式。

西医和中医治疗扁桃体、腺样体肥大的优劣比较　　　　表 11-4

	西医	中医
优势	○诊断优势：扁桃体肿大肉眼可见，但腺样体肥大则需要通过仪器检测才能确诊。西医诊断方法的先进性，是中医所不可比拟的，临床上对于扁桃体、腺样体肥大及其严重程度的诊断都以影像报告、睡眠监测报告等作为依据。 ○治疗优势：快速缓解见效快，能在短期内改善憋气、打鼾、张口呼吸等症状。	○辨证论治：中医临床认识和治疗疾病，既辨病又辨证，但主要不是着眼于"病"的异同，而是将重点放在"证"的区别上，通过辨证而进一步认识疾病，与西医是完全不同的认知体系。 ○标本兼治，在治愈后症状不易反复：中医治疗讲究整体观，因此治疗不仅着眼于表现出来的病症，还从疾病产生的原因、造成疾病的源头出发铲除滋生疾病的土壤。 ○能够保留免疫腺体：所有的中医治疗方案都能保留儿童的扁桃体与腺样体，灼烙啄治疗法会对扁桃体部分切削，但与手术完全摘除腺体不同，在治愈后免疫腺体仍然保留且正常功能不受影响。
劣势	○在消除慢性感染方面，抗生素往往需要长期使用，且随着细菌耐药性增强，摄入剂量逐渐加大，副作用较明显。 ○手术疗法难以解决慢性炎症残留及其容易复发的问题，另外治疗可能对免疫功能产生影响。 ○增强机体免疫功能的有效方法不多，因此在取得一定疗效后，难以巩固疗效，症状容易产生反复。	○治疗见效相对慢：且不说中医调理、儿童推拿等治疗周期都是以月为单位计算，即使是扁桃体灼烙啄治、中药雾化这样的中医外科治疗手段，通常也需要 7 ~ 10 次治疗才能显效，与扁桃体腺样体摘除手术 1 小时不到即可完成不具有可比性。 ○毒副作用不明确：因为中医药都为复方制剂，成分复杂，毒副作用和致敏原不明确，可能导致无法预见的风险。 ○对医生的经验和技术要求较高：中医治疗讲究千人千方，而随着医生经验差异和理念不同，即使相同的疾病治疗方案也可能有很大的差异，缺乏透明、标准化的治疗流程和规范。

有些孩子在"保守治疗"后，父母们觉得效果不理想，常见的有两种情形：第一种是没有达到"根治"的期望，好了一段时间结果病情又反复；第二种是觉得效果慢，治疗了一、两周看不到症状改善，或者改善程度"太小"，就觉得效果不好。

通过上述各种治疗方案的比较可知，每一种治疗方式都有其优势和劣势，西医治疗见效比较快，但每一次扁桃体发炎红肿难受，都用抗生素和激素等压制症状，没有解决盲管隐窝引流不畅的问题，也缺乏对疗效巩固的措施，永远陷入被动"应战"的死循环；而中医治疗虽然从体质上消除滋生疾病的土壤，但这个过程漫长而持久，再加上采取的治疗手段单一、医生可能存在经验不足、治疗思路偏差等因素，导致了治疗效果不让人满意。

因此，对于扁桃体和腺样体肥大的治疗，要取各家之所长，注意扬长避短，以期达到更好、更快捷的效果。主要治疗思路与最佳方案如下：

（1）**保守疗法为主，中医治疗为主**　对于扁桃体和腺样体肥大，能够采用保守疗法时，尽可能首选保守疗法。保守疗法以中医药治疗为主，结合局部用药。

（2）**局部用药可以考虑用中药制剂**　在单纯性药理功效（如减充血、消炎等）方面，中药制剂一般不如西药作用迅速而强大，但西药的局部应用往往出现明显副作用；而中药制剂虽然成分、致敏原不明确，作用机理复杂，但具有综合效应，且副作用少，能够长期使用。比如，西医常用的抗生素、激素制剂，在治疗慢性炎症时，均可以用相应的中药制剂代替。

（3）**必要时进行手术治疗**　我虽然推崇自然疗法，建议保守治疗，但也并不排斥手术治疗。手术治疗是一种在保守治疗已经完全无效的情况下能够快速缓解症状的"兜底"方案，就像战争中的"核武器"，是人类对抗疾病绝地反击的大杀器。但作为最后的底牌，杀敌一千自损八百，是不能随便滥用的，只有以下几种情况我才会建议选择手术治疗：

◆已经感染分泌性中耳炎，积液排不出来且无法做置管及吹气治疗；

◆有严重的阻塞型睡眠呼吸暂停低通气综合征，且气道狭窄程度较甚，对孩子正常的学习生活产生无法忍受的严重影响；

◆有可能引发严重的病毒细菌感染并发症，如心肌炎、肾炎等。

目前没有患儿接受腺样体切除术的具体年龄及明确指征，腺样体切除术至今也尚存争议[1,2,3]。而对于扁桃体切除手术的适应证，"扁桃体1年感染发作不少于7次，或连续2年每年感染不少于5次，或连续3年每年感染不少于3次"即符合手术切除的指征。从我个人的角度来看过于容易，因为反复感染其实是可以通过综合治疗手段非常有效地避免的，所以大多数情况下我不会建议患儿切除扁桃体与腺样体，只要还存在保守治疗的可能，我都会规劝宝爸宝妈们："这可是孩子的免疫腺体，一旦切除了就再也没有了，请给它们一次机会吧！"

（4）手术后继续进行中医调理 手术能快速缓解症状，但不能完全解决上呼吸道慢性炎症的残留及其复发问题。所以，在手术后继续进行中医辨证调理，对于多数患者都是必要的。

六、孩子扁桃体和腺样体肥大，父母请"刀下留人"

从我接触过的患儿家长的普遍反映来看，中医治疗还是西医治疗并不是令人难以抉择的问题，真正让家长们纠结的是：要不要带孩子去做手术呢？对于手术的顾虑主要集中在2方面：

1. 孩子年纪小，手术治疗有没有风险

儿童扁桃体和腺样体切除手术的风险和负面影响主要为以下4点：

---

1. Marcus C L, Moore R H, Rosen C L, et al. A randomized trial of adenotonsillectomy for childhood sleep apnea[J]. N Engl J Med, 2013, 368(25):2366–2376.

2. Hui-Leng, Tan, David, Gozal, Leila, Kheirandish-Gozal. Obstructive sleep apnea in children: a critical update[J]. 2013, 5(default):109–123.

3. GysinG.Indicationsofpediatrictonsillectomy[J]. ORL. 2013;75:193–202.

（1）**手术需要全身麻醉**　腺样体肥大的孩子通常在 6 岁以下，年龄太小不能主动配合手术，必须进行全身麻醉来进行手术。低幼年龄的孩子进行麻醉和手术的风险相对较高，2016 年 12 月美国食品药品监管局（FDA）发布警示：对于 3 岁以下儿童，重复多次应用或长时间使用全麻药物，对儿童、胎儿大脑发育的风险较大。

（2）**术后会有咽喉不适**　传统的腺体切除手术会产生大面积的创口，极易引起出血，而孩子口腔小也会给手术视野带来一定困难，出血的概率也大为增加，即使鼻内镜下腺样体切除术也同样有并发症的风险，除了出血外，还包括鼻腔粘连、腺样体残留增生[1]、咽鼓管圆枕损伤和软腭损伤等。采用等离子消融的手术方式相较来说会好许多，但手术瘢痕依旧会引起孩子咽喉长期不适，比如咽干、异物感、隐痛等。近年来国内外一些专家也指出，多年的扁桃体切除术术后病例观察，扁桃体虽然已经消失，但是咽喉部的淋巴滤泡显著增多，反复发生慢性炎症、咽干及咽喉不适等症状[2]。

（3）**切除后仍可能复发**　扁桃体和腺样体部位特殊，手术切除不易彻底[3]，有残留就极易复发，特别是仅采用传统腺样体刮除术，腺样体残留率非常高[4]。年龄越小，术后复发的可能性也越高[5]。

1. Kim S Y, Lee W H, Rhee C S, et al. Regrowth of the adenoids after coblation adenoidectomy: cephalometric analysis[J]. Laryngoscope, 2013, 123(10):2567–2572.

2. 王直中、钱永忠，主编 . 实用手术图解全书耳鼻咽喉 – 头颈外科手术图解 [M]. 第一版，南京，江苏科学技术出版社，1996 年，第 444 页 .

3. 扁桃体残留的情况为 6.25% ～ 23%. 吴学愚，萧轼之，胡雨田 . 耳鼻咽喉科全书·咽科学 [M]. 上海：上海科学技术出版社，1999 年，第 218 页 .

4. 李树华，石洪金，董卫东，等 . 传统腺样体切除术后腺样体残留情况调查 [J]. 中华耳鼻咽喉头颈外科杂志 , 2006, 41(2):138–139.

5. 覃丽玲，吴旋，陈锡辉 . 儿童腺样体肥大术后复发 21 例临床分析 [J]. 四川医学 , 2010, 31(4):462–464.

（4）增加上呼吸道感染发生率　过敏性鼻炎，与扁桃体、腺样体肥大常互为因果，临床研究证明，在变态反应情况下，扁桃体切除术的后果是不但原有的变应性疾病不能治愈，而且增加了上呼吸道感染包括中耳炎、鼻窦炎等的发生率，变应性疾病如变应性气管炎、哮喘等的发生率也会增高[1]。

2. 扁桃体与腺样体切除后，对免疫力会不会产生影响？

研究显示[2]，手术切除腺体后其他免疫组织会代偿原来的功能，体内的免疫球蛋白（IgG、IgM、IgA）水平在术后 3 个月到半年内会恢复正常水平。但身体免疫力和许多因素有关，目前仅有关于免疫球蛋白恢复水平的研究，还需要更多维度的证据支持。此外，现在的研究没有发现其他负面影响，也并不代表将来也不会发现，就像以前被认为是安全的儿童退热用药安乃近、尼美舒利，现在都已经被列为儿童禁止使用的药品。用药尚且如此，更何况是要切除孩子身体上的器官呢？

在孩子 8 岁以前免疫系统还没有发育完全，扁桃体和腺样体是身体重要的免疫器官，而扁桃体、腺样体病理性肥大的高峰期通常在 6 岁左右，切除了孩子体内这一道重要的健康防线，局部免疫力完全消失，遭遇病毒或者细菌，更容易引起上呼吸道感染，增加肺部感染的威胁。根据我自己临床观察，有部分小患者在切除扁桃体、腺样体后会变得更容易生病，特别是有过敏体质的孩子，扁桃体、腺样体肥大复发的概率很高，这些孩子的家长无一例外都愁眉苦脸："黄医生，孩子手术后就一直生病，看看怎么调理，把免疫力再调回来。"**你让孩子切除的是免疫腺体，它们都没了，怎么调也是事倍功半！**打个比喻，家里的铁门坏了，你就把铁门给拆了，结果家里没有了铁门，以后小偷强盗闯进来，请问你让孩子拿什么来抵抗这些外来的病毒和

---

1. 殷明德. 小儿扁桃体和腺样体切除术适应证的免疫学基础 [J]. 临床耳鼻咽喉头颈外科杂志, 2010, 24(9):385–385.

2. 胡澜也, 杨军. 扁桃体和（或）腺样体切除术后儿童免疫功能的变化 [J]. 临床耳鼻咽喉头颈外科杂志, 2016(5):418–423.

细菌？

对于扁桃体和腺样体切除手术，我不鼓励但也不排斥，这是一项造福人类健康的医疗技术，尽管成熟但也不应被滥用，现在很多接受手术的孩子其实并没有达到符合手术指征的程度，就这样失去了身体的一部分，让我不禁感到惋惜和难过，因为这本是可以避免的。人不是机器，机器坏了更换零件就好，人的器官没了，无论怎么调理都回不到完好如初的状态。很多父母都抱着"一劳永逸"的心态，想要"根治"，想要一次治疗就能和疾病永远说再见，这种想法不仅不切实际，而且非常危险。

治疗和教育的本质是一样的。如果孩子不听话，粗暴地打骂或许能让孩子马上顺从，但是怨恨的种子就会埋在了孩子的心中，许多严重暴力的罪犯都有一段不幸的童年。你以为一切都可以用强迫和压制来解决，当这股力量反扑的时候，也必将把你吞没。对待身体，我们需要怀着敬畏与耐心，扁桃体和腺样体肥大不仅仅是一个局部器官的病变，更是身体在发出求救的信号，医生需要做的不单单是关掉刺耳的警报，还应该解除导致警报鸣啸的原因。

我们相信科学，科学的研究方法是人类文明前进的必然道路，然而以人类目前的认知水平，还有太多的奥秘等待探索和发现。我们理念和观点不断被推翻重塑，我们需要怀着一颗敬畏的心，去看待我们的身体。此外，医学不仅是科学，也是哲学[1]，因为是一门研究"人"、关于"人"的学科，所以"以人为本"的理念必然贯穿其中。当我们把手术、切除器官视为常规治疗方案，当我们把对身体病痛的压制视为理所当然，我们会变得麻木，我们会肆意挥霍健康，我们会失去对生命的敬畏，而生命中的一切早已在暗中标好了价码，在将来的某一天惩罚不懂得珍惜的人们。

---

1. 在西方授予的博士学位时，称为"自然哲学博士，Doctor of Philosophy"，而中国中医学，除了具有临床治疗的功能，更具有哲学上的内涵。

七、黄医生答患者问

1. 提问：腺样体肥大，平时的饮食要注意什么，可以吃水果吗？很多中医说水果寒凉、鱼肉上火，不要给孩子吃，黄医生也是中医学博士，您怎么看？

答：很多妈妈因害怕寒凉而不让孩子吃水果的观念我是不认同的（见第六章《咳嗽的孩子，就不能吃水果了？》一节）。关于鱼肉，中医里面确实讲到"肉生痰鱼生火"，是指在摄入太多的情况下。孩子们需要蛋白质滋养脏腑，帮助身体生长发育，而鱼肉富含蛋白质。所以，适量喂养，不要总是大鱼大肉就好。还有，要吃有营养的食物，不要吃零食，不要吃太多口味重的饮食物，要使孩子嗅脑通路敏锐，培养觉知力，这样生活中学习才会好（见第一章第九节）。

平时饮食要清淡，避免积食，水果分寒热，要根据孩子体质选择。我不建议孩子吃太多性质偏热的水果，比如荔枝、榴梿、龙眼，以及杏等，这些水果热量高，糖分高，发热的时候不适宜吃，而孩子脾胃功能弱，摄入过多的热量和糖分不容易代谢，聚积在体内产生痰湿，引发咳嗽；而且偏于热性的水果若食用太多会导致热往上行，易致鼻出血。所以建议适当吃一些性质平和的水果，比如苹果、葡萄等。而虚寒体质的孩子则可以适当选用热性或者温性的水果。不过，在热性水果中，不建议吃芒果，因为它易引发过敏。总之，家长在选择食物的时候也要谨慎，不能因为孩子偏食或喜爱就放任不管。

2. 提问：黄医生，我孩子腺样体堵塞 80%，扁桃体 3 度肿大，医生建议手术。扁桃体肥大、腺样体肥大，吃药能好吗？用中药雾化能改善吗？

答：此种情况比较重，需要一定的治疗周期和调养时间。扁桃体里面有 6 ~ 20 个隐窝，里面易藏匿病毒细菌，进而引发感染，从这个角度讲，扁桃体、腺样体肥大，也是免疫问题和病毒细菌的问题，需要使用啄治疗法或灼烙疗法，搭配我研发的中药配方雾化治疗。中药雾化可以杀菌，这种绿色疗法安全性高，目前我已经成功治愈上万例，有很多案例成功保留了孩子的免疫腺体。在经过绿色疗法的"组合拳"治疗后，腺样体、扁桃体变小甚至痊愈，但是每个人情况不同，恢复情况还要注意日常喂养问题。

3. 提问：为什么腺样体肥大时孩子发育迟缓，切除后生长发育会好转吗？有些孩子手术后免疫力增强，有些更不好，直接因素是自身体质还是生活因素？复发率高吗？

答：腺样体肥大发育迟缓的孩子，切除腺样体后因个人体质差异会有不同的情况。腺样体肥大会使孩子在睡眠中中度或严重缺氧，直接导致脑部供氧不足，引起促生长激素分泌减少。这样不但影响孩子的智力发育，而且随着机体免疫力的下降，还会影响到孩子的身体发育。因此，严重的腺样体肥大对孩子的危害是非常大的。

切除腺样体后，有些孩子体质好，他们由于腺样体占位和喂养不当造成发育迟缓的时间并不长久，肠胃的吸收功能比较好，又没有过敏体质，这种情况下，孩子的生长发育会好转。但 70 ～ 80% 腺样体肥大孩子都有过敏性鼻炎、咳嗽、哮喘，他们大多数都肠胃功能紊乱、肠系淋巴结肿大，这些孩子切除后情况反而更糟糕。他们自身体质偏弱，把占位的免疫腺体切除掉，失去了这道"护城河"的保护，机体更加无力抵抗，病毒细菌侵入人体更加容易，就会经常生病，成长过程也会很艰难。

4. 提问：为什么我孩子以前过敏性鼻炎时经常打喷嚏，自从腺样体肥大后，虽然不打喷嚏，但鼻塞反而严重了？

答：过敏性鼻炎、鼻窦炎是引起腺样体肥大的常见主要原因之一。特别是过敏性鼻炎合并上气道咳嗽综合征时，鼻部的过敏性炎症产生的鼻分泌物倒流反复刺激隐藏在鼻腔后部的腺样体，所以过敏性鼻炎很容易引起和加重腺样体肥大。此时由于鼻塞的缘故，空气不经鼻子吸入，所以过敏性鼻炎的打喷嚏、流清鼻涕的症状也很少见了，仅仅表现为睡觉鼻塞和时常搓鼻子、揉眼睛。鼻窦炎的下鼻甲肥大也是引起鼻塞的主要因素之一。两个疾病同时发生时，会加重鼻塞。

5. 提问：鼻窦炎会不会造成腺样体肥大？

答：慢性鼻窦炎可能会诱发腺样体肥大。如果炎症持续时间较短，则影响有限。

6. 提问：孩子受凉，扁桃体发炎咳嗽，能吃冰糖炖梨子吗？

答：不建议吃。受凉又扁桃体发炎是表证有寒，肺胃有热导致孩子咳嗽。冰糖炖梨子适用在阴虚燥热没有痰湿的情况，因此在表寒里有热的情况下不适宜食用。要先去表寒，可以泡脚发汗，而后用板蓝根、金银花清热解毒。咳嗽我们一般从两个方面考虑，一个是寒热、一个是痰的颜色。受寒后痰一般偏白，时间久了或者入里化热后变成黄痰。痰质清稀则偏寒，可以使用化橘红；痰质黏稠偏白黄，可以在化橘红里面加金银花，用金银花 10 克，水 200 ~ 300 毫升熬 10 分钟，熬至 100 毫升，泡化橘红。黄绿痰就参考第六章的风热咳嗽方。

7. 提问：孩子总是扁桃体发炎、化脓，有什么药或保健品吗？

答：扁桃体炎通常会在气温变化、劳累、受寒或者免疫力低下时发病，儿童和青少年是高发人群。并没有什么特效药或保健品，需要家长在日常喂养调护时用心，避免孩子零热不适或劳累，尤其有些偏食、胃肠功能紊乱的孩子更需从生活饮食上注意。

8. 提问：请问黄医生，如果已经有腺样体面容改变，经过绿色疗法痊愈后，面容还会变回来吗？

答：会慢慢改善的，因为孩子的骨骼发育要在青春期后才会固定下来。治疗腺样体肥大对于恢复有所帮助，可以配合面部肌肉训练，尽量采用侧卧的睡姿，打开气道避免堵塞。

9. 提问：黄医生您好，孩子喝的治扁桃体炎的中药是不是寒性的？长期喝是不是对脾胃不好？

答：是的。所以，通常我配方子会注意药性的寒热平衡，尽可能保护孩子的脾胃之气。

10. 提问：腺样体肥大时间长了一定会扁桃体肥大吗？扁桃体也肥大，是不是腺样体（肥大）就好得慢？

答：腺样体在鼻腔后面鼻咽部的位置，它和扁桃体组织结构相同、位置邻近，都属于咽淋巴环，往往一个腺体增生后另一个也会受到影响，研究发现，扁桃体与腺样体组织内部核的厌氧微生物有着相当高的一致性。

此外，儿童时期急性鼻炎、急性扁桃体炎及流行性感冒等若是反复发作，腺样体可迅速增生肥大加重鼻阻塞导致鼻腔引流不畅，而鼻炎和鼻窦炎的分泌物又会反过来刺激腺样体使之继续增生，形成互为因果的恶性循环。所以，鼻部炎症、腺样体肥大和慢性扁桃体炎三者往往合并存在互相影响。

11. 提问：化脓性扁桃体炎，化脓的时候一定要用抗生素吗？

答：扁桃体化脓说明有感染，主要是由链球菌所引起的，采取抗感染的措施，一般医生会建议抗生素治疗。根据我的临床经验，使用清热解毒中药效果会非常显著：用板蓝根颗粒加维生素C、银翘片及穴位拔罐，3～5天就消炎了。在没用绿色疗法时一定要做抗感染治疗，还可以尝试清热解毒的中药配合中药雾化，因为中药雾化能直接作用于感染部位，起到杀灭扁桃体隐窝内细菌病毒的作用。

12. 提问：扁桃体太容易上火了，我家孩子动不动就嗓子红，又爱吃甜食，容易着凉，倒是没有得过化脓性（扁桃体炎）。现在每天用中药雾化，坚持1个月了，左边的小了，右边的没啥动静，可以进行灼烙和啄治疗法吗？

答：容易出现扁桃体发炎的孩子不要吃过多甜食，因为关系到肺和胃两个脏腑，一定要控制饮食；还要注意保暖不能着凉。啄治和灼烙疗法要连续坚持做10次才会看到效果，通常在第5次以后才开始逐渐缩小。结合孩子的具体检查情况来决定是否适合治疗。

八、本章小结

（1）扁桃体和腺样体都是属于咽淋巴环免疫器官，在儿童免疫系统还没有发育完全时起着重要的作用。在生长发育阶段，扁桃体和腺样体会生理性肥大，这是正常的现象，但呼吸道反复感染或慢性炎症刺激则会导致两者病理性增大，以至于堵塞气道影响呼吸。在诊断时，将腺样体与扁桃体肿大程度分为了四个等级。

（2）扁桃体与腺样体肿大三部曲：首先是身体抵抗力下降，然后细菌病毒乘虚而入引发感染，而扁桃体和腺样体的结构不利于分泌物排出，造成炎症迁延不愈；炎性分泌物抗原长期与扁桃体组织接触，就产生细菌性扁桃体炎及内源性变态反应，致使淋巴腺体增殖肥大。

（3）儿童过敏性鼻炎是引起腺样体肥大的主要原因之一，而腺样体肥大也会进一步加重过敏性鼻炎，两者互为因果形成恶性循环。

（4）腺样体与扁桃体肿大会造成许多不良影响，包括诱发慢性鼻炎－鼻窦炎、睡觉打鼾低血氧、诱发中耳炎、导致颌面骨发育异常、造成心理认知损伤等。

（5）对于扁桃体和腺样体的治疗方法，中医与西医各有优劣势。黄医生推荐的治疗方案为：以保守疗法和中医治疗为主，局部用药可以考虑中药制剂；在保守治疗完全无效并且症状持续恶化时进行手术治疗，但在手术后依然可以继续进行中医辨证论治调理。

（6）让父母们反复纠结的是，要不要让孩子手术，顾虑主要集中在两个方面：一是孩子年纪小，手术治疗会不会有风险；二是在手术切除扁桃体和腺样体后，对孩子的免疫力会不会产生影响。

（7）儿童接受手术切除扁桃体和腺样体，风险和负面影响主要有四点：手术需要全身麻醉；术后会有咽喉不适；腺体切除后仍有可能复发；腺体切除后增加呼吸道感染和炎症发生率。

（8）目前研究显示，手术切除扁桃体和腺样体后体内免疫球蛋白水平在术后3个月会恢复正常。但我认为身体免疫力还与许多因素有关，并且现在没有发现负面影响不代表将来也不会发现。对待切除器官的问题，需要慎重再慎重。

（9）对于扁桃体和腺样体切除手术的态度，我不鼓励但也不排斥，技术虽然成熟但也不应被滥用。想要"根治"的想法不切实际而危险，对待身体应该像教育孩子一样付出耐心和时间。相信科学，但还需以人为本。当我们把切除器官视为常规治疗方案，把压制病痛视作理所当然，我们会变得麻木，我们会肆意挥霍健康，我们会失去对生命的敬畏。

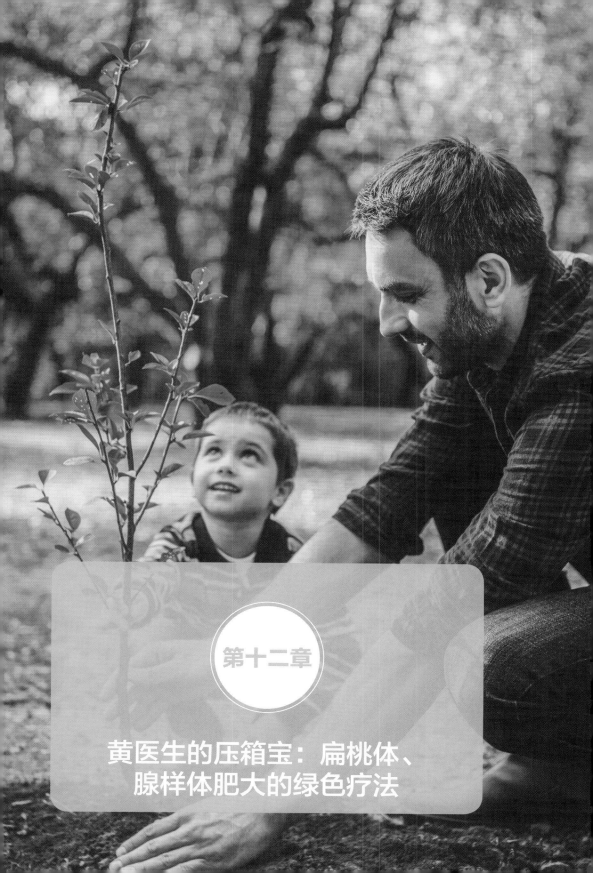

第十二章

黄医生的压箱宝：扁桃体、
腺样体肥大的绿色疗法

一、黄医生的压箱宝：扁桃体、腺样体肥大的绿色疗法

目前，现代医学还没有针对扁桃体、腺样体肥大的特效治疗。去西医院就是用抗生素、激素判"死缓"，控制不住就去开刀"行刑"；如果是中医院，就是用中药配合艾灸推拿，在孩子堵得快吸不上气才临时抱佛脚去调体质，想要短时间内缓解却往往很难快速奏效。怎么办？不想用抗生素、激素，又不愿开刀，喝中药做推拿又嫌太慢，这岂不是要逼死父母吗？有没有更理想的方法？

有！通过对现有治疗方案的组合改进并不断临床实践，我总结出的这套针对扁桃体、腺样体肥大的绿色疗法，能够避免使用抗生素、激素和手术，不仅保留扁桃体、腺样体，还可以较快缓解症状，缩小肥大增生的组织，同时减少将来再度复发的可能。

这套绿色疗法，包含以下四点治疗思路：

（1）**阻断感染 – 变态反应**　扁桃体、腺样体肥大是通过"免疫力下降→感染发炎→过敏变态反应"一步步发展而来，所以要缓解扁桃体、腺样体肥大，就需要阻断这个进程，排出隐窝中的脓性分泌物，杀灭窝藏的致病菌，杜绝反复感染的机会，使用的方法是"扁桃体灼烙疗法"。

（2）**修复呼吸道黏膜，防止炎性分泌物倒流**　呼吸道慢性炎症会反复刺激造成扁桃体、腺样体的肥大，而儿童呼吸道慢性炎症中以过敏性鼻炎最为常见。过敏性鼻炎会使鼻腔黏膜受损、鼻纤毛摆动异常，导致鼻涕分泌物倒流到咽喉，从而直接与扁桃体、腺样体接触。鼻涕分泌物中含有的变应性物质如组胺、嗜酸粒细胞阳离子蛋白等又会引发扁桃体、腺样体的变态反应。因此，要想消除扁桃体、腺样体肥大，修复黏膜恢复纤毛正常摆动，也是不可缺少的环节，这在以往的治疗方案中很容易被忽视。

（3）**调理体质，特别是过敏问题**　前面两点着力于斩断病因和疾病之间的联系，但如果治疗止步于此，那么还是会流于"头痛医头，脚痛医脚"，

体质没有改善，造成病因的土壤仍然存在，疾病复发不过是早晚的事情。所以调理体质就是防患于未然，避免扁桃体、腺样体再度发炎肥大。调理体质，首先要解决过敏问题，无论在慢性扁桃体炎还是腺样体肥大的病理机制中，变态反应都是其中关键的一环，可以选择用抗过敏益生菌（详情可看第十章相关部分），也可采用中药调理、小儿推拿和艾灸等方法。

（4）饮食管理，防止积食　孩子发生积食，夹杂食物腐臭的胃气就会往上冲（胃食管反流），冲到咽喉就容易引发扁桃体炎，所以有扁桃体、腺样体肥大的孩子最忌讳的就是积食。预防积食不仅可以减少孩子生病，也是杜绝扁桃体、腺样体反复发炎的重要因素。多吃蔬菜水果、清淡饮食可减少扁桃体炎症发生 [1,2]。

二、烙铁配雾化，专治扁桃体不服

扁桃体肥大的主要原因就是扁桃体隐窝内引流不畅、窝藏滋生细菌病毒，演变成慢性炎症，所以引出炎症分泌物，不让扁桃体隐窝成为细菌病毒的避风港，就是治疗的关键。这里要介绍一项中医学里的绝技——有着千年悠久历史的"扁桃体灼烙疗法"。

灼烙法早在唐朝《备急千金要方》中就有记载，经过中医学者近 10 年临床实践研究，在传统灼烙法的基础上不断改进技术，以适应各年龄段的患儿，形成了目前的"改进灼烙法"，即采用特制的医用小烙铁加热后，在扁桃体中间游离面黏膜上快速点灼，每次每侧 3 铁，2～3 天 1 次，10 次为 1 个疗程。为什么灼烙疗法能阻断"感染 – 变态反应"呢？这是因为通过反复烧灼扁桃体表面，能够扩大扁桃体隐窝开口，使隐窝通道变短，使炎症分泌

1. Bion FM, Chagas MH, Muniz Gde S, et al. Nutritional status, anthropometrical measurements, socio-economic status, and physical activity in Brazilian university students[J]. Nutr Hosp, 2008, 23(3)：234-241.

2. 叶远航，张涛. 影响儿童扁桃体炎发作相关因素的研究 [D]. 广州：暨南大学，2011.

物排出通畅，细菌病毒无处可容。此外，还能激发自体产生免疫功能，刺激淋巴生发中心，提升免疫力。

豆豆妈："哎呀呀，这安不安全啊？用烙铁烫喉咙，想想都觉得疼，孩子受得了吗？"

很多人会好奇，把烧热的铁棒贴在扁桃体上灼烙，不会很疼吗？虽然听上去好像很恐怖，其实连麻醉都不需要，只要操作者手法熟练，灼烙时间把握准确，治疗过程根本不会疼！因为扁桃体中间是没有神经分布的，而灼烙的位置正好是扁桃体的中间游离面。灼烙时，铁棒表面的温度只有80℃～90℃，在扁桃体表面短暂地停留0.5～2秒，患儿基本没有什么不适感。唯一可能觉得不舒服的，是每次灼烙后，会在灼烙局部位置形成白色的假膜，有异物感，但不影响正常进食，3～5天后假膜就会自行脱落（见图12-1）。

用烙铁点灼两侧扁桃体，一次普通的灼烙治疗就完成了，但我在临床过程中，还会让患者在灼烙后使用我自拟的中药配方雾化和滴鼻滴喉，这样搭配比单独灼烙疗法效果更好。这个专利中药植物制剂包含台湾肖楠、桧木、黑松、桉树、金银花、鱼腥草、天然冰片等植物的萃取物，能够在30秒内快速杀灭99.9%的呼吸道常见致病菌。在灼烙疏通扁桃体隐窝后，通过雾化或滴入的方式，深入隐窝盲管内清理残余，彻底杀灭致病菌，并促进破损黏膜修复愈合。另外，还有刺激咳嗽反应排出分泌物的作用。所以，在相同灼烙治疗次数下，搭配特制中药植物萃取剂雾化滴入的方法能够获得更好的治疗效果，缩短治疗进程。

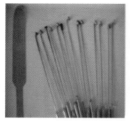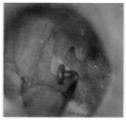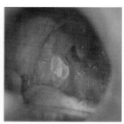

图 12-1　扁桃体灼烙技术[1]

A. 灼烙工具（烙铁及压舌板）　B. 灼烙扁桃体的瞬间　C. 施烙后即刻

豆豆妈："这样听下来，扁桃体肥大是能通过灼烙治疗，但腺样体肥大怎么办呢？"

腺样体因为位置的关系没办法用灼烙的方式治疗，但可以通过中药雾化或倒立位滴鼻，经过鼻腔和后鼻孔直接作用在腺样体上，这个方法同时也能修复鼻腔黏膜，溶解黏蛋白，恢复鼻纤毛正常运动，从而缓解上气道咳嗽综合征。在解除炎性分泌物倒流刺激和扁桃体炎症两个"坏邻居"的不良影响后，腺样体也无法独自作怪，结合抗过敏益生菌以及中药、小儿推拿调理过敏炎症体质，彻底斩除疾病发作的土壤，腺样体肥大也就会逐渐治愈。

所以，这套绿色疗法的"组合拳"，不仅保留了扁桃体、腺样体淋巴组织，刺激机体免疫力提升，而且不使用麻醉，几乎不出血，无疼痛，不影响患者的正常作息。而扁桃体、腺样体切除手术恢复期需要一周时间，期间只能吃冷流质食物。相比较而言，灼烙法治疗慢性扁桃体炎、扁桃体肥大是非常理想的疗法，孩子和家长都比较能接受。

需要注意的一点是，灼烙疗法虽然适用性很广，但在急性上呼吸道感染、扁桃体炎急性发作期不能使用。扁桃体炎在急性期"形似乳头，状如蚕蛾"，因此中医里将急性扁桃体炎称作"乳蛾"，认为是脏腑虚损、虚火上炎

1. 曲汝鹏，孙海波，冷辉，等 . 中医烙治、啄治法治疗慢性扁桃体炎 240 例 [J]. 环球中医药，2016, 9(1):97–99.

客于咽喉所致，而灼烙会"火上浇油"，对扁桃体充血和咽痛无甚作用（见表 12-1）。此时可以采用"扁桃体啄治疗法"，与灼烙类似，用特制的小刀在扁桃体游离面黏膜上做"雀啄"放血排脓，使邪热得以外泄，达到祛邪消肿之功，从而减轻扁桃体充血及咽痛不适、咽部发紧感。关于啄治疗法就不再详细展开，灼烙、啄治两种疗法经研究证实都是有效的，对于小儿扁桃体肥大，灼烙疗法治愈率和效果上会略微好一些（见图 12-2）。

扁桃体灼烙疗法的适应证和禁忌证　　　　表 12-1

扁桃体灼烙疗法的适应证	扁桃体灼烙疗法的禁忌证
①西医慢性扁桃体炎诊断标准，中医虚火乳蛾肺阴不足 ②慢性扁桃体炎，同时患有风湿热、肾炎、咽炎、颈淋巴结炎、皮肤病 ③扁桃体切除后，残留扁桃体又复发形成慢性扁桃体炎者 ④合并免疫功能或白细胞低下者	①急性上呼吸道感染、扁桃体炎急性发作期 ②心血管、脑血管、肝、肾疾病急性期间 ③合并全身疾病不能耐受者 ④造血系统疾病易出血者 ⑤孕妇、精神病患者

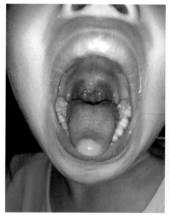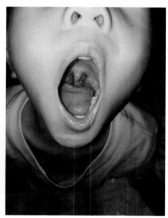

图 12-2　经过组合疗法后扁桃体从 3 度肥大（左）变为正常（右）

（黄医生患者案例图片）

三、你家孩子的慢性扁桃体炎属于哪种中医体质分型

慢性扁桃体炎属中医"虚火乳蛾"范畴，多因风热乳蛾或喉间肿痛治疗后没有痊愈，缠绵反复日久，邪热伤及阴血所致。《医学三字经·小儿》指出"稚阳体，邪易干"，说明小儿对疾病的抵抗力较差，加上寒暖不能自调，乳食不能自节，一旦调护失宜，则外易为六淫所侵，内易为饮食所伤。

我们一起来看看，扁桃体、腺样体肥大的发病过程：

首先，扁桃体、腺样体位于鼻咽部，肺开窍于鼻，咽喉是肺胃之门户，若受邪气侵袭，首当其冲。如果孩子素来体质偏弱，加上乳食喂养不合理，造成脾胃虚弱，免疫力不足，更容易感受病邪。

其次，当外来之邪入里化热，痰热互结，内外合邪，鼻咽、喉肿痛而发病。

最后，疾病迁延日久，热邪伤及人体津液，耗伤气血，伤及肺肾，阴虚使咽喉失于津液的濡养润泽，没有办法赶邪气外出，小儿又为稚阴稚阳之体，容易出现积滞，又容易发生耗损致虚，若是治疗不及时，很容易反复发作，迁延不愈。疾病日久气血不畅，经脉不通，痰浊凝聚于喉，造成局部肿大难消。

结合上述多种致病原因来分析，我们治疗上要首先重视对脏腑功能的调理，尤其是肺、脾、肾三脏。小儿脏腑娇嫩，在肺脾两脏表现尤为突出。所以我们治疗方法采用疏肝调脾、化痰开郁、清热散结之法，结合临床辨证治疗。

下面我们继续说一说扁桃体、腺样体肥大的孩子体质应该如何调理。在临床中通常将扁桃体、腺样体肥大分为3型：肺肾阴虚型、肺脾气虚型、气血瘀阻型（见表12-2）。

扁桃体、腺样体肥大中医临床分型　　　表 12-2

	肺肾阴虚型	肺脾气虚型	气血瘀阻型
发病因素	病久伤阴，虚火上炎	素体虚弱，病后失养	气血不畅，邪浊阻络
主证要点	腺样体肿大，颜色暗红，鼻塞，黄白涕，口咽干燥，鼻咽部不适，睡时有鼾声，形体消瘦，发育障碍，夜寐不安，舌红，少苔	腺样体肿大，颜色淡，分泌物色白，量多，鼻塞，鼻涕清稀，咳嗽咳痰，睡时有鼾声，倦怠乏力，食少腹胀，大便溏泻，舌淡胖，有齿痕	腺样体肿大，颜色暗红或有血丝，持续性鼻塞，睡时打鼾，耳部闷胀，听力降低，舌质暗红或有瘀斑
治疗原则	滋阴润肺，益肾填精	补益肺脾，化痰散结	活血行气，软坚散结
常用药	浙贝母、麦冬、玄参、山药、生地黄、百合、山萸肉、熟地黄、赤芍、当归等	白术、陈皮、茯苓、黄芪、党参、甘草、升麻、柴胡、浙贝母、防风等	川芎、赤芍、桃仁、红花、玄参、三棱、桔梗、瓦楞子、莪术、浙贝母等
方药	六味地黄汤合百合固金汤	补中益气汤合二陈汤	会厌逐瘀汤加味

小贴士：积食日久、口腔经常溃疡的孩子，要常吃"糙米茶"，然后根据证型进行调理。

糙米茶

【制法】将糙米炒至黄色备用。食用时，取少量用开水冲泡，片刻即可饮用。

【功效】这种糙米茶既可以当营养早餐，又可以当下午茶、运动后辅食，是一种全营养的能量与水分补充方式。糙米含有丰富的人体所必需的微量元素，如镁、钾、锌，以及铁、钙，而且多与蛋白结合，易为我们的身体所吸收利用和排出，米糠和胚芽部分还含有丰富的蛋白质、B 族维生素、维生素 E，对我们的新陈代谢、免疫功能的构建都起到相当关键的作用。长期食用能提高新陈代谢、强化体质，对经常积食的孩子不仅能调理肠胃，对口腔溃疡、唇炎、角膜炎有预防疾病发生和治疗的作用。

1. 肺肾阴虚型

【症状】阴液亏虚，虚热内扰，干咳、少痰，鼻塞，涕黄白，量不多，咽喉不适，口咽干燥，睡眠中时有鼾声；体弱多病，发育障碍，形体消瘦，头痛健忘，少寐多梦，遗尿，平时急躁好动不爱喝水，夜卧不宁。从内窥镜看，腺样体肿大，色红或暗红，触之不硬。舌红少苔，有瘀点（见图12-3）。

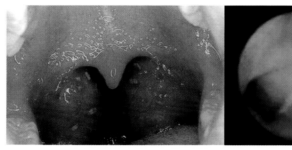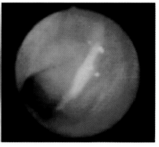

图12-3 肺肾阴虚型的扁桃体（左，黄医生患者图片）和鼻内窥镜下的腺样体（右）

【治疗】易干咳、口干、有热象、盗汗、颧红、前便干后便软稀甚至2天1次大便，这样的体质平时就要滋阴，可常炖服沙参海带莲藕汤。如果干燥症状比较明显但是不伴有咳嗽，可以使用养阴清肺口服液；有咳嗽可以使用玄麦甘桔颗粒；如果咳嗽较重，可以配合川贝枇杷膏使用。

沙参海带莲藕汤

【组成】沙参、百合、麦冬、玉竹，各10克，炖入莲藕海带汤（见图12-4）。

【功效】沙参，味甘，性凉，具有清热养阴、润肺止咳等功效，现代药理研究显示沙参还具有祛痰作用，主治肺肾阴虚的扁桃体、腺样体肥大，气管炎肺热干咳等症。百合，味甘，性寒，具有养阴润肺、清心安神等功效，适用于阴虚燥咳、劳嗽咳血、虚烦惊悸、失眠多梦等症。麦冬，味甘，微苦，性微寒，具有养阴生津、润肺清心等功效，主治阴虚肺燥有热的鼻燥咽干、干咳少痰、咳血、声音嘶哑，或胃阴有热之口舌干燥、胃脘疼痛、饥不欲食、呕逆、大便干结（注：脾胃虚寒、胃有痰湿、外感风寒咳嗽等禁用）。
玉竹，味甘，性微寒，具有养阴润燥、生津止渴等功效，适用于阴虚肺燥有
热的干咳少痰、咳血、声音嘶哑等症，常与沙参、麦冬、桑叶等同用；又能
养胃阴、清胃热，可以治疗燥伤胃阴、口舌干燥、食欲不振等症。体内有痰
湿、气滞、脾虚腹胀、大便不成形者不宜使用本方。

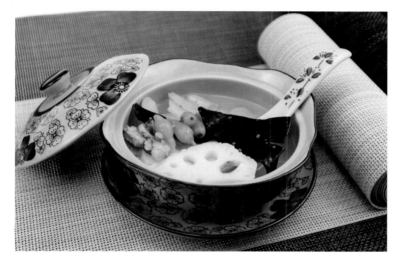

图 12-4　沙参海带莲藕汤

2. 肺脾气虚型

【症状】鼻塞，涕黏白或清稀，睡眠时有鼾声，咳嗽，痰色略白，肢体
倦怠，纳少腹胀，大便溏泻，完谷不化；好静，面色㿠白；腺样体肿大色
淡，触之柔软，分泌物色白量多；舌淡胖，有齿痕，苔白（见图 12-5）。

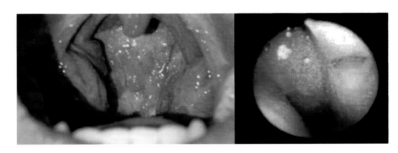

图 12-5　肺脾气虚型的扁桃体（左，黄医生患者图片）和鼻内窥镜下的腺样体（右）

【治疗】大便稀溏，舌苔较淡，食多即呕，痰黏稠，可以使用中成药参苓白术散或香砂养胃丸，以补脾胃、益肺气。临床上用于治疗脾胃虚弱、食少便溏、气短咳嗽、肢倦乏力等症。服药期间，忌进食不易消化食物；感冒发热患儿不宜服用；患儿应在成人监护下使用。平时也可炖服陈皮海带健脾粥。

陈皮海带健脾粥

【组成】干山药、茯苓、薏苡仁、陈皮、海带，各 10 克；粳米适量（见图 12-6 ）。

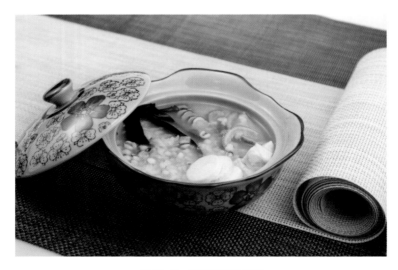

图 12-6　陈皮海带健脾粥

【制法】将海带用温水浸软，换清水漂洗干净，切成碎末；将陈皮用清水洗净，将粳米淘洗干净，放入锅内，加水适量，置于火上，煮沸后加入陈皮、海带；将山药、薏米、茯苓三味药研末熬粥，不时地搅动，用小火煮至粥成。

【功效】健脾益胃，燥湿化痰，化瘀软坚消痰。

3. 气血瘀阻型

【症状】鼻塞日久，持续不减，加之腺样体肥大，气道堵塞严重，睡中鼾声时作；耳内闷胀，听力下降（耳鼻喉相通，造成分泌性中耳炎），久而瘀滞；腺样体肿大暗红，上布血丝，触之较硬实，日久不愈；舌质暗红或有瘀斑（见图12-7）。

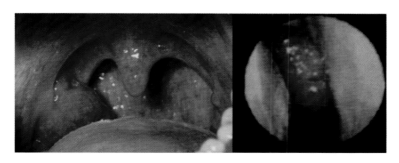

图 12-7　气血瘀阻型的扁桃体（左，黄医生患者图片）和鼻内窥镜下的腺样体（右）

【治疗】患儿咽干，有刺痛感，咯痰不爽，舌质较红，扁桃体色暗红表面有点状凸起，似草莓点。治疗应活血化瘀。若见上述症状，说明病情已比较严重，应尽快就医。临床中，我通常会对患儿进行阴阳平衡的调理。

四、请你跟我这样做，调理体质不难办

首先看孩子有没有过敏体质，如果有，则参照第十章中过敏性疾病的体质调理方法。在使用抗过敏益生菌的同时，可以使用本章前文食疗方调理，

两者不相冲突，但至少间隔 1 小时。

现在的孩子体质都很复杂，大部分是寒热夹杂，而且寒与热比例都不同，很少有纯粹的肺脾气虚体质或肺肾阴虚体质，使用中药治疗还是需要由专业中医师来诊断，让专业人做专业事。家长们能自己操作的调理方法是小儿推拿、无痕刮痧和拔罐，找不到穴位、推不准经络都没什么大碍，捏捏按按还是会有效果的，大人也运动减肥，两全其美。每天帮孩子进行饮食调养、推拿疏通经络，使他们的免疫系统及全身经络得到全面调理，及早恢复健康。

1. 扁桃体、腺样体肥大的无痕刮痧 & 小儿推拿

采用小儿推拿治疗儿童扁桃体、腺样体肥大，在临床上取得良好的疗效。

基础方　用磁珠点揉迎香穴、鼻通穴、风府穴、风池穴、肩井穴；用刮痧板做清天河水 200 次，顺时针摩腹 3 ~ 5 分钟；掌根直推脊柱及脊柱两侧的肌肉，再擦热肩胛骨内侧的肺俞穴、腰骶部，以热为度。

在基础方的手法下，可以多个穴位辅助配合：

◆肺肾阴虚型：主要是清肺经（C3）、补肾经（C13），然后温热肾俞（E2），点按太溪（F1）、涌泉（F5）各 1 分钟。

◆肺脾气虚型：主要是补脾经（C12），揉板门（C25）、外劳宫（C2）、脾俞（E6）、四横纹（C26）、足三里（F7），重点顺时针摩腹（D6）至发热。

◆气血瘀阻型：主要是补肺经（C3）、肾经（C13）、脾经（C12），擦揉肺俞（E3）、脾俞（E6）、肾俞（E2），揉二人上马（C10）。

2. 扁桃体、腺样体肥大，再发生积食可是大忌

豆豆妈又火速来找黄医生看诊，一见面就说："黄医生呀！我家豆豆昨天生日，爷爷奶奶给小家伙吃了不少蛋糕、薯条、炸鸡，每晚豆豆睡前还要喝牛奶，含着奶瓶才肯睡。这一夜睡得很不安宁，烦躁哭闹，摸额头有点热，肚子热滚滚的，早上起来看豆豆的咽喉都肿了，红红的，扁桃体发炎了，我们该怎么办呀？"

饮食不忌口，加上睡前一杯奶，导致积食，对扁桃体、腺样体肥大的孩子而言是大忌！人在入睡以后脏腑活动会变慢，进入休养状态，此时，胃中应该保持排空。若在睡前给胃里装进一杯奶，就意味着强制胃工作起来，而这一杯奶又难以在一两个小时之内彻底消化，自然就会积留在胃里，从而产生饱胀感。中医讲"胃不和则卧不安"，睡前的这一杯奶，也需要消耗胃里更多的阳气才能被彻底消化吸收。而此时的胃本应处于休养状态，长期承载多余的负担只会让胃里的阳气日渐损耗，最后导致其功能下降。胃的功能下降，又会连累到脾。如此，脾胃运化饮食的功能减退，就容易形成积滞，于是胃口也不好了，吸收也变差了，营养自然就跟不上了。

脾胃为后天之本，气血生化的源泉，阳气赖于此得以补充。脾胃功能不足，人体阳气就会亏虚，风寒邪气也就时常成为"座上客"了。睡眠质量差，脾胃功能差，阳气不足，胃肠积滞，感冒不断，争相为患，体质自然进一步下降，于是就会形成恶性循环。积食的腐臭随胃气上冲，冲到咽喉就会引发扁桃体炎。所以，扁桃体、腺样体肥大的孩子，最忌讳的就是积食。

3. 让宝爸宝妈在家也能 DIY 的扁桃体消肿法

使用药物 扁桃体炎红肿得厉害，要不要吃寒凉药？要的，同时要大量补充维生素 C。使用银翘片和板蓝根（根据孩子的年龄，三岁以内剂量减半），一天 1 ~ 2 次。因为金银花、连翘和板蓝根药性寒凉，所以一定要适可而止，红肿一退就不能再吃了，避免过于寒凉而致脾胃损伤。通常，连续用药 2 ~ 3 天，咽喉肿痛即可消退。

穴位拔罐 扁桃体红肿，在很多情况下是孩子积食、胃热上冲至咽喉所导致的。当发生积食的时候，首先用磁珠分别点揉上脘（D8）、中脘（D9）、下脘（D10）、经渠（C14）、太渊（C15）、列缺（C16）1 ~ 3 分钟后，然后用小号的罐在上脘（D8）、中脘（D9）、下脘（D10）拔罐。

刮痧泻热 沿膀胱经刮痧。孩子脏腑娇嫩，不适宜过度刮痧，甚至形成所谓"出血点"。用刮痧板在孩子皮肤表面反复刮动，至皮肤微微潮红即可。

掐揉少商与商阳　手太阴肺经的少商（C17）与手阳明大肠经的商阳（C18）治疗咽痛有较好的效果，特别是急性咽喉肿痛，但需要强刺激才行，用指甲使劲掐揉。

消积食健脾胃　使用健胃消食方或益开食消积方通便，补充益生菌，可配合消积食儿推刮痧手法。

扁桃体消肿后巩固　扁桃体炎恢复后，用金银花 10 克、生甘草 5 克，加入 300 毫升水煮取 100 毫升喝。生甘草有甘温退热解毒的功能，调理脾胃。如果孩子这个时候咳嗽有痰，要加化橘红 2 克。这样，体内的邪气就会往外走。

五、扁桃体、腺样体肥大后，听力竟然下降了

豆豆爸下班回家，还没到门口，就听见儿子看动画片的声音。音量调得特别大，门都有些微微振动。"这孩子回来不做作业，就知道看电视。"虽然心里嘀咕，但豆豆爸也没闲工夫去管豆豆，放下公文包后就窜进厨房准备晚饭。

"豆豆——吃饭啦！吃饭啦，听没听见啊……"喊了几遍也没见豆豆有反应，豆豆爸到电视机前一把将豆豆揪到了餐桌上。

"豆豆，爸爸和你说，你最近表现不太好。"平时豆豆一直很乖巧，也没让夫妻俩操太多的心，豆豆爸很少责骂豆豆，即使说教的时候，也多是心平气和。

"啥？！"豆豆眼睛眨呀眨地，好似完全没听到豆豆爸在说什么。

看豆豆一副心不在焉的样子，豆豆爸以为豆豆还在想着刚才的动画片，火气就有些上来了，嗓门提高了一个调："爸爸刚刚说，最近你的表现不好。今天班主任老师微信联系我了，说你上课不认真，眼神飘来飘去也不知道在想什么，不好好听课。"

"我……我想好好听的，但老师说话……说话听不清。"豆豆

小声回应，垂着眼睛都不敢看豆豆爸的脸。

"你一直坐第一排，离老师这么近都快贴着脸了，怎么会听不清呢？"

"就是听不清，声音发闷，不清楚。"

正要发火，可一个想法忽然闪过豆豆爸的脑海，他心里不禁咯噔了一下。豆豆从小就有过敏性鼻炎，这一年来晚上睡觉开始打鼾。两个月前的一天，豆豆突然喊耳朵闷，过两天又自己好了，所以豆豆爸豆豆妈也没放在心上。最近半个多月来，豆豆看动画片时电视机的声音是越放越响，再结合班主任老师反馈的情况和刚刚的对话，这所有的事情串起来，豆豆爸觉得孩子耳朵一定出了什么问题。

豆豆爸从椅子上站起来往后退了两步，故意压低声音"豆豆，你听得到爸爸说话吗？"

"爸爸，我听不清……"

糟了！豆豆爸立马带孩子去医院就医。诊断结果，豆豆得了分泌性中耳炎！

分泌性中耳炎是什么

分泌性中耳炎（Otitis Media with Effusion, OME）是耳鼻喉科的常见疾病，也被称作渗出性中耳炎、浆液性中耳炎，是一种以中耳积液为主要特征的非化脓性中耳炎性疾病。临床症状主要表现为听力下降，听力可随体位的改变而变化，并伴有耳内闷胀、轻度耳痛等，是儿童非常普遍的疾病，被称作"儿童早期职业病"。美国每年确诊的新发分泌性中耳炎约220万，其中50%～90%为5岁以内儿童，2岁以内儿童患有分泌性中耳炎者超过60%，而这一比例在发育障碍儿童中更高。

大多数分泌性中耳炎在起病之前有上呼吸道感染病史，反复感冒或扁桃体、腺样体肥大发生一段时间后，家长才突然发现孩子听力下降了[1]。有一些年龄比较小的孩子发病比较隐匿，不容易被注意到，部分表现为语言发育迟缓、看电视声音很大，上课注意力不集中，学习成绩下降，常常是因为耳朵痛告知家长后才被发现。所以，孩子发生上呼吸道感染后，家长一定注意观察孩子是否有耳部不适的症状。

分泌性中耳炎的常见病因，与咽鼓管形态发育和功能不良、变态反应、免疫及感染等因素有关（见图 12-8）。咽鼓管是什么呢？就是中耳与鼻咽部之间的通道，也是中耳与外界的唯一通道，借由其间断性开放维持鼓膜两侧压力平衡，保证声音正常的振动传导。因为孩子的咽鼓管比较短、宽且直，呈水平位，当孩子发生感冒、鼻炎、咽炎等疾病时，鼻咽部的分泌物会明显增多，分泌物很容易经过咽鼓管进入中耳引起急性炎症。当咽鼓管阻塞时，就会造成分泌性中耳炎，通常包括机械性阻塞和非机械阻塞两种情形。

（1）机械性阻塞　像腺样体肥大、慢性鼻窦炎等鼻咽部病变，长期的鼻咽腔堵塞、咽鼓管咽口粘连等均可能直接压迫、堵塞咽口，或者影响局部淋巴回流，造成咽鼓管管腔黏膜肿胀而发病。

（2）非机械阻塞　常见原因是咽鼓管软骨发育不成熟、弹性较差，或者周围肌肉收缩无力等因素而引起中耳负压。中耳处于负压状态时，管壁软骨塌陷加剧，甚至可以导致管腔闭塞，进而影响到中耳的正常功能。

过去曾认为，分泌性中耳炎是无菌性炎症，但近年来多项研究发现[2,3]，

---

1. 中耳积液可减弱鼓膜和听骨链的震动，导致反射回外耳道的部分声能量无法畅通地进入耳蜗。分泌性中耳炎对听力的影响从听力正常至中度听力下降不等（0 ~ 55dB HL）。分泌性中耳炎患儿平均听力损失为 28dB HL，另外小部分患儿（约 20%）听力下降可超过 35dB HL。

2. Lactobacillus rhamnosus GG in adenoid tissue: Double-blind, placebo-controlled, randomized clinical trail.

3. A five-year Review on Etiology and Antimicrobial susceptibility Pattern of Otitis Media Pathogens in Jordanian Children.

从中耳积液里面分离出来了各种细菌、真菌和病毒，细菌培养阳性者约占 1/2 ~ 1/3，这说明感染性因素参与了分泌性中耳炎的形成，可能通过激活炎性反应导致中耳黏膜毛细血管通透性增高，炎性渗出增加，致使中耳积液。

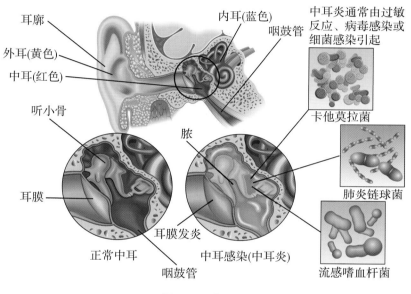

耳廓
外耳(黄色)
中耳(红色)
听小骨
耳膜
正常中耳
咽鼓管
脓
耳膜发炎
中耳感染(中耳炎)
内耳(蓝色)
咽鼓管
中耳炎通常由过敏反应、病毒感染或细菌感染引起
卡他莫拉菌
肺炎链球菌
流感嗜血杆菌

图 12-8　中耳炎

　　另外，中耳黏膜作为全身黏膜的一部分，同样具有天然免疫和特异性免疫功能，这些免疫功能同样参与了中耳积液的形成，Ⅰ型变态反应是中耳炎发病的危险因素之一，有变应性鼻炎的患者发生分泌性中耳炎的概率更高[1]。目前多数学者认为，呼吸道变应性疾病患者合并中耳炎的原因，可能是患者对感染性疾病的敏感性增加，或者由于肥大细胞释放的炎性介质不仅使鼻黏膜，而且也使咽鼓管咽口，甚至咽鼓管黏膜水肿，分泌物增多，进而影响到咽鼓管的功能。此外，还有一些分泌性中耳炎可能属于免疫复合型变应性疾

1. The link between otitis media with effusion and allergy: a potential role for intranasal corticosteriods.

病，也就是由细菌引起的 III 型变态反应，细菌可能存在于腺样体或者口咽部的淋巴组织内。

分泌性中耳炎常见疑问 [1]　　　　　　　　表 12-3

问题	回答
什么是中耳积液?	中耳积液又叫作渗出性中耳炎，是指无感染症状的鼓膜后黏液或液体积聚。
积液在中耳时间长短有关系吗?	如果不超过 3 个月或已知开始时间，耳积液大多很快消失，如在感冒、耳部感染之后，当积液已经出现至少 3 个月，则积液很可能持续存在。
耳积液怎样影响我的孩子	耳积液最常见症状就是轻度不适、耳胀满和轻度听力问题，有些儿童还会出现睡不安稳、情绪困扰、说话延迟、易怒、笨拙、平衡问题或在学校学习困难。
在家我能做什么来帮助积液消失?	让你的孩子远离二手烟，尤其是在封闭的空间里，比如汽车、居室内。如果你的孩子超过 12 个月还在使用安慰奶嘴，白天停止使用会帮助积液消退。
积液会造成听力损失吗?	积液会造成你的孩子听力下降，尤其是在群体或有背景噪声的情况下。但这种影响通常小，而且一般随着积液的消退而消失。
我怎样帮助我的孩子听得好些?	当你说话的时候，离孩子站或坐得近一些，并且一定要让他或她看着你的脸，非常清楚地讲话。如果你的孩子没有听懂，那么重复一遍。听力下降会让你的孩子感到沮丧，所以要耐心和善解人意。
积液会转成感染吗?	积液不会直接转成耳感染，但感冒期间你的孩子患中耳感染的风险增加，因为液体会使细菌更容易生长和扩散。
如果有耳积液，我的孩子能乘飞机旅行吗?	如果耳内已经完全充满了积液，那通常没有问题，但是如果中耳只有部分积液，或者混有气体，那么当飞机起飞或降落的时候会耳痛。你的医生能通过声导抗检测积液的量，一个平坦的声导抗鼓室图常常提示耳内充满积液。在飞机着陆时，让你的孩子保持清醒，并鼓励他或她做吞咽动作来平衡中耳内外气压。

---

1. 美国耳鼻咽喉头颈外科基金学会、美国儿科学会和美国家庭医生学会共同制定的分泌性中耳炎（OME）治疗指南（2016 版）。

中耳炎的分型　　　　　表 12-4

	分型	病因	临床表现	检查
急性中耳炎（48小时内突发）	非化脓性	①咽鼓管管腔急性阻塞②上呼吸道感染③中耳气压伤④中耳病毒感染⑤变态反应	①耳痛，耳闷，耳鸣②鼓膜完整，伴急性出血③可存在中耳积液④发病前可有上呼吸道感染	①耳镜检查②听力检查③声阻抗检查④鼓膜穿刺
	化脓性	①咽鼓管途径：急性上呼吸道感染；急性传染病期间；在不洁水中跳水或游泳；婴幼儿哺乳位置不当②外耳道鼓膜途径：鼓膜外伤③血行感染	①多伴畏寒、发热、倦怠、食欲减退等全身症状，穿孔后症状减轻②耳痛③听力减退④可见鼓膜穿孔并流脓⑤可合并乳突炎	①耳镜检查②触诊③听力检查④血液分析
慢性中耳炎	化脓性	①急性化脓性中耳炎未及时诊治迁延不愈②急性坏死型中耳炎病变达骨膜及骨质③全身或局部抵抗力下降④鼻部或咽部慢性病变，如腺样体肥大等⑤鼓室置管	①耳溢液②听力下降③耳鸣	①鼓膜穿孔②听力学检查③颞骨CT
	非化脓性	①咽鼓管功能不良②感染③免疫反应	①听力减退②耳痛③耳鸣④周围皮肤发"木"	①鼓膜②拔瓶塞声③听力检查④CT扫描

六、分泌性中耳炎检查项目

1. 鼓气耳镜检查

鼓气耳镜检查是诊断分泌性中耳炎的首要方法，因为鼓膜活动度减弱与中耳积液最密切相关。鼓气耳镜检查方便易行，是分泌性中耳炎的主要诊断方法，也是社区检查鼓膜的首选方法。它可以改变外耳道的气压，观察鼓膜的活动情况。如发现鼓膜动度减低，同时伴有鼓膜内陷，色泽由正常的灰白色半透明状改变为橘黄色或琥珀色，见到气液平面或气泡，即可诊断。与普通耳镜相比，鼓气耳镜有着更高的敏感度和特异度。

2. 声导抗测试

如果在实施鼓气耳镜检查后，仍无法确诊，就应该进行声导抗测试。声导抗测试是反映中耳功能的快速、有效的客观测听方法。鼓气耳镜检查对2岁以下儿童的鼓膜和中耳情况较难判断，声导抗测试则提供了相对方便的检查方法。

鼓室图曲线或描记分为3种主要类型：

A 型（积液概率很低）呈高峰型，中耳压力正常

B 型（积液概率高）声顺峰不明显，曲线平坦

C 型（存在积液可能）存在明显声顺峰，鼓室负压

分泌性中耳炎声导抗的鼓室压图可呈 B 型和 C 型。开始时咽鼓管功能不良或堵塞，中耳气体被吸收形成负压，鼓膜内陷，鼓室压峰压点向负压侧位移，以 C 型曲线多见。A 型是正常的，B 型跟 C 型是异常的。B 型图提示分泌性中耳炎、鼓室积水、耵聍栓塞，C 型图提示卡他性中耳炎，引起的原因可能是感冒。一般来说，B 型转 C 型意味着中耳炎炎症好转。

3. 听力测试

听力测试需由听力师施行，以便确定分泌性中耳炎患儿听力下降的程度、类型以及侧别，用于评估分泌性中耳炎对其听力功能的影响。听力损失的程度主要基于对听阈的准确评估，其次才是父母或学校（老师）对其听力状态的主观感知。

对于病程超过 3 个月或任何病程的分泌性中耳炎高危儿童，应定期进行适于年龄的听力学检查。

七、孩子有分泌性中耳炎怎么办？

1. 分泌性中耳炎具有自愈倾向，不推荐药物治疗，以观察为主

大部分分泌性中耳炎的自然病程有自愈倾向，**如果分泌性中耳炎是无症状的（没有感染，没有变应性疾病，没有扁桃体、腺样体肥大），多数可以在 3 个月内自行缓解**，即使是持续 3 个月以上也不需要过多干预。但是有 30% ~ 40% 的儿童会复发，且 5% ~ 10% 的患儿病程可持续 1 年或更长时间。

因为分泌性中耳炎的自愈倾向，所以目前以定期观察、预防感染恶化为主。其实，对于没有语言或学习障碍风险的儿童来说，观察一段时间（而不给予药物干预）的潜在危害非常小，虽然在中耳积液消退前患儿可能出现听力下降的情形，但这也都是正常现象。家长在对疾病有充分认知后就不会过度担心。

对分泌性中耳炎患儿要定期观察，是为了确保鼓膜的完整，因为慢性分泌性中耳炎有时可伴有鼓膜炎症，这种情况常见于幼儿，特别是当细菌产物出现时，会引起上皮迁移、骨质破坏，改变黏液的分泌或纤毛清除，随之而来的是慢性中耳通气不足，引起鼓膜持续内陷，局部内陷袋形成，广泛中耳不张，听骨链破坏和胆脂瘤，并且随积液时间延长，中耳结构损坏机会越大。

有些家长们觉得，既然孩子生病了就应该采用药物积极治疗，但是美国"分泌性中耳炎临床实践指南"并不推荐采用药物疗法治疗分泌性中耳炎，包括鼻喷激素、全身类固醇激素、抗生素、抗组织胺和减充血剂等，使用这些药物的作用效果不明显，而且还可能存在副作用（见表 12-5）。

"分泌性中耳炎临床实践指南"不推荐使用药物及原因 表 12-5

药物	不推荐原因
口服类固醇药物	对于腺样体肥大引起的分泌性中耳炎短期有效，但 1 ~ 2 个月后效果不再明显
抗生素	疗效甚微，且有显著副作用
抗组织胺和减充血剂	尽管这些药物可能减轻鼻腔和眼部过敏症状，但对提高听力没有效果。并且，抗组胺药和减充血剂用于儿童会有不良反应

2. 如果坚持要手术治疗

如果决定对 4 岁以下的分泌性中耳炎患儿实施手术治疗，首选手术是鼓膜置管，不推荐小于 4 岁的儿童实施腺样体切除术。鼓膜置管手术能够改善听力，减少中耳积液发生，降低急性中耳炎的发病率。对于鼓膜置管后仍未改善的情况，才考虑腺样体切除手术，但其负面因素已经在本章前几节详细介绍了，这里就不再赘述。

其实，如果能够完全遵循下面即将提到的调理方案，我临床中治疗过的小患者们，中耳积液几乎全部都消退了，根本不会发展到手术这一步。

3. 黄医生建议的调理方案

分泌性中耳炎的致病机理包括功能不良、变态反应、免疫及感染等因素。因此，如果孩子分泌性中耳炎合并有过敏性呼吸道疾病以及扁桃体、腺样体肥大等问题，则需要在治疗的同时，配合抗过敏益生菌、中药雾化、药膳方、中药以及小儿推拿、无痕刮痧进行调理。

（1）**抗过敏益生菌 & 中药雾化** 使用抗过敏益生菌可以缓解 I 型变态反应，减少呼吸道咽鼓管附近分泌物对咽鼓管功能的影响；使用中药雾化可降低呼吸道和中耳感染的风险。本人自拟的中药雾化配方最难能可贵的，就是能够直接作用于呼吸道黏膜，杀死呼吸道常见致病菌，像霉菌、白色念珠菌、链球菌、金黄色葡萄球菌、绿脓杆菌、肺炎链球菌等，并且发挥拟交感神经效应，促进纤毛摆动，使痰液更加容易排出，疏通咽鼓管口。

我有个小患者同时有鼻窦炎、扁桃体与腺样体肥大，合并发生分泌性中耳炎。使用中药调理，并配合抗过敏益生菌与中药雾化。1 年后，鼻窦炎、分泌性中耳炎完全治愈，腺样体从堵塞 90% 缩小到 50%，不打鼾，呼吸通畅。治疗结果还是挺不错的，但过程其实比较曲折。中途有段时间，孩子父母以为症状消失了就不巩固治疗，结果又复发，再次复诊时我反复叮咛，他们才坚持调理，直到孩子恢复到理想状态。消除症状其实用不了太久，但要真正解决病根调理体质是一个长期的过程，三天打鱼两天晒网，家长累，孩子也受罪，所以不能看到孩子症状稍微好转就掉以轻心。

（2）**药膳方与中药调理**　分泌性中耳炎属中医"耳胀""耳闭"范畴，是内因外因共同作用的结果。正气不足是疾病发生的内在原因，主要由于肝胆经络气血不畅，加之外来邪气侵袭。小儿脾胃先天发育不足，饮食不节制或者过度贪食油腻，造成脾胃损伤，或疾病反复发作不愈，日久化热，湿热内生；小儿为稚阳之体，易受风、湿、热邪侵袭，邪热循经络上犯于耳，耳窍经络阻塞不通，引发耳部闷胀不适，病情反复不愈，气滞血瘀，经脉受阻，导致听力下降甚至耳聋。

使用药膳与中药调理需要根据体质判断。如果是湿热体质用三仁汤，如果是寒湿体质用参苓白术散。

三仁汤

【组成】杏仁、竹叶、清半夏各10克，白蔻仁、厚朴、通草各6克，滑石、薏苡仁各20克（见图12-9）。

【加减方】伴鼻塞者，加麻黄、菖蒲；中耳腔积液较多者，加泽泻、车前子、葶苈子。

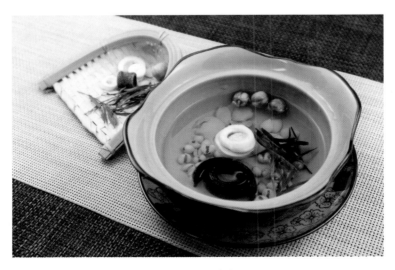

图 12-9　三仁汤

【功效】清利湿热，宣畅气机，用于治疗急性肾小球肾炎、肾盂肾炎、急性卡他性中耳炎等。

【用法】1 岁以内患儿剂量是成人量的 1/6，1 ~ 3 岁患儿剂量为成人量的 1/3 ~ 1/2，3 岁以上及幼童剂量为成人量的 2/3，学龄期儿童可以按成人量使用。此处方需遵医嘱服用。

参苓白术散（中成药）

【组成】在四君子汤基础上加山药、莲子、白扁豆、薏苡仁、砂仁、桔梗而成。

【功效】渗湿行气，保肺，是治疗脾虚湿盛证及体现"培土生金"治法的常用方剂。

【用法】口服，一次 6 ~ 9 克，一日 2 ~ 3 次，温开水送服。

（3）小儿推拿按摩经络疗法　推拿和磁疗配合治疗。通过小儿推拿作用于经络穴位调理失衡脏腑，配合局部磁疗消除炎症，提升脏腑功能。

先按揉摩翳风（B6）、听宫（A10）、听会（A11），再艾灸，对于改善耳内闷胀堵塞感、听力减退及耳鸣很有效果。每日 1 ~ 2 次或更多，时间不限，以孩子感觉舒服为度。

无痕刮痧 & 穴位按摩：先刮胆经（X3）、肝经（X4）（腿部内侧肝经循行部，外侧胆经循行部）；然后让孩子采取俯卧位，推脊柱两侧，重点推肾俞（E2），反复操作 1 ~ 3 分钟；再清肝经（C11）300 次，清天河水（C5）300 ~ 500 次，退六腑（C6）300 ~ 500 次。

穴位磁贴：取翳风（B6）、听宫（A10）、听会（A11）、合谷（C27）、太冲（F3）、三阴交（F6）。

4. 分泌性中耳炎的日常注意事项

◆患儿患病初期会因听力障碍不愿意与人沟通，家长应主动采取治疗措施，在医生指导下与患儿耐心沟通，消除心理障碍。

◆加强身体锻炼，增强体质，调适寒温，注意清洁卫生，积极防治感冒。

◆注意室内空气流通，保持鼻腔通畅。

◆擤鼻涕方法不正确也可导致中耳炎（关于擤鼻涕的正确方法，参见第七章）。

◆因为儿童咽鼓管形态短、宽、平，所以尽量不要躺卧饮食。

◆被动吸烟是儿童发生分泌性中耳炎的重要因素，所以家长应尽量避免使儿童接触二手烟。

◆游泳时应避免将水咽入口中，以免水通过鼻咽部进入中耳引发中耳炎。

◆保持心情舒畅，避免过度忧郁与发怒。

◆注意饮食管理，减少肥甘饮食，忌食或少食辛辣烧烤油炸的食物。

◆家长应主动学习中耳炎的相关知识，积极预防并治疗鼻及鼻咽部相关疾病。

◆对于经常发生上呼吸道感染或者有鼻咽部相关疾病的患儿，要定期进行耳鼻喉的检查，10 岁以下的儿童要定期进行筛查性声导抗检测。

◆对于处于哺乳期的婴幼儿，采用母乳喂养婴儿罹患分泌性中耳炎的风险较低，且喂养时间越长风险越低。

八、本章小结

（1）扁桃体和腺样体肥大治疗思路包含四点：阻断感染 – 变态反应；修复呼吸道黏膜，防止炎性分泌物倒流；调理体质；饮食管理，防止积食。

（2）扁桃体灼烙法和啄治法能扩大扁桃体隐窝开口，让炎性分泌物排出通畅，再配合中药雾化消除感染，修复黏膜，阻断感染 – 变态反应。

（3）从中医学看扁桃体和腺样体肥大的过程，可以分为三个阶段：首先，脾胃虚弱感染病邪；其次，邪气入里化热，痰热互结，导致鼻咽、喉肿痛发病；最后，疾病日久，气血不畅，经脉不通，痰浊凝聚于喉，造成局部肿大难消。

（4）对于扁桃体、腺样体肥大的孩子，体质可分为肺肾阴虚、肺脾气虚和气血瘀阻三型。

（5）可以采用无痕刮痧＆小儿推拿调理腺样体肥大，并且一定要避免积食。

（6）上呼吸道感染会引发分泌性中耳炎。过去认为分泌性中耳炎是无菌性感染，但近年来研究发现，感染因素也参与了分泌性中耳炎的形成，且变态反应也是中耳炎发病的危险因素之一。

（7）检查分泌性中耳炎，需要做三项检测：鼓气耳镜检查、声导抗测试和听力测试。

（8）孩子有分泌性中耳炎，应该以观察为主，不推荐使用药物治疗。

附录
儿童刮痧 & 小儿推拿穴位手法汇总

A 头面部

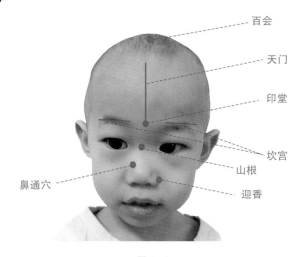

百会
天门
印堂
坎宫
山根
迎香
鼻通穴

图 A-1

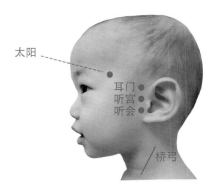

太阳
耳门
听宫
听会
桥弓

图 A-2

A1 天门（攒竹）

【位置】两眉中间至前发际成一直线（见图 A-1）。

【作用】疏风解表，开窍醒神，镇静安神。

【操作】用两拇指自眉心交替直推至前发际，推 24 次。

【应用】常用于外感发热，头痛。

【注意】体质虚弱、出汗较多，及佝偻病患儿慎用。

A2 坎宫（眉弓、鱼腰）

【位置】自眉头起延至眉梢成一横线（见图 A–1）。

【作用】疏风解表，醒脑明目，止头痛。

【操作】用两拇指自眉心横推向眉梢，推 30 ～ 50 次。

【应用】常用于外感发热，头痛。

扫描二维码
查看本视频

A3 耳后高骨

【位置】耳后入发际，乳突后缘高骨下凹陷中（见图 B–1）。

【作用】疏风解表。

【操作】用拇指或中指指端揉 49 次为揉耳后高骨；用拇指推运 49 次为运耳后高骨；用拇指指甲掐 5 次为掐耳后高骨。

【无痕刮痧】用无痕刮痧磁珠在小儿两侧耳后高骨各运 21 次。

【应用】常用于感冒头痛，能安神除烦，治神昏烦躁之症。

扫描二维码
查看本视频

A4 百会（诸阳之会）

【位置】头顶正中线与耳尖连线的交汇处。后发际正中直上 7 寸（见图 A–1）。

【作用】安神镇惊，升阳举陷。

【操作】用拇指螺纹面或掌心，揉或按揉 30 ～ 50 次。

【无痕刮痧】用磁珠轻轻按揉 20 ～ 30 次。

【应用】常用于惊风，惊痫，烦躁，遗尿，脱肛。

【注意】不可用力，需轻轻按揉。

扫描二维码
查看本视频

A5 太阳穴

【位置】眉梢与外眼角之间，向后约 1 寸凹陷处（简易取穴）（见图 A–2）。

【作用】疏风解表，清热，明目，止头痛。

扫描二维码
查看本视频

【操作】用手中指指腹揉该穴，揉 30 ~ 50 次。向眼方向揉为补法，向耳方向揉为泻法。

【应用】常用于外感发热。外感头痛（表实证）用泻法，外感表虚及内伤头痛用补法。

A6 迎香穴

【位置】鼻翼外缘旁开 0.5 寸，鼻唇沟凹陷中（见图 A–1）。

【作用】宣肺气，通鼻窍。

【操作】用食指和中指，或用两食指指腹按揉，20 ~ 50 次。

【应用】常用于感冒或慢性鼻炎引起的鼻塞流涕、呼吸不畅。多与治外感四大手法合用。

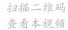

扫描二维码
查看本视频

A7 山根穴

【位置】小儿两目内眦连线的中点上，处于鼻根的低洼处（见图 A–1）。

【作用】开关窍，醒目定神。

【操作】用中指指腹螺纹面着力，按揉约 100 次。

【应用】目赤肿痛，迎风流泪，鼻塞不通。

A8 摩擦鼻梁

【位置】鼻梁两侧。

【作用】滋阴润肺，宣通鼻窍。

【操作】用双手的大拇指指腹，从迎香穴开始向上擦至鼻根处（见图 A–1）。如此反复摩擦，直到小儿局部皮肤潮红发热为佳。

【应用】常用于鼻塞、头痛。

【注意】小儿皮肤稚嫩，手法应当轻柔，以免擦破皮肤。

A9 鼻通穴

【位置】鼻翼两侧，鼻唇沟与鼻翼交汇点（见图 A–1）。

【作用】宣通鼻窍。

【操作】磁珠点揉 5 ~ 10 分钟。

【应用】常用于单纯性鼻炎，过敏性鼻炎，肥大性鼻炎，萎缩性鼻炎，鼻旁窦炎，鼻衄，鼻息肉，嗅觉功能障碍；慢性结膜炎，烂眼弦，暴发火眼，迎风流泪，泪囊炎；感冒，头痛，鼻塞；口眼歪斜，头面疔疮。

A10 听宫

【位置】位于面部，耳屏前，下颌骨髁状突的后方，张口时呈凹陷处（见图 A-2）。

【作用】宁神志，宣通耳窍。

【操作】磁珠点揉 5 ～ 10 分钟。

【应用】常用于耳鸣、三叉神经痛、头痛、目眩头昏。

A11 听会

【位置】位于耳屏切迹的前方，下颌骨髁状突的后缘，张口有凹陷处（见图 A-2）。

【作用】清降寒浊。

【操作】磁珠点揉 5 ～ 10 分钟。

【应用】常用于耳鸣、耳聋、聤耳等耳疾，齿痛，口眼㖞斜，面痛。

B 肩颈部

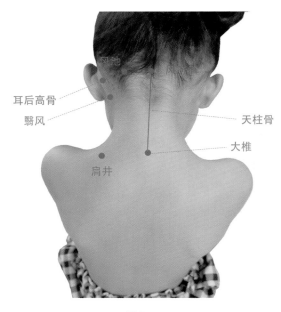

图 B-1

B1 天柱骨

扫描二维码
查看本视频

【位置】颈后发际正中至大椎成一直线（见图 B-1）。

【作用】降逆止呕，祛风散寒。

【操作】用拇指或食指指腹面自上而下推 100 ～ 300 次。

【无痕刮痧】用无痕刮痧板后缘蘸水自上而下轻刮，刮至皮下轻度淤血，为刮天柱骨。

【应用】常用于恶心呕吐，发热，咽痛，暑痧，急性扁桃体炎。

B2 风池

扫描二维码
查看本视频

【位置】颈后枕骨下，胸锁乳突肌与斜方肌之间凹陷中，平风府穴。

【作用】发汗解表、祛风散寒。

【操作】用拇指食指或拇指中指相对用力，拿揉 5 ～ 10 次。

【无痕刮痧】磁石点揉两侧各 20 ～ 30 次。

【应用】发汗效果显著，立见汗出。多用于感冒头痛，发热无汗。

【注意】表虚者不可用。

B3 大椎

扫描二维码
查看本视频

【位置】第七节颈椎下凹陷中（见图 B-1）。

【作用】清热解表。

【操作】用中指揉 20 ～ 30 次。

【无痕刮痧】用磁珠揉 20 ～ 30 次。

【应用】常用于感冒、发热、咳嗽，及百日咳等。

B4 肩井

扫描二维码
查看本视频

【位置】大椎和肩峰连线中间，肩部筋肉处（见图 B-1）。

【作用】宣通气血，发汗解表。

【操作】拇指与食指中指对称用力拿捏 5 次，或按揉 10 ～ 30 次。

【无痕刮痧】从大椎处刮至肩峰，每侧 20 ～ 30 次。

【应用】常用于感冒，臂丛神经麻痹。常与感冒四大手法合用。

B5 桥弓

【位置】在颈部两侧，沿胸锁乳突肌成一条直线（见图 B-1）。

【作用】活血化瘀，消肿止痛。

【操作】用拇指和食指，或拇指和中指的螺纹面，相对用力，在小儿患侧胸锁乳突肌处揉、揉捏、提拿，或用拇指指腹抹。揉 5 分钟，揉捏 10 次，提拿 5 次，或抹 5 分钟。

【无痕刮痧】用无痕刮痧梳在小儿患侧刮 3 组，每组 21 次，具有消肿止痛之效。

【应用】常用于小儿肌型斜颈。

B6 翳风

【位置】位于颈部，耳垂后方，乳突下端前方凹陷中（见图 B-1）。

【作用】益气补阳。

【操作】磁珠点揉 5 ~ 10 分钟。

【应用】常用于口眼歪斜、牙关紧闭、齿痛、颊肿、耳鸣、耳聋等头面五官疾患；瘰疬。

C 上肢部

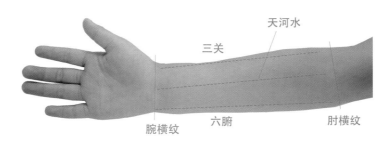

图 C-1

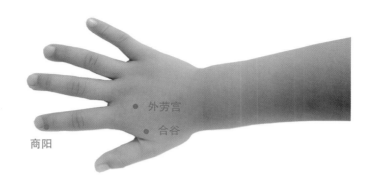

图 C-2

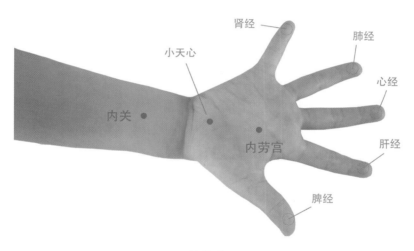

图 C-3

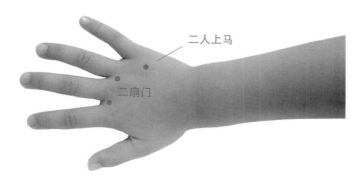

图 C-4

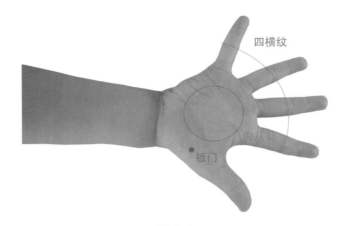

图 C-5

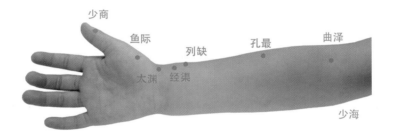

图 C-6

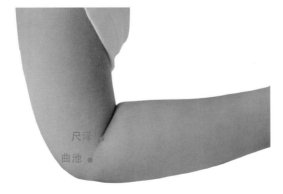

图 C-7

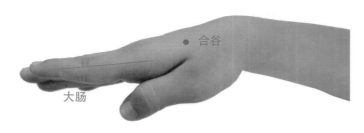

合谷

大肠

图 C–8

C1 推三关

扫描二维码
查看本视频

【位置】前臂桡侧，腕横纹至肘横纹成一条直线（见图 C–1）。

【作用】补气行气，温阳散寒，发汗解表。

【操作】用手拇指指腹从手腕推向肘关节，推 100 ~ 300 次。

【无痕刮痧】用无痕刮痧板从手腕刮向肘关节，刮 5 组，每组 20 ~ 30 次。

【应用】主治一切虚寒病。治疗气血虚弱、命门火衰、下元虚冷、阳气不足引起的四肢厥冷、面色无华、食欲不振、疳疾、吐泻等症，多与补脾经、补肾经、揉丹田、捏脊、摩腹等合用；治疗风寒感冒、怕冷无汗或出疹不透等症，多与清肺经、推攒竹等合用。

【注意】对非虚寒病症慎用。

【说明】男左三关推发汗，退下六腑谓之凉；女右六腑推上凉，退下三关谓之热。

C2 外劳宫

扫描二维码
查看本视频

【位置】穴居手背，正对掌心劳宫穴。手背，第二、三掌骨间，指掌关节后 0.5 寸凹陷中（见图 C–2）。

【作用】舒筋活络，和中理气。

【无痕刮痧】磁珠点揉穴位 1 ~ 2 分钟。

【应用】常用于消化不良，落枕，颈椎病，中风手指麻木、屈伸不利等。

C3 肺经（小儿推拿穴）

扫描二维码
查看本视频

【位置】无名指末节螺纹面（见图 C-3）。

【作用】补肺经能补益肺气；清肺经可宣肺清热。

【操作】一手持小儿无名指末节，用另一手拇指螺纹面推小儿中指螺纹面，由指根向指尖方向直推，称清肺经，反之为补；补肺经和清肺经为推肺经，推 100 ～ 500 次。

【无痕刮痧】补法，从指尖推向指根，3 组，每组 20 ～ 30 次；清则反之，3 组，每组 20 ～ 30 次；平补平泻，3 组，每组 20 ～ 30 次。

【应用】补肺经用于肺气虚损、咳嗽气喘、虚寒怕冷等肺经虚寒证，常与补脾经、补肾经、推三关、揉膻中、揉足三里等合用。清肺经常用于感冒发热、咳嗽气喘、痰鸣等实证，多与清天河水、四大手法、推揉膻中、运内八卦等合用。

C4 二扇门

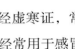
扫描二维码
查看本视频

【位置】掌背中指根本节两侧凹陷中（见图 C-4）。

【作用】发汗透表，退热平喘，是发汗效穴。

【操作】用两手食指、中指夹住小儿手掌，使其手心向下，用两拇指指甲掐之，继以揉之，或用两拇指偏逢按揉。揉时要稍用力，速度宜快。

【应用】常用于风寒外感。体虚外感者加揉肾顶、补脾经、补肾经。

C5 天河水

扫描二维码
查看本视频

【位置】前臂正中，腕横纹至肘横纹成一直线（见图 C-1）。

【作用】清热解表，泻火除烦。

【操作】握住小儿左手，用手食指、中指指腹面从腕横纹推至肘横纹，推 100 ～ 500 次。

【无痕刮痧】握住小儿左手，用刮痧板从腕横纹推至肘横纹，刮 5 组，每组 20 ～ 30 次。

【应用】本手法其性微凉，清热较平和，主要清卫分、气分之热。治疗热性病证，清热而不伤阴。用于五心烦热、口燥咽干、唇舌生疮、夜啼等症，常与清心经、清肝经、揉小天心等合用。治疗感冒发热、头痛、恶风、微出汗、咽痛等外感风热者，常与推攒竹、推眉弓、揉太阳等合用。

【注意事项】打马过天河，清热之力大于清天河，多用于实热、高热等。

C6 六腑

【位置】前臂尺侧，肘至手腕尺侧一直线（见图 C-1）。

【作用】清热、凉血、解毒（热毒）。

【操作】一手握住小儿手腕，用另一只手拇指或食指、中指面自小儿肘部推向手腕，100 ~ 500 次。

【无痕刮痧】一手握住小儿手腕，用无痕刮痧板自小儿肘部刮向手腕，5组，每组 20 ~ 30 数。

【应用】本法性寒凉，对邪入营血，脏腑郁热积滞，壮热烦渴，腮腺炎及肿毒等湿热证均可。与脾经（小儿推拿穴）合用止汗。

【注意】平素便溏、脾虚腹泻者慎用。

【说明】退六腑和推三关，是大凉大热之法，可单用，可合用。气虚体弱，畏寒怕冷，可单用推三关；高热烦渴、发斑可单用退六腑；合用能平衡阴阳，防止大凉大热，伤气正气。寒热夹杂，以热为主，退六腑 3 数，推三关 1 数，即 3:1，称为"退三推一"；若以寒为重，退六腑 1 数，推三关 3数，即 1:3，谓之"推三退一"。

C7 打马过天河

【位置】前臂正中，腕横纹至肘横纹成一直线（见图 C-1）。

【作用】清热泻火。

【操作】左手握住小儿左手或右手，掌心向上，露出小儿手臂，用右手食指、中指，自小儿前臂内侧腕部向肘部，如弹琴般轻轻拍打 5 ~ 6 次为 1回，如此拍打 100 ~ 300 回。可以在左右手臂交替，以小儿手臂经拍打出现潮红色为上佳。在拍打中也可向拍打处吹气，效果更佳。

C8 小天心

【位置】在大、小鱼际交界处凹陷中（见图 C-3）。

扫描二维码
查看本视频

【作用】清热、镇惊、利尿、明目。

【操作】手握小儿左手四指，使掌心向上，用另一手中指端揉 100 ~ 300 次，为揉小天心；用拇指指甲掐 3 ~ 5 次，为掐小天心；用中指指尖或屈曲的指间关节捣 10 ~ 30 次，为捣小天心。

【无痕刮痧】手握小儿左手四指，使掌心向上，用另一手握磁石，揉 5 组，每组 20 ~ 30 数；或用磁石捣 30 ~ 50 次。

【应用】本穴性寒，为清心安神要穴。多用于目赤肿痛，口舌生疮，小便赤短；捣小天心用于惊风抽搐，夜啼，斜视。

【注意】斜视，右斜视则向左捣，左斜视则向右捣。

C9 内八卦

【位置】手掌面，以掌心为圆心，从圆心至中指跟横纹约2/3 处为半径，所作圆周（见图 C-5）。

扫描二维码
查看本视频

【作用】顺运内八卦具有宽胸利膈、理气化痰、行滞消食的作用；逆运内八卦能降气平喘、止呕。

【操作】一手握小儿四指，拇指按在小儿离卦，掌心向上，用另一只手食指、中指夹住小儿腕关节，以拇指螺纹面运法。以顺时针的方向运内八卦100 ~ 500 次，称顺运八卦；以逆时针方向运内八卦 100 ~ 500 次，称逆运八卦。

【无痕刮痧】一手握小儿四指，拇指按在小儿离卦，掌心向上，用另一只手食指、中指夹住小儿腕关节，以磁石珠运法，顺时针运，运 6 组，顺运八卦，每组 20 ~ 30 数；逆时针运，运 6 组，每组 21 数。

【应用】乳食内伤，腹胀，纳呆，咳嗽，呕吐。

C10 二人上马

【位置】手背无名指及小指关节后凹陷中（见图 C-4）。

【作用】揉二人上马能滋阴补肾、顺气散结、利水通淋，为滋阴补肾要穴。

【操作】一手握住小儿手，使其手心向下，用另一只手拇指掐之。或用拇指、中指相对用力揉上马穴，称二人上马。掐 3 ~ 5 次；揉 100 ~ 300 次。

【应用】常用于阴虚阳亢、潮热烦躁，牙痛，小便赤涩淋漓等。

【注意】本法对体质虚弱、肺部感染有干性啰音、久不消失者配揉小横纹；湿性啰音配揉掌小横纹，多揉亦有效。

C11 肝经

【位置】食指末节螺纹面（见图 C-3）。

【作用】清肝经能平肝泻火，熄风镇惊，解郁除烦。

【操作】一手持小儿食指末节，用另一手拇指螺纹面推小儿食指螺纹面为补肝经；由指根向指尖方向直推，称清肝经，反之为补；补肝经和清肝经为推肝经，推 100 ~ 500 次。

【无痕刮痧】补法，从指尖推向指根，3 组，每组 27 数。清则反之，3 组，每组 20 ~ 30 数。平补平泻，3 组，每组 20 ~ 30 数。

【应用】常用于惊风、抽搐、烦躁不安、五心烦热等。多与掐揉小天心、掐老龙合用。

【注意事项】肝经宜清不宜补。若肝虚应补时，则需补后加清或以补肾经代之，称为滋肾养肝法。

C12 脾经

【位置】拇指桡侧缘或拇指末节螺纹面（见图 C-3）。

【作用】补脾经能健脾胃、补气血；清脾经能清热利湿。

【操作】从拇指桡侧边缘由指尖向指根方向直推，为补脾经，反之为清脾经。清补脾，来回推为平补平泻。一般推 100 ～ 500 次。

【无痕刮痧】补法，从拇指桡侧边缘由指尖推向指根，3 组，每组 20 ～ 30 数。清则反之，3 组，每组 20 ～ 30 数。平补平泻，3 组，每组 20 ～ 30 数。

【应用】补脾经，多用于脾胃虚弱引起的食欲不振、消化不良、疳疾、腹泻、咳嗽、消瘦等，常与揉中脘、摩腹、捏脊、揉足三里等合用；清脾经，常用于湿热熏蒸、皮肤发黄、恶心呕吐、腹泻痢疾等，多与清胃经、清小肠、揉板门、清大肠合用；清补脾，多用于乳食积滞引起的脘腹胀满、嗳气纳呆、矢气臭秽，常与揉板门、运八卦、直推中脘、分推腹阴阳合用。

【注意】小儿脾常不足，不宜攻伐太盛。一般多用补法，体壮邪实者方能用清法。

C13 肾经

扫描二维码
查看本视频

【位置】小指末端螺纹面（见图 C-3）。

【作用】补肾经具有补肾益脑、温阳下元的作用；清肾经能清利下焦湿热。

【操作】一手持小儿小指末节，用另一手拇指螺纹面推小儿小指螺纹面为补肾经；由指根向指尖方向直推，称补肾阳，反之为补肾阴；补肾阳和补肾阴为推肾经。推 100 ～ 500 次。

【无痕刮痧】补肾阴，从指尖推向指根，3 组，每组 27 数；反之补肾阳，3 组，每组 20 ～ 30 数；平补平泻，3 组，每组 20 ～ 30 数。

【应用】补肾经用于先天不足、久病体虚、肾虚久泻、多尿、遗尿、虚寒喘息等症，多与补脾经、补肺经、捏脊、揉足三里、擦腰骶部合用。清肾经用于膀胱蕴热、小便赤涩等症，多与清天河水、清小肠等合用。

【注意】多用补法。需要清时，多以清小肠代之。

C14 经渠穴

【位置】位于桡骨茎突内侧，腕横纹上 1 寸，桡动脉桡侧凹陷中（见图 C-6）。

【作用】宣肺理气，清肺降逆，疏风解表。

【操作】磁珠点揉左、右 2 穴，每次各 1 ～ 3 分钟。

【应用】常用于气管炎、支气管炎、哮喘、胸满喉痹、咳逆上气、热病无汗、心痛呕吐等。

C15 太渊穴

【位置】仰掌，在腕横纹上，于桡动脉桡侧凹陷处取穴（见图 C–6）。

【作用】止咳化痰，扶正祛邪，通调血脉。

【操作】磁珠点揉 1 ～ 2 分钟。

【应用】常用于咳嗽，气喘，咯血，胸痛，咽喉肿痛，无脉症，手腕痛等。

C16 列缺穴

【位置】在前臂桡侧缘，桡骨茎突上方，腕横纹上 1.5 寸，当肱桡肌与列缺简便定位法拇长展肌腱之间。或者以左右两手虎口交叉，一手食指押在另一手的桡骨茎突上，当食指尖到达之凹陷处取穴。或立掌或侧掌，把手指向外上方翘起，先取两筋之间的阳溪穴，在阳溪穴上 1.5 寸的桡骨茎突中部有一凹陷即此穴（见图 C–6）。

【作用】宣肺解表，通经活络，通调任脉。

【操作】磁珠点揉 1 ～ 2 分钟。

【应用】常用于伤风外感、咳嗽、气喘、咽喉肿痛；头痛项强、口眼歪斜、齿痛；遗尿、小便热、尿血、阴茎痛；掌中热、上肢不遂、手腕无力或疼痛。

C17 少商穴

【位置】拇指末端桡侧，指甲根角侧上方 0.1 寸（见图 C–6）。

【作用】宣肺利咽、泄热醒神。

【操作】三棱针点刺放血。

【应用】常用于咽痛喉肿、中风、中暑、昏厥。

C18 商阳穴

【位置】商阳在手食指末节桡侧，距指甲角 0.1 寸（指寸）（见图 C–6）。

【作用】耳聋，齿痛，咽喉肿痛，颔肿。

【操作】三棱针点刺放血。

【应用】咽喉肿痛、齿痛、腮肿、目赤、耳鸣耳聋；热病汗不出、胸中热满、咳喘；晕厥、中风昏迷；手指麻木；牙痛、咽炎、喉炎、扁桃体炎、腮腺炎、脑出血、高烧等。

C19 鱼际穴

【位置】手拇指本节（第 1 掌指关节）后凹陷处，约当第 1 掌骨中点桡侧，赤白肉际处（见图 C-6）。

【应用】清宣肺气，清热利咽。

【操作】磁珠点揉穴位 1 ~ 2 分钟。

【应用】常用于咳嗽、咽喉肿痛、失音、小儿疳积等。

C20 尺泽穴

【位置】位于肘横纹中，肱二头肌腱桡侧凹陷处（见图 C-7）。

扫描二维码
查看本视频

【作用】清热和胃，通络止痛。

【操作】磁珠点揉 1 ~ 2 分钟；或三棱针点刺出血；可艾灸 15 ~ 20 分钟。

【应用】常用于咳嗽、气喘、咽喉肿痛、肘臂挛痛、关节不利、急性吐泻等。

C21 少海穴

【位置】屈肘，当肘横纹内侧端与肱骨内上髁连线的中点处（见图 C-6）。

【作用】理气通络，益心安神，降浊升清。

【操作】磁珠点揉 1 ~ 2 分钟，或艾灸 10 ~ 15 分钟。

【应用】常用于头痛眩晕、肋间神经痛、肺结核、落枕、肘臂挛痛等。

扫描二维码
查看本视频

C22 大肠

【位置】食指桡侧缘，自食指尖至虎口成一直线（见图 C-8）。

【作用】补大肠具有涩肠固脱、温中止泻作用；清大肠能清利肠腑，除湿热，导积滞。

【操作】一手持患儿食指，暴露桡侧缘，用另一只手拇指螺纹面从小儿食指指尖直线推向虎口为补，称补大肠；反之为清，称清大肠。补大肠和清大肠统称为推大肠，推 100 ~ 300 次。

【无痕刮痧】一手持患儿食指，暴露桡侧缘，用另一只手持无痕刮痧板，从小儿食指指尖直线刮向虎口为补，称补大肠；反之为清，称清大肠。补大肠，3 组，每组 20 ~ 30 数；清大肠，4 组，每组 20 ~ 30 数。

【应用】补大肠多用于虚寒腹泻、脱肛等病症，常与推三关、补脾经、补肾经、摩腹、揉脐、推上七节骨、揉龟尾等合用。清大肠多用于湿热、积食滞留肠道、身热腹痛、痢下赤白、大便秘结等病症，常与退六腑、清脾经、分腹阴阳、揉龟尾等合用。

【注意】本穴又称三关，用于小儿望诊。从虎口沿至内侧（桡侧）所显现的脉络（浅表静脉），可分为风关、气关、命关。

C23 曲池穴

【位置】在肘横纹外侧端，屈肘，当尺泽与肱骨外上髁连线中点（见图 C-7）。

扫描二维码
查看本视频

【作用】清热解表，疏经通络。

【操作】磁珠点揉 1 ~ 2 分钟。

【应用】常用于手臂痹痛、上肢不遂，热病，高血压，癫狂，腹痛、吐泻，咽喉肿痛、齿痛、目赤肿痛，瘾疹、湿疹、瘰疬等症。

C24 孔最穴

【位置】前臂掌面桡侧，尺泽穴与太渊穴连线上，腕横纹上 7 寸处（见图 C-6）。

【作用】清热，发表，利咽。

【操作】磁珠点揉 5 ~ 10 分钟。

【应用】常用于热病汗不出、潮热、咳嗽、哮喘、咯血、气逆、厥头痛、咽肿痛、失音、肘臂痛屈伸难等症。

C25 板门

扫描二维码
查看本视频

【位置】手掌大鱼际平面（见图 C-5）。

【作用】揉板门能健脾和胃，消食化滞，运达上下之气。板门推向横纹，健脾止泻。横纹推向板门，降逆止呕。

【操作】手握小儿左手，用另一只手拇指端揉小儿大鱼际，揉 50 ~ 100 次。自拇指根推向腕横纹，为板门推向横纹，反之为横纹推向板门，推 100 ~ 300 次。

【无痕刮痧】手握小儿左手，用另一只手握磁石揉小儿大鱼际，揉 50 ~ 100 次。用刮痧板自拇指根推向腕横纹，为板门推向横纹，反之为横纹推向板门，推 5 组，每组 20 ~ 30 数。

【应用】常用于食积，腹胀，食欲不振，呕吐，嗳气。常与补脾经、运内八卦、揉中脘、分腹阴阳、退七节骨等合用。

C26 四横纹

扫描二维码
查看本视频

【位置】掌面食指、中指、无名指、小指掌指关节横纹处（见图 C-5）。

【作用】退热消胀、散结。推小横纹能治肺部干性啰音；掐小横纹用于脾胃热结、口唇破烂及腹胀等。

【操作】一手持小儿四指，使其掌心向上，用另一手拇指指甲，从小儿食指掌指关节横纹依次掐至小指，掐 3 ~ 5 次；或用拇指螺纹面推 100 ~ 300 次。

【无痕刮痧】从小儿食指掌指关节横纹依次刮小指，刮 5 组，每组 21 数。

【应用】常用于腹胀，咳嗽，口舌生疮。

C27 合谷

扫描二维码
查看本视频

【位置】合谷穴位于人体的手背部位，第二掌骨中点，拇指侧。或在手背，第一、二掌骨间，第二掌骨桡侧的中点（见图 C-8）。

【作用】镇静止痛，通经活络，清热解表。

【操作】磁珠点揉 5 ~ 10 分钟。

【应用】常用于头痛，目赤肿痛，鼻出血，牙痛，牙关紧闭，口眼歪斜，耳聋，疔腮，咽喉肿痛，热病无汗，多汗，腹痛，便秘，三叉神经痛、视疲劳，咽痛，耳鸣，打嗝等。

扫描二维码
查看本视频

C28 内劳宫

【位置】小儿掌心，将中指屈曲时，指尖所对的位置（见图 C-3）。

【作用】清热除烦，熄风凉血。

【操作】磁珠点揉 5 ~ 10 分钟。

【应用】常用于发热，烦渴，口疮，齿眼糜烂及虚烦内热等。

D 胸腹部

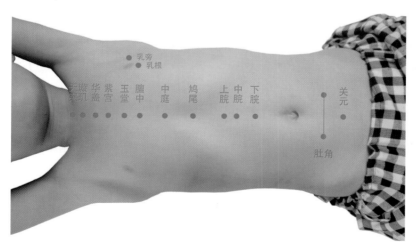

图 D-1

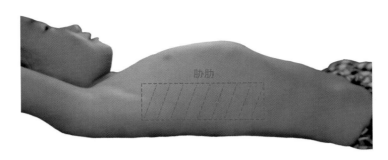

胁肋

图 D-2

D1 关元穴

【位置】仰卧位时，在脐中下 3 寸腹中线上（见图 D-1）。

【作用】培补元气，导赤通淋。

【操作】艾灸 10 ~ 15 分钟。

【应用】常用于腰痛，腹胀，泄泻，痢疾，遗尿，消渴，及膀胱炎等。强身长寿穴。

扫描二维码
查看本视频

D2 膻中（气会）

【位置】胸骨正中，两乳头连线中点（见图 D-1）。

【作用】宽胸理气，止咳化痰。

【操作】中指指腹揉 50 ~ 100 次，为揉膻中；自膻中分推至乳头，50 ~ 100 次，为分推膻中；自胸骨切迹向下推至剑突，50 ~ 100 次，为推膻中。

【无痕刮痧】自膻中分刮至两侧乳头，不碰到乳头，每侧刮 3 组，每组 20 ~ 30 数。

【应用】常用于胸闷，咳嗽，吐逆，痰喘。

扫描二维码
查看本视频

D3 天突

【位置】胸骨切迹上缘正中凹陷中（见图 D-1）。

【作用】理气化痰，降逆止呕，止咳平喘。

【操作】用中指按揉 10 ~ 30 数。

扫描二维码
查看本视频

【无痕刮痧】用磁珠点揉 10 ~ 30 次。

【应用】常用于咳喘，呕吐，退热，急性扁桃体炎。

D4 乳旁

【位置】乳外旁开 0.2 寸（见图 D-1）。

【作用】宽胸理气，止咳化痰。

【操作】以两手四指扶患儿两胁，再以两拇指于穴位处按揉 30 ~ 50 次。

【应用】常用于胸闷，咳嗽，痰鸣，呕吐等。

D5 乳根

【位置】乳头直下 0.2 寸，第五肋间隙（见图 D-1）。

【作用】宣肺理气，止咳化痰。

【操作】以两手四指扶患儿两胁，再以两拇指于穴位处按揉 30 ~ 50 次。

【应用】常用于咳嗽，胸闷，痰鸣等。

D6 腹

【位置】腹部（见图 D-1）。

【作用】摩腹，分推腹阴阳具有健脾和胃、理气消食的
作用。

扫描二维码
查看本视频

【操作】用两手拇指自剑突下缘沿肋弓边缘至肚脐，向两旁分推，100 ~ 200 次。或者摩腹 5 分钟，顺补逆泄（便秘者，顺时针 36 次，逆时针 36，再顺时针 36；泄泻者，逆时针 36，顺时针 36 次，再逆时针 36 次）。

【无痕刮痧】用无痕刮痧板摩腹 36 数。顺补逆泄（便秘者，顺时针 36 次，逆时针 36 次，再顺时针 36 次；泄泻者，逆时针 36 次，顺时针 36 次，再逆时针 36 次）。

【应用】常用于恶心，呕吐，厌食，腹胀，便秘，泄泻。常与捏脊联用。

D7 八道

【位置】1 ~ 2、2 ~ 3、3 ~ 4、4 ~ 5 肋间隙，两侧各 4 道，其中包括天突、璇玑、华盖、紫宫、玉堂、膻中、中庭、鸠尾 8 个穴位（见图 D-1）。

【作用】宽胸理气，止咳化痰。

【操作】沿 1 ~ 2、2 ~ 3、3 ~ 4、4 ~ 5 肋间隙分推，两侧各 4 道，各 50 次；推拿推胸八道配推揉膻中治咳嗽，推八道是自胸骨顺 1 ~ 4 肋间向左右推八道，要求在分推的时候双手的拇指应该从相应的八个穴位两旁分推，一定要推至肋间隙，这样才能够有疗效。

【应用】常用于外感咳嗽、内伤咳嗽、胸闷、胸痛等症。

D8 上脘穴

【位置】人体上腹部，前正中线上，当脐中上 5 寸（见图 D-1）。

【作用】和胃降逆，化痰宁神。

【无痕刮痧】用磁珠点揉 5 ~ 10 分钟，或局部拔罐。

【应用】常用于胃脘疼痛，腹胀，呕吐，呃逆，纳呆，食不化，黄疸，泄利，虚劳吐血，咳嗽痰多，癫痫。

D9 中脘穴

【位置】人体上腹部，前正中线上，当脐中上 4 寸（见图 D-1）。

【作用】和胃健脾，降逆利水。

扫描二维码
查看本视频

【无痕刮痧】用磁珠点揉 5 ~ 10 分钟，或局部拔罐。

【应用】常用于胃痛，腹痛，腹胀，呕逆，反胃，食不化；肠鸣，泄泻，便秘，便血，胁下坚痛；喘息不止，失眠，脏躁，癫痫，尸厥；胃炎，胃溃疡，胃扩张，子宫脱垂，荨麻疹，食物中毒等。

D10 下脘穴

【位置】在上腹部，前正中线上，当脐中上 2 寸（见图 D-1）。

【作用】疏导水湿。

【操作】用磁珠点揉 5 ~ 10 分钟，或局部拔罐。

【应用】常用于脘痛，腹胀，呕吐，呃逆，食谷不化，肠鸣，泄泻，痞块，虚肿。

D11 拿肚角

【位置】脐下 2 寸旁开 2 寸之大筋（见图 D–1）。

【作用】健脾和胃，理气消滞。

【操作】仰卧位，术者用拇、食、中三指深拿 3 ~ 5 次，称拿肚角。

【应用】可用于治疗各种原因所致腹痛，以寒痛、伤食痛为佳。因本法刺激强度较大，一般拿 3 ~ 5 次即可，不可多拿，拿后向内上做一推一拉一紧一松的轻微动作 1 次。拿肚角一般在诸手法完成后进行，以防小儿哭闹影响治疗。

D12 胁肋

【位置】从腋下两胁至天枢穴水平处（见图 D–2）。

【作用】顺气化痰，除胸闷，开积聚。

【操作】小儿正坐，术者两手掌自小儿两胁腋下搓摩至天枢穴水平处，称搓摩胁肋，又称按弦走搓摩。搓摩 50 ~ 100 次。

【应用】常用于治疗小儿食积、痰壅、气逆所致的胸闷、腹胀等。治疗肝脾肿大，久久搓摩。中气下陷，肾不纳气者慎用本穴。

E 背腰部

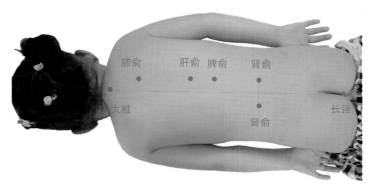

图 E–1

E1 分推肩胛骨

【位置】肩胛骨周边穴位按摩（见图 E-1）。

扫描二维码
查看本视频

【作用】清热宣肺，止咳平喘。

【操作】从肩井穴开始沿着肩胛骨内侧缘，从上往下、往两侧做分推，手指要用些力。刺激的穴位有肩井、风门、肺俞等治疗咳嗽的穴位。时间次数的操作上每次不少于 200 ~ 300 次，针对比较严重的症状如支气管、肺炎等则需要多按摩 5 ~ 10 分钟。中间手法可以分推一段时间，然后按揉肺俞，分推与揉肺俞交替操作。

E2 肾俞

【位置】俯卧位，在第 2 腰椎棘突下，命门（督脉）旁开 1.5 寸处（见图 E-1）。

扫描二维码
查看本视频

【作用】益肾助阳，强腰利水。

【操作】艾灸 10 ~ 15 分钟，或磁珠点揉 5 ~ 10 分钟。

【应用】常用于头晕，耳鸣，耳聋，遗尿等。

E3 肺俞

【位置】第 3 胸椎棘突下，脊柱正中线旁开 1.5 寸（见图 E-1）。

扫描二维码
查看本视频

【作用】解表宣肺，肃降肺气。

【无痕刮痧】用磁石点揉 20 ~ 30 次。

E4 肝俞

【位置】在背部，当第 9 胸椎棘突下，旁开 1.5 寸。

【作用】散发肝脏之热。

【操作】磁石贴敷。

【应用】常用于黄疸，胁痛，胃痛，吐血，衄血，眩晕，夜盲，目赤痛，癫狂，痫症，脊背痛，慢性肝炎，胆囊炎，神经衰弱，肋间神经痛等。

【应用】咳嗽气喘，咽喉沙哑盗汗等。

E5 捏脊

【位置】大椎至长强，呈一直线（见图 E-1）。

扫描二维码
查看本视频

【作用】调阴阳，理气血，和脏腑，通经络，强生健体。
无痕刮痧，重刮，清热；轻刮，安神。

【操作】①术者半握拳，用手四指第二关节从上向下直
推、轻推 7 ~ 14 次；②用捏法自下而上捏 3 ~ 5 次；③用"三捏一提法"
自下而上 2 ~ 4 次；④用手拇指指腹从上向下推 7 次（可用介质小儿液体润
肤油）；⑤用手拇指从下向上推 7 次（可用介质小儿液体润肤油）；⑥轻揉
肾俞（第二腰椎棘突旁开 1.5 寸。简易取穴：肚脐对应后正中旁开 1.5 寸）；
⑦摩擦肾俞（横向快速摩擦起热，以温补肾阳）。

【无痕刮痧】①用无痕刮痧板自上向下刮 21 次；②每 3 寸 21 数，分 7
段，7 个节段分别重复施术，重刮清热，轻刮安神；③再自下而上刮，一气
呵成呈一直线为 1 组，27 数。

【应用】常用于慢性疾病，疳疾，腹泻，厌食，食积，高热，持续低热，
小儿夜惊等。

【注意】为防止小儿哭闹，最好把此手法放到最后。

E6 脾俞

【位置】第 11 胸椎棘突下，督脉旁开 1.5 寸处。属足太
阳膀胱经，系脾之背俞穴（见图 E-1）。

扫描二维码
查看本视频

【作用】健脾和胃，消食祛湿。

【操作】以拇指螺纹面着力，在一侧或两侧脾俞穴上揉动
50 ~ 100 次，称揉脾俞。

【无痕刮痧】用磁石点揉 20 ~ 30 次。

【应用】常用于治疗脾胃虚弱、饮食内伤、消化不良等引起的呕吐、腹
泻、食积、食欲不振、黄疸、水肿、慢惊风、四肢乏力等病；并能治疗脾虚
所引起的气虚、血虚、津液不足等。常与推脾经、揉足三里等相配合。

F 下肢部

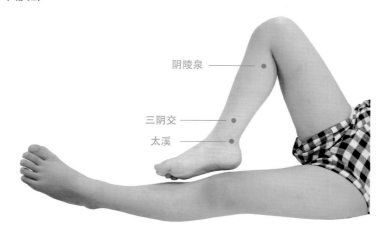

阴陵泉

三阴交

太溪

图 F-1

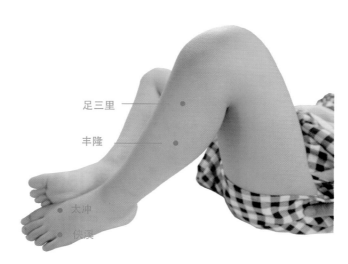

足三里

丰隆

太冲

侠溪

图 F-2

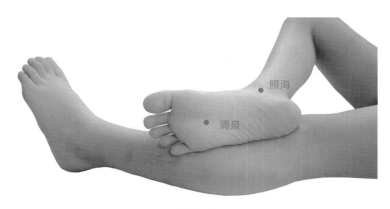

图 F-3

F1 太溪穴

【位置】足内侧，在脚的内踝与跟腱之间的凹陷处（见图 F-1）。

【作用】滋阴益肾，清热生气。

【操作】艾灸 10 ~ 15 分钟。

【应用】常用于头痛目眩，咽喉肿痛，齿痛，耳聋，耳鸣，气喘，胸痛咯血等。

F2 丰隆穴

【位置】外踝尖上 8 寸，胫骨前缘外侧 1.5 寸，胫骨腓骨之间（见图 F-2）。

【作用】化痰平喘，和胃气。

【操作】用拇指或中指揉 20 ~ 40 次。

【无痕刮痧】用磁石每穴揉 27 数，1 组。

【应用】常与揉膻中、运内八卦配合，治疗痰涎、咳喘等。

扫描二维码
查看本视频

F3 太冲穴

【位置】人体太冲穴位于足背侧，当第 1 跖骨间隙的后方凹陷处（见图 F-2）。

【作用】燥湿生风。

扫描二维码
查看本视频

【无痕刮痧】穴位点揉 5 ~ 10 分钟。

【应用】常用于头痛、眩晕、目赤肿痛，黄疸、小儿惊风，胁痛、呕逆、腹胀、遗尿等。

F4 照海穴

【位置】在足内侧，内踝尖下方凹陷处（见图 F-3）。

【作用】吸热生气。

【操作】热则点刺出血，寒则补之灸之。

【应用】常用于咽干咽痛、目齿肿痛，小便不利等。

F5 涌泉穴

【位置】足掌心前 1/3 与后 2/3 交界处的凹陷中（见图 F-3）。

【作用】推涌泉能滋阴退热，引火归元；揉涌泉能降逆止呕，理肠止泻。

【操作】用拇指指腹着力，向足趾方向直推 100 ~ 300 次；或用拇指指腹在涌泉按揉 30 ~ 50 次。

【无痕刮痧】用刮痧板向足趾方向直刮 5 组，每组 21 数；或用磁石在涌泉按揉 1 组，27 数。

【应用】常用于烦躁不安，夜啼；与退六腑、清天河水合用推实热；单用可退虚热。

F6 三阴交

【位置】内踝尖之上 3 寸，胫骨后缘凹陷中（见图 F-1）。

【作用】通血脉，活经络，疏下焦，利湿热，通调水道。

【操作】用拇指或食指按揉，按 3 ~ 5 次，揉 20 ~ 30 次。

【无痛刮痧】用磁石每穴按揉 1 组，27 数。

【应用】常用于泌尿系统疾病，健脾胃，助消化等。

F7 足三里

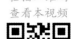

扫描二维码
查看本视频

【位置】在小腿前外侧，当犊鼻下 3 寸，距胫骨前缘一横指（中指）（见图 F–2）。

【作用】燥化脾湿，生发胃气。

【操作】用磁珠点揉 5 ~ 10 分钟。

【应用】常用于胃痛、呕吐、腹胀、肠鸣、消化不良，下肢痿痹，泄泻、便秘、痢疾、疳积，癫狂、中风，脚气、水肿、下肢不遂，心悸、气短、虚劳羸瘦。

F8 侠溪

【位置】在足背外侧，当第 4、5 趾间，趾蹼缘后方赤白肉际处（见图 F–1）。

【作用】祛风通络止痛。

【操作】磁珠点揉 5 ~ 10 分钟。

【应用】常用于胁肋痛，头痛，目眩，耳鸣，耳聋，目外眦痛，颊肿，足背肿痛，足趾疼挛等。

F9 阴陵泉

【位置】小腿内侧，胫骨内侧髁后下方凹陷处。与阳陵泉相对，当胫骨内侧缘与腓肠肌之间，比目鱼肌起点部上方（见图 F–1）。

【作用】清利湿热，健脾理气，益肾调经，通经活络。

【操作】磁珠点揉 5 ~ 10 分钟。

【应用】常用于腹胀，腹泻，水肿，黄疸，小便不利，膝痛等。

经络 X

X1 足太阳膀胱经

【循行位置】起于目内眦，上额，循头项，挟督脉下项，分成两支，沿脊柱旁开 1.5 寸和 3 寸[1]，大腿后侧下行，汇合于腘窝正中，沿小腿后侧、足外侧下行，在小趾外侧端与足少阴肾经相接。

【作用】调节脏腑，升阳开痹，通经活络，消肿止痛，祛风散寒。

【无痕刮痧】用远红外线灯照射背部，用热性刮痧按摩油涂抹背部，主要以足太阳膀胱经为主，用无痛刮痧梳自颈椎旁开 1.5 寸，由上而下，沿着胸椎，向下刮到腰椎，一侧刮完之后，再换另一侧。最后再从颈椎旁开 3 寸，约四指幅的宽度，由上而下，沿着胸椎刮到腰椎下长强穴，一侧完之后，再换另外一侧。

【应用】常用于呼吸系统疾患如咳嗽、哮喘、支气管炎、肺炎、感冒等；颈、肩、腰腿疾患；免疫功能异常及体质虚弱者。

X2 手太阴肺经

【位置】该经起自中焦（腹部），向下联络大肠，回过来沿着胃的上口贯穿膈肌，入属肺脏，从肺系（气管、咽喉）横行出胸壁外上方，走向腋下，沿上臂前外侧至肘中后再沿前臂桡侧下行至寸口（桡动脉搏动处），又沿手掌大鱼际外缘出拇指桡侧端。

【作用】清热宣肺止咳。

【操作】敲打肺经循行部位（由下而上）。

【应用】常用于咳、喘、咳血、咽喉痛等肺系疾患；心绪躁扰不宁，肺胀满，小便数，胸满，肩部痛证，及经脉循行部位的其他病证。

X3 足少阳胆经

【循行位置】起于目锐眦（瞳子，即外眼角），向上达额角部，下行至耳后（风池穴），由颈侧，经肩，进入锁骨上窝。直行脉再走到腋下，沿胸腹侧面，在髋关节与外眼角支脉会合，然后沿下肢外侧中线下行。经外踝前，

---

1. 此处"1.5 寸""3 寸"，按针灸学取穴比量方法之一"同身寸"中"一夫法"而定。患者食指、中指、无名指、小指并拢时，以中指的中节横纹为准，四指横量为"3 寸"，食指和中指并拢为"1.5 寸"。儿童亦可取法。

沿足背到足第四趾外侧端（窍阴穴）。有三分支：一支从耳（风池穴）穿过耳中，经耳前到外眼角；一支从外眼角分出，下走大迎穴，与手少阳三焦经会合于目眶下，下经颊车和颈部进入锁骨上窝，继续下行胸中，穿过膈肌，络肝属胆，沿胁肋到耻骨上缘阴毛边际（气冲穴），横入髋关节（环跳穴）；一支从足背（临泣穴）分出，沿第 1 ~ 2 跖骨间到大拇指甲后（大敦穴），交与足厥阴肝经。

【作用】清利头目，疏肝利胆。

【操作】用刮痧板自下肢近端沿外侧中线一直刮到下肢远端。

【应用】常用于侧头、眼、耳、鼻、喉、胸胁等部位病症，肝胆、神经系统疾病，热病，以及本经所过部位的病证。

X4 足厥阴肝经

【位置】从大趾背毫毛部开始（大敦），向上沿着足背内侧（行间、太冲），离内踝 1 寸（中封），上行小腿内侧（会三阴交；经蠡沟、中都、膝关），离内踝 8 寸处交出足太阴脾经之后，上膝腘内侧（曲泉），沿着大腿内侧（阴包、足五里、阴廉），进入阴毛中，环绕阴部，至小腹（急脉；会冲门、府舍、曲骨、中极、关元），夹胃旁边，属于肝，络于胆（章门、期门）；向上通过膈肌，分布胁肋部，沿气管之后，向上进入颃颡（喉头部），连接目系（眼球后的脉络联系），上行出于额部，与督脉交会于头顶。它的支脉：从"目系"下向颊里，环绕唇内。它的支脉：从肝分出，通过膈肌，向上流注于肺 (接手太阴肺经)。

【作用】疏肝理气，通络止痛。

【操作】沿大腿内侧沿内侧中线一直刮到下肢。

【应用】常用于肝病，妇科、前阴病以及经脉循行部位的其他病证。如腰痛，胸满，呃逆，遗尿，小便不利，疝气，少腹肿等。

图书在版编目（CIP）数据

谁动了我的小鼻子：让孩子和鼻炎打鼾咳痰喘说拜拜 / 黄圆媛，吴季龙著. --北京：华夏出版社, 2019.6
ISBN 978-7-5080-9706-0

Ⅰ. ①谁… Ⅱ. ①黄… ②吴… Ⅲ. ①小儿疾病- 呼吸系统疾病- 食物疗法 Ⅳ. ①R247.1

中国版本图书馆CIP数据核字（2019）第030094号

谁动了我的小鼻子：让孩子和鼻炎打鼾咳痰喘说拜拜

作　　者	黄圆媛　吴季龙
责任编辑	梁学超　颜世俊
责任印制	顾瑞清

出版发行	华夏出版社
经　　销	新华书店
印　　刷	三河市万龙印装有限公司
装　　订	三河市万龙印装有限公司
版　　次	2019年6月北京第1版
	2019年6月北京第1次印刷
开　　本	787×1092　1/16
印　　张	24
字　　数	327千字
定　　价	129.00元

华夏出版社　网址：www. hxph. com. cn　地址：北京市东直门外香河园北里4号　邮编：100028
若发现本版图书有印装质量问题，请与我社营销中心联系调换。电话：（010）64663331（转）